PROCEDURES IN COSMETIC DERMATOLOGY

미용외과 최신지견 시리즈

Blepharoplasty

눈꺼풀성형술

Ronald L. Moy and
Edgar F. Fincher
대한미용외과학회 편찬위원회

SAUNDERS ELSEVIER
도서출판 정담

This edition of ***Procedures in Cosmetic Dermatology Series: Blepharoplasty, 1e*** by **Ronald Moy, Edgar Fincher** is published by arrangement with Elsevier Limited.

Original Edition ISBN : 978-1-4160-2996-0
Translated Edition ISBN : 978-89-8085-467-7
Publication Date in Korea : 2010. 7. 30

Translated by JUNGDAM Publishing Co.
Printed in Korea

PROCEDURES IN COSMETIC DERMATOLOGY

미용외과 최신지견 시리즈

Blepharoplasty

눈꺼풀성형술

Edited by

Ronald L. Moy MD

Clinical Professor, David Geffen School of Medicine, University of California; Chief of Dermatologic Surgery, VA West LA Medical Center, Los Angeles, CA, USA

Edgar F. Fincher MD, PhD

Clinical Instructor, Division of Dermatology, David Geffen School of Medicine, University of California, Los Angeles, CA, USA

Series Editor

Jeffrey S. Dover MD FRCPC

Associate Professor of Clinical Dermatology, Yale University School of Medicine; Adjunct Professor of Medicine (Dermatology), Dartmouth Medical School, Director, SkinCare Physicians of Chestnut Hill, Chestnut Hill, MA, USA

Associate Editor

Murad Alam MD

Chief, Section of Cutaneous and Aesthetic Surgery, Departments of Dermatology and Otolaryngology-Head and Neck Surgery, Northwestern University, Chicago, IL, USA

대한미용외과학회 편찬위원회

위원장 **박상훈** 대한미용외과학회 이사, 메디코스 미용외과 1층

위 원 **강동진** 강남차병원 가정의학과 교수

강은희 메디코스 미용외과

김기영 메디코스 미용외과

박만용 대한미용외과학회 이사장, 남대문 미용외과

박상용 대한미용외과학회 이사, 제너스킨 미용외과

박주완 대한미용외과학회 이사, 가톨릭대학교 의과대학 교수

박찬흠 한림대학교 의과대학 이비인후과 교수

박현규 대한미용외과학회 이사, 아미가 미용외과, 고려대학교 의과대학 외래 조교수

반재용 청담 자연미 미용외과

윤형철 대한미용외과학회 이사, 미아트 미용외과

이성원 대한미용외과학회 이사, 광명코아 미용외과

이해영 대한미용외과학회 이사, 형 미용외과

정광섭 대한미용외과학회 이사, 보니따 미용외과

조동현 대한미용외과학회 이사, 서울미즈미 미용외과, 서울대학병원 임상자문위

조미자 메디코스 피부과

진석인 메디코스 미용외과

최웅철 대한미용외과학회 이사, 밝을명 안과

최호철 메디코스 피부과

역자 서문

삶의 질이 높아지면서 좀 더 아름답고 좀 더 젊어지려는 인간의 욕구 또한 높아지기 마련이다. 이와 함께 미용외과 분야도 빠르게 발전하고 있다. 미용외과 의사들은 환자들이 가급적 절개를 하지 않거나, 최소 절개로 수술 외상을 줄이고 싶어 하면서 보다 안전하고 자연스러우며 회복 또한 빠른 '최소절개 최대효과'의 미용수술을 원하고 있다는 것을 감안하지 않을 수 없다. 이러한 환자들의 기대에 부응하려는 미용외과 의사들의 고민이 여기에 있다.

미용외과는 특성상 피부과, 외과, 안과, 이비인후과, 산부인과, 비뇨기과, 가정의학과, 치과 등 많은 전문 분야의 영역을 폭넓게 아우르고 있다. 따라서 각 전문과 의사들은 미용외과 발전에 기여하고 있으며 이는 세계적인 추세이기도 하다. 하지만 미국이나 일본 등 의료 선진국에서는 미용외과가 진료과목으로 정해져 있는데 비해 우리나라에는 미용외과가 진료과목으로 정해져 있지 않아 미용외과 정립이 시급한 실정이다. 우리의 미용외과 의사들과 국민들을 위해서도 미용외과의 정립은 필요하다.

이러한 맥락에서 대한미용외과학회(Korean Society of Aesthetic Surgery: KSAS)가 이 시리즈를 번역, 편찬하게 된 것은 매우 의미있는 일이라 하지 않을 수 없다. 이 시리즈의 원제는 《Procedures in Cosmetic Dermatology》이지만 한글제목을 《미용외과 최신지견 시리즈》로 하였다. 미용외과의 거의 전 분야에 걸쳐 기초부터 응용까지를 기술한 단계적이면서 실제적인 안내서로 국내 미용외과 의사들에게 많은 도움을 줄 것으로 믿기 때문이다. 실제로 외국에서는 이 시리즈에 담겨 있는 내용들의 진료는 미용외과에서 주로 담당하고 있다.

이 시리즈를 번역, 편찬함에 있어 우선 원저자들의 노고에 깊은 감사를 드린다. 원저자들은 그들이 공부하고 연구한 미용외과 지식을 구체적인 증례를 들어 자세히 기술함으로써 독자들인 우리 의사들에게 훌륭한 스승이 되어 주었다.

바쁜 시간을 내서 번역, 편찬 작업을 기꺼이 수행해주신 대한미용외과학회 편찬위원회 위원들에게도 진심으로 감사를 드린다. 의학 서적 번역은 전문가들에게도 결코 만만치 않은 작업이다. 우리말로 쉽게 옮기기 위해 의학용어사전을 들추고, 선배나 동료 의사들에게 자문을 구하면서 이루어질 수밖에 없는 어려운 작업이기 때문이다. 그럼에도 불구하고 부족하고 미비한 점은 넓은 아량으로 이해해 주시기 바라며 재판 출간시 보완할 것을 약속드린다.

도서출판 정담에도 감사의 말씀을 드린다. 어려운 출판 시장에서 방대한 시리즈를 펴낸다는 것이 쉬운 일이 아닐 터인데 기꺼이 출판을 결정하고, 대한미용외과학회에 번역, 편찬 작업을 맡긴 뒤에도 많은 수고를 해주셨다.

다시 한번 이 시리즈가 국내 미용외과 의사들에게 많은 도움이 되기를 소망하며, 국내 미용외과의 발전과 정립에 기여하기를 기대한다.

대한미용외과학회 회장 임 종 학

저자 서문

이 책은 눈과 눈꺼풀의 회춘에 이용할 수 있는 다양한 기술의 개요를 제공한다. 조직의 해부학과 함께 눈의 미용을 이해하는 것과 노화의 진행으로 일어나는 변화를 이해하는 것은 적절한 회춘치료를 이해하는데 필수적이다. 이 지식은 의욕적인 피부외과 혹은 성형외과 의사들이 어떻게 눈 부분의 회춘을 가져오는지 이해할 수 있도록 해준다.

눈의 회춘 방법은 지방을 제거하거나 또는 제거하지 않는 상안검수술, 하안검 피부 근육 피판 경로의 하안검수술, 코의 경부 홈(Nasal jugular groove)으로 지방 재배치를 하거나 재배치 없는 경결막 하안검수술, 레이저 또는 플라즈마로 Resufacing, 내시경을 이용한 눈썹올림술, 고주파(Radiofrquebcy) 혹은 적외선을 이용한 비수술적인 눈썹올림술, 봉합사를 이용한 눈썹올림술, 화학박피, 관상절개를 통한 눈썹올림슬, 측두절개를 이용한 눈썹올림술, 필러 혹은 지방을 하안와 영역에 주입하는 것, 눈매교정술(Canthopexy) 혹은 눈꺼풀을 타이트닝하는 것 외에도 아직 발견되지 않은 많은 방법들이 있다.

피부외과의사들은 이 많은 처치들에 있어서 도움이 되어왔다. 프랑스 수잔 노엘은 1920년에 처음으로 안검성형술에 관한 설명이 있는 책을 출판했다. 많은 피부과의사들은 화학적 혹은 레이저 박피로 하안와 부위을 재생하는데 기여했다. Samuel Ayres는 하안와 부위의 트리클로아세틱산 박피를 기술했다. Larry David와 Richard Fitzpatrick은 레이저 피부재생을 기술 했다.

Cynthia Weinstein은 처음으로 경결막 안검성형술과 동반한 레이저 피부재생(Resurfacing)을 처음으로 기술했다. Larry David는 경결막 안검성형술에서 레이저로 절개와 지방제거를 하는 방법을 기술했다. Larry Field, Tom Alt, Saul Asken, Sam Stegman, Ted Tromovitch, Bruce Chrisman, Claude Caver, Paul Collins와 Bill Coleman 등의 많은 피부외과의사들은 안검성형술을 시행했고 강의와 출판물을 통해 그들의 지식을 지난 20~30년 동안 공유했다. 다른 피부외과의사들은 화학 박피, 레이저 박피, 자가지방이식 및 필러 주입을 발전시키고 전통적인 눈꺼풀성형술과 함께 이러한 방법들을 병행하여 눈꺼풀 회춘에 기여했다.

눈꺼풀성형술은 지난 20년 동안 지방을 덜 제거하고, 피부를 덜 제거하고 아래 눈꺼풀의 절개를 덜하고 더 많은 지방을 유지하며 더 많은 주름을 제거하고 Resurfacing 처치와 새로운 기술의 사용으로 더 나은 눈꺼풀의 회춘을 만들기 위해 변화하여 왔다. 이 책이 우리의 동료들에게 가장 최신의 눈꺼풀 회춘 방법이 있음을 알고, 눈 회춘술이 빠르게 변하고 있음을 깨닫고 그 방법을 더 발전시키고 그 분야를 좀 더 발전시키는 자극이 되기를 바란다.

Eddie Fincher and Ronald Moy

서 문

피부 · 미용외과의 전문화가 시작된 이래 피부 · 미용외과 의사들이 이 분야의 시술에 관심을 갖게 되면서 특히 지난 사반세기 동안 급격한 변화가 일어났다. 동결절편(frozen section) 기술의 출현과 함께 Mohs 피부암 수술의 황금시대가 열리면서 피부 · 미용외과가 피부학 커리큘럼에 정식으로 편입되었다. 최근에는 최소 침습 시술 분야에서 비약적인 발전이 이루어져 나이 든 사람들에게 손상된 피부 외모를 개선시킬 수 있는 새로운 선택의 기회를 제공하게 되었다.

환자들은 피부 회춘을 위한 시술을 적극적으로 요구하고 있다. 중요한 것은 피부 · 미용외과 의사들이 앞장서서 이와 관련된 기구와 시술, 그리고 약물을 개발하면서 이 분야가 빠른 속도로 지속적인 발전을 하고 있다는 사실이다.

피부 · 미용외과 의사들은 실제로 모든 피부레이저 시술과 광원기초 시술(light-source based procedures), 보툴리늄 외독소(botulinum exotoxin), 연조직 확대술, 희석 마취 지방흡입술, 하지정맥 치료, 화학 박피, 모발 이식을 포함한 피부 · 미용외과 분야에서 수 많은 중요한 성과를 거두었다. 각종 피부 · 미용 시술을 고안하고, 발전시키고, 확장시켜온 것이다. 그들은 시술에 대해 이해하고 있으며, 피부의 구조와 기능, 작용에 대해 특별한 식견을 갖고 있다. 그들은 겁 많은 환자들에게 안전성을 강조하고 수술 외상을 줄여줌으로써 쉽게 회춘술에 접근하도록 하고 있다. 환자들의 요구를 충족시키기 위해서는 피부 · 미용외과보다 더 나은 전문 분야는 없다.

피부 · 미용외과가 전문분야로 성장함에 따라 이 분야에 종사하는 의사들도 꾸준히 늘어나게 될 것이며 이들은 각종 다양한 시술을 전수받게 될 것이다. 그러나 피부 · 미용외과 의사들이 모든 시술을 다 할 수는 없을 것이다. 하지만 많은 시술을 경험하지 않은 의사라 할지라도 환자들을 안내하고 교육시킬 수 있는 세부내용에 대해서는 잘 알고 있어야만 한다. 자신의 수술 분야를 좀 더 확장키는 데 관심이 있는 숙련된 의사이든, 몇 가지 간단한 시술만을 배우기 원하는 수술 초보자이든, 아니면 그 가운데에 있는 의사이든 이 시리즈의 책들은 큰 도움이 될 것이다.

이 책은《미용외과 최신지견》이란 제목의 시리즈 중 하나이다. 시리즈의 각 권은 피부 · 미용외과의 중요한 주제에 따라 실제적인 입문서로 만들어졌다.

자신의 요구에 맞는 책을 갖고 싶은 사람에게 과연 이 책이 적당한지 아닌지 알고 싶을 것이다. 이 책은 이론적 토대에 기초를 둔 포괄적인 교과서도 아니며 철저하게 참고서로 만들지도 않았다. 주제를 다루는 데 있어 세계의 문헌을 편견없이 완전히 재검토하자는 의도로 구상한 것도 아니다. 동시에 누군가 실제로 시술할 수 있도록 특별한 정보 제공 없이 보편적인 미용 시술에 대한 개요를 모아놓은 것도 아니다. 중요한 것은 이 책이 접근성이 용이하여 임상 시술서로서 늘 가까이 하기에 적당하다는 것이다.

이 책을 포함한 전체의 시리즈는 피부 · 미용외과 시술을 위한 단계적이며 실제적인 안내서이다. 이 시리즈의 분야별 저서들은 세계의 권위자들이 편집하였다. 각 권의 편집자는 각 장을 쓰기 위해 실용성을 중시하여, 현장의 경험을 바탕으로 숙련된 기술을 지닌 의사들을 저자로 초빙하였다. 대부분의 장은 서로 다른 연구와 폭넓은 의견을 통합하기 위해 두 명의 저자가 담당하였다.

그러나 두 명의 저자와 편집자는 총체적으로 일관된 논조를 보여주고 있다. 각 장마다 동일한 모형이 사용되고 있어 독자는 이 시리즈의 모든 책들을 쉽게 독파할 수 있을 것이다. 모든 장에서 저자들은 간결하게 말하고 있다. 주안점은 치료 기술이다. 적절한 적응증, 부작용, 특별한 증례에 주의하여 치료 방법을 논의하고 있다. 마지막으로 이 책은 전문교육을 받은 의사라면 누구나 가벼운 마음으로 내용을 숙지할 수 있기 때문에 이런 간결한 책이 역설적으로 좀 더 많은 정보를 완성도있게 전달할 수 있다고 믿는다.

우리는 독자 여러분이 이 책을 포함한 전체 시리즈의 나머지 책들을 즐겁게 읽어, 많은 시간과 정성을 들여 만든 이 책 속의 임상적 지식을 통해 많은 것을 얻기를 바란다. 그리고 필요할 때 언제든지 볼 수 있도록 바로 곁에 이 책을 두었으면 한다.

Jeffrey S. Dover MD, FRCPC and Murad Alam MD

List of Contributors

Paul S. Collins MD
Private Practice, Obispo, CA, USA

Sorin Eremia MD
Associate Clinical Professor; Director, Cosmetic Surgery Unit, Division of Dermatology, University of California, Los Angeles, CA, USA

Edgar F. Fincher MD, PhD
Clinical Instructor, Division of Dermatology, David Geffen School of Medicine, University of California, Los Angeles, CA, USA

Hayes B. Gladstone MD
Director, Division of Dermatologic Surgery, Department of Dermatology, Stanford University School of Medicine, Stanford, CA, USA

C. William Hanke MD MPH FACP
Medical Director, Laser and Skin Surgery Center of Indiana, Carmel, IN, USA

Basil M. Hantash MD, PhD
Resident, Department of Dermatology, Stanford University School of Medicine, Stanford, CA, USA

David J. Kouba MD, PhD
Assistant Professor, Department of Dermatology, University of Maryland School of Medicine, Baltimore, MD, USA

Robert C. Langdon MD
Associate Clinical Professor of Dermatology, Yale University of California; Chief of Dermatologic Surgery, VA West LA Medical Center, Los Angeles, CA, USA

Ronald L. Moy MD
Clinical Professor, David Geffen School of Medicine, University of California; Chief of Dermatologic Surgery, VA West LA Medical Center, Los Angeles, CA, USA

Walter K. Nahm MD, PhD
Assistant Clinical Professor, Director of Mohs Micrographic Surgery, Department of Medicine, Division of Dermatology, University of California, San Diego School of Medicine, CA, USA

J. Barton Sterling MD
Fellow, Laser and Skin Surgery Center of Indiana, Carmel, IN; Staff, Jersey Shore University Hospital, New Jersey, NJ, USA

Jean-Francois Tremblay MD, CM, FRCPC
Associate Professor, Division of Dermatology, University of Montreal Hospital Center; Private Practice, MediMe, Montreal, Quebec, Canada

Mark A. Willoughby MD
Medical Director, Dermatology and Laser Center of San Diego, San Diego, CA, USA

Contents

1 눈꺼풀성형술에 관한 해부학적 고찰
Anatomical Considerations for Blepharoplasty

Jean-Francois Tremblay

서론

젊은 사람의 정상적인 눈꺼풀과 눈 주위 해부를 이해하는 것은 젊게 보이고자 시행하는 미용 수술(surgical rejuvenation)에 있어 수술 전 정확한 평가와 성공적인 결과를 위해 필수적인 요소이다. 미용적 관점에서의 정상적인 눈 주위 해부와 함께 병적인 또는 노화로 인한 해부학적 변화에 대해 알아보고자 한다.

해부학적 구조 (Structural Anatomy)

그림 1.1과 1.2에 눈꺼풀 및 눈 주위의 전반적인 해부학적 구조가 나와 있다. 위눈꺼풀은 앞층판(anterior lamella; 피부, 눈둘레근, 안와사이막)(역주; 대개 안와사이막은 중간층판(middle lamella)으로 별도로 분류한다)과 뒤층판(posterior lamella; 눈꺼풀판, 결막과 위눈꺼풀당김기(upper eyelid retractor)인 위눈꺼풀올림근널힘줄과 뮐러근)으로 구성된다. 눈꺼풀 피부 뒤쪽에는 피하지방이 없이(역주; 특히 쌍꺼풀이 없는 동양인에서는 피하지방층이 존재할 수 있다) 눈둘레근(orbicularis oculi muscle)이 바로 위치한다. 안와사이막(orbital septum)은 안와가장자리(orbital rim)의 골막(역주; 이 부위 골막의 두터워진 부위인 arcus marginalis에서 기시한다)에서 기시하여, 눈둘레근의 뒤쪽을 지나 눈꺼풀판(tarsus)의 2~6 mm 위에서(역주; 쌍꺼풀이 없는 동양인의 경우에는 안와사이막이 눈꺼풀판앞에서 위눈꺼풀올림근널힘줄에 부착된다) 눈꺼풀올림근널힘줄(levator palpebrae aponeurosis)과 합쳐진다.

눈둘레근은 얼굴신경(facial nerve)의 광대뼈분지(zygomatic branch)의 신경 지배를 받아 눈을 감는 작용을 하게 된다. 이에 반해 위눈꺼풀올림근(levator palpebrae superioris)은 위눈꺼풀을 뜨게 하는 주된 근육으로 눈돌림신경(oculomotor nerve)의 지배를 받는다. 눈꺼풀을 뜨게 하는 또 다른 근육인 뮐러근(Muller's muscle)은 교감신경의 지배를 받는 불수

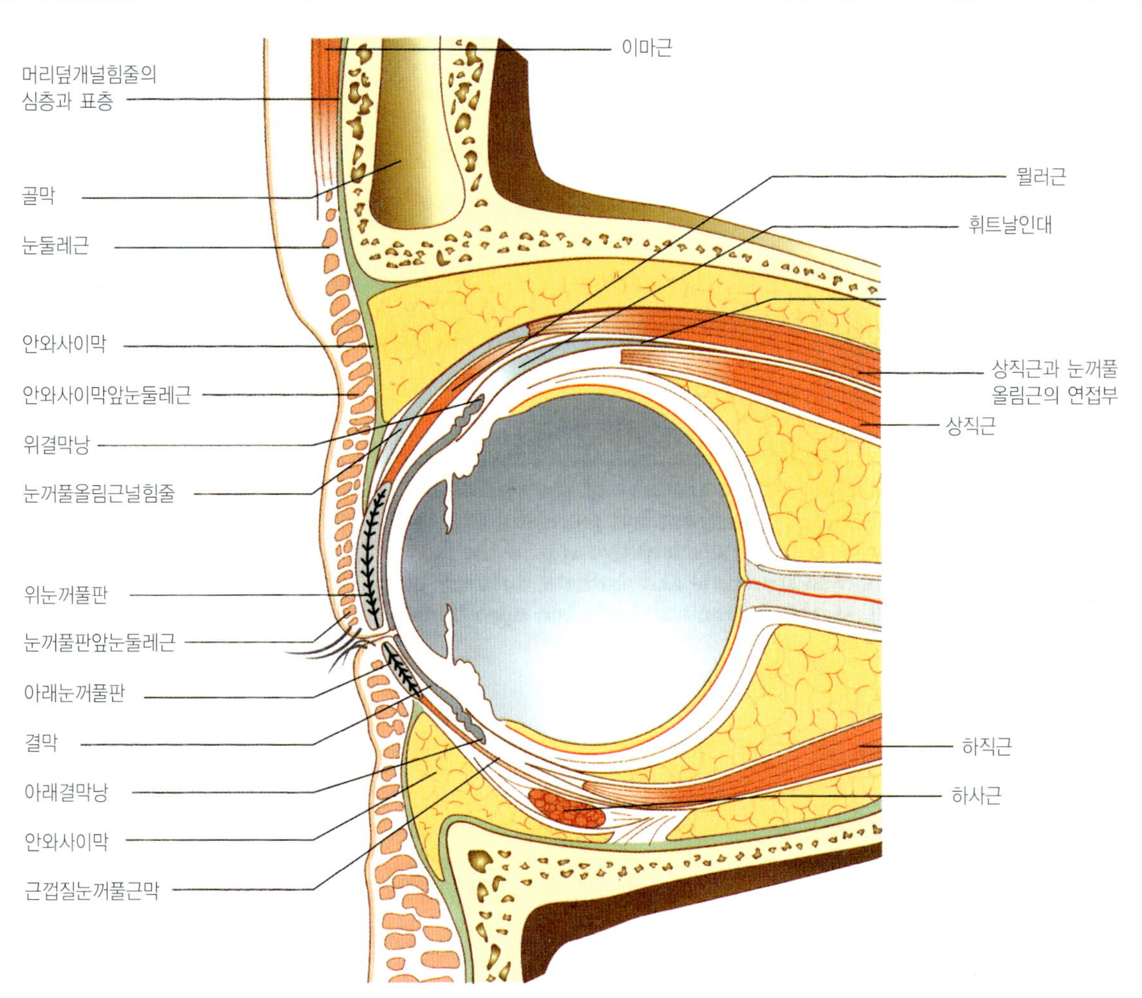

그림 1.1 이 앞쪽 안와 구조의 시상엽 단면

의근으로 눈꺼풀판으로부터 15 mm 위쪽의 위눈꺼풀올림근 뒤쪽에서 기시하여 눈꺼풀판의 위경계에 부착된다.

눈꺼풀올림근널힘줄은 눈꺼풀판의 아래 1/3~2/3 지점에 부착된다. 눈꺼풀판은 결합조직으로 이루어진 두껍고, 단단한 구조물로 눈꺼풀을 수직 방향으로 지지하는 역할을 한다. 위눈꺼풀판의 높이는 중심부가 10 mm(역주; 한국인은 7~8 mm)정도이고 양쪽 눈구석으로 갈수록 높이가 낮아진다. 아래눈꺼풀판은 대개 위눈꺼풀판 높이의 1/2~1/3 정도(역주; 한국인은 3~5 mm)이다.

위쪽 안와지방은 위눈꺼풀의 앞층판과 뒤층판 사이 공간에 위치하며 앞쪽으로는 안와사이막, 뒤쪽으로는 위눈꺼풀올림근과 널힘줄이 있다. 위눈꺼풀 안와지방은 안쪽지방과 중앙지방으로 나뉘어지며 가쪽에는 대신 눈물샘이 위치한다.

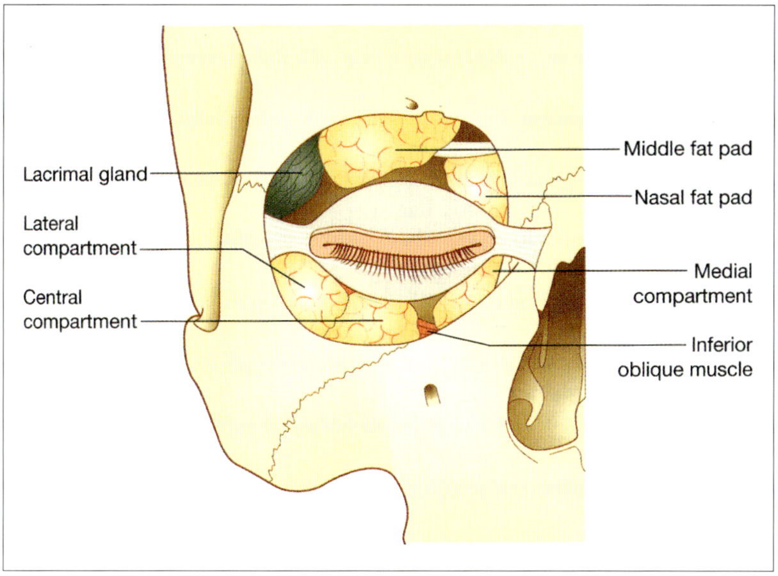

그림 1.2 안와지방의 구획

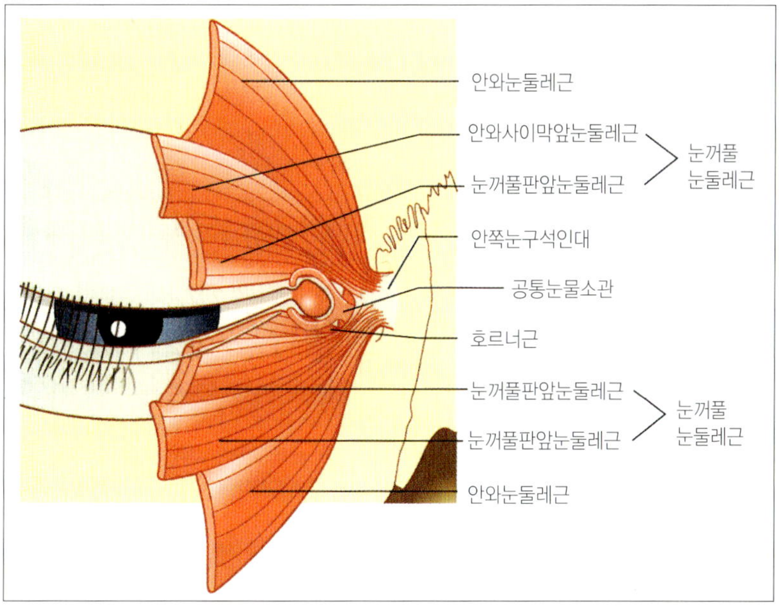

그림 1.3 눈둘레근의 구획과 안쪽눈구석의 주요 구조물

아래눈꺼풀의 구조는 위눈꺼풀과 매우 유사하며 역시 앞층판과 뒤층판으로 이루어진다. 앞층판은 피부와 눈둘레근, 안와사이막으로 구성되고(역주; 대개 안와사이막은 중간층판(middle lamella)으로 별도로 분류한다), 뒤층판은 눈꺼풀판, 결막과 아래눈꺼풀당김기(lower eyelid retractor)인 lower eyelid aponeurosis와 Horner's muscle(역주; 아래눈꺼풀당김기(lower lid retractors)는 근껍질눈꺼풀근막(capsulopalpebral fascia)과 아래눈꺼풀판근(inferior tarsal muscle)으로 보통 분류된다)로 구성된다. Lower eyelid aponeurosis는 근껍질눈꺼풀근막(capsulopalpebral fascia)의 연장으로 눈꺼풀판의 아래경계에 부착된다.

근껍질눈꺼풀근막(capsulopalpebral fascia)은 하직근(inferior rectus muscle)에서 눈꺼풀쪽으로 연장된 근막으로 위눈꺼풀의 위눈꺼풀올림근널힘줄과 상동조직(analogue)이며 아래눈꺼풀을 잡아당기는 역할을 한다. 안와사이막은 안와가장자리에서 기시하여 눈꺼풀판으로부터 5 mm 아래에서 근껍질눈꺼풀근막(capsulopalpebral fascia)과 합쳐진다(역주; 눈꺼풀판의 4~5 mm 아래에서 아래눈꺼풀당김기(lower lid retractor)와 합쳐진 후 눈꺼풀판의 아래경계에 부착). 눈꺼풀판은 눈꺼풀을 수직 방향으로 곧게 유지되도록 지지하는데 특히 중요하다. 눈꺼풀판이 없다면 아래눈꺼풀은 힘없이 펄럭거려 안구와 밀착된 채 위치할 수 없을 것이다.

아래쪽 안와지방 역시 앞층판과 뒤층판 사이 공간에 위치한다. 앞쪽으로는 안와사이막, 뒤쪽으로는 lower eyelid aponeurosis(역주; 보통 근껍질눈꺼풀근막(capsulopalpebral fascia)라 한다)가 있다. 아래눈꺼풀 안와지방은 안쪽, 중앙, 가쪽지방으로 세 개의 구획으로 나뉘어진다. 하사근(inferior oblique muscle)에 의해 안쪽지방과 중앙지방이 구분되어지고, 록후드걸이인대(Lockwood's ligament)의 앞쪽연장(anterior extension)(역주; 혹은 하사근막의 궁상팽창(arcuate expansion))에 의해 중앙지방과 가쪽지방이 나뉘어진다. 안쪽눈구석에는 여러 가지 중요한 구조물들이 있다(그림 1.3). 눈물주머니(lacrimal sac), 위, 아래눈물소관(upper, lower canaliculi), 코눈물관(nasolacrimal duct)이 이 부위에 존재한다 〈p.4〉. 이들 구조물은 눈물을 모아 배출하는 기능을 담당한다. 안쪽눈구석인대(medial canthal tendon)와 눈둘레근 일부(역주; 눈꺼풀판앞눈둘레

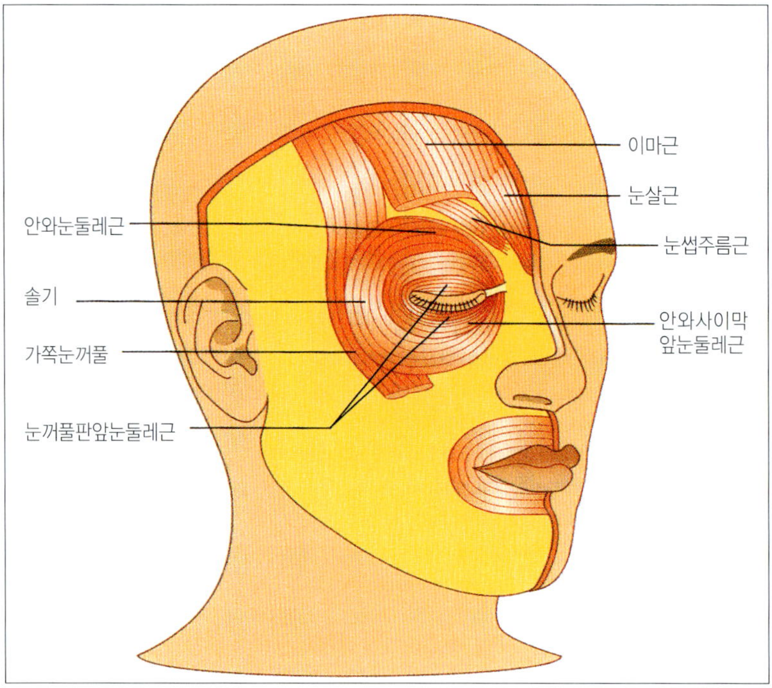

그림 1.4 눈둘레근의 구조지 또는 사출(exit) 천공지

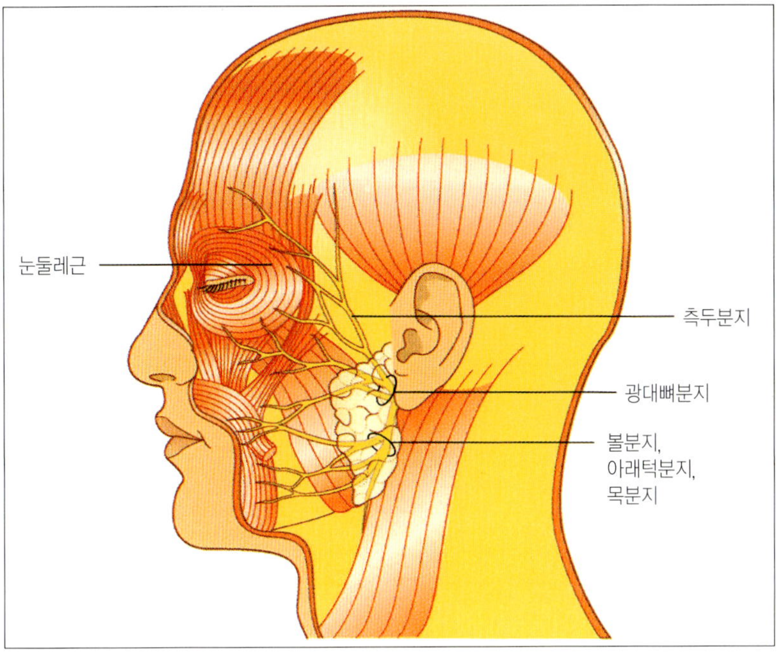

그림 1.5 눈꺼풀의 얼굴신경(facial nerve) 분포

근과 안와사이막앞눈둘레근의 심층갈래)가 연장되어 눈물주머니와 눈물소관 주위를 감싸고 있으며 이는 눈꺼풀을 깜빡일 때 근육의 수축과 이완을 통해 눈물길 내에 양압과 음압을 번갈아 형성하여 눈물이 빠져나가도록 하는 눈물배출펌프(lacrimal pump)의 효과를 만든다. 아래눈꺼풀성형술시 종종 가쪽눈구석 부위에 대한 교정이 필요한 경우가 있다. 가쪽눈구석인대는 대략 넓이가 2 mm, 길이가 6 mm, 눈물샘오목(lacrimal gland fossa)으로부터 6 mm 아래에 위치한다. 정상적으로 가쪽눈구석인대는 안쪽눈구석인대에 비해 위쪽에 위치하여 둘 사이에는 10~15도 정도의 경사를 이루게 되는데 이를 눈구석경사(canthal tilt)라고도 한다. 나이가 들어가며 안쪽눈구석인대와 특히 가쪽눈구석인대가 약해지고 늘어나 가쪽눈구석처짐(lateral canthal descent)이 발생한다. 눈둘레근은 안와(orbital), 안와사이막앞(preseptal), 눈꺼풀판앞(pretarsal)의 세 부분으로 구분할 수 있다(그림 1.4). 실제 눈둘레근은 연속적 구조이기는 하지만 각각의 부분들은 서로 다른 기능을 한다. 안와눈둘레근은 눈썹을 아래로 당기는 역할을 하고, 눈을 의식적으로 꽉 감을 때(voluntary eyelid closure) 사용된다.

안와사이막앞눈둘레근은 눈꺼풀판앞눈둘레근을 도와 평상시 눈을 깜박일 때(involuntary eyelid closure) 사용되며 눈물배출펌프(lacrimal pump)에 관여한다. 눈꺼풀판앞눈둘레근은 평상시 눈을 깜박일 때(involuntary blinking response) 사용된다(역주; 눈꺼풀앞눈둘레근의 심층갈래(호르너근, Horner's muscle)과 안와사이막앞눈둘레근의 심층갈래(존스근, Jones' muscle)이 눈물주머니를 둘러싼 눈물근막(lacrimal fascia)에 부착되어 눈물배출펌프에 관여한다). 그 밖에 눈 주위의 인상에 영향을

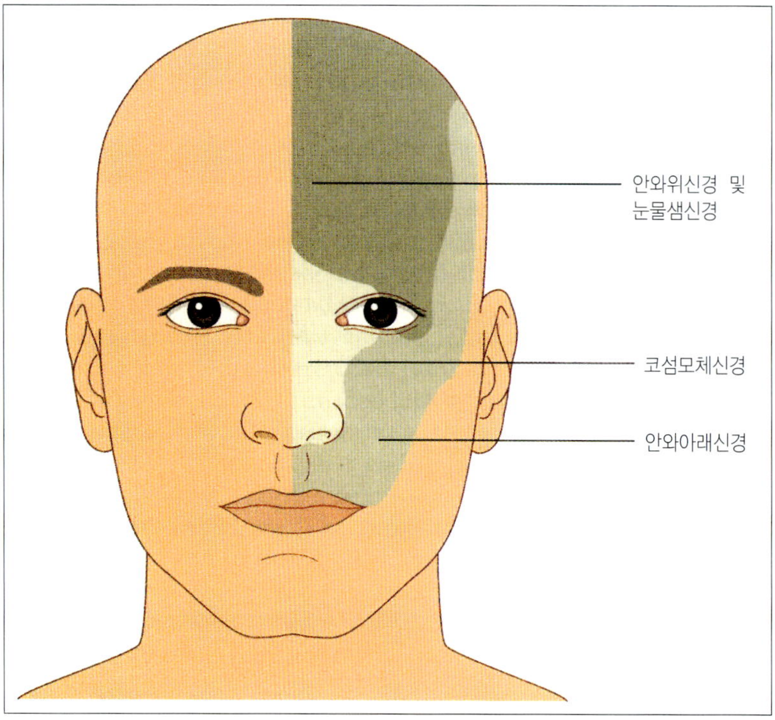

그림 1.6 안와주위 감각신경 분포

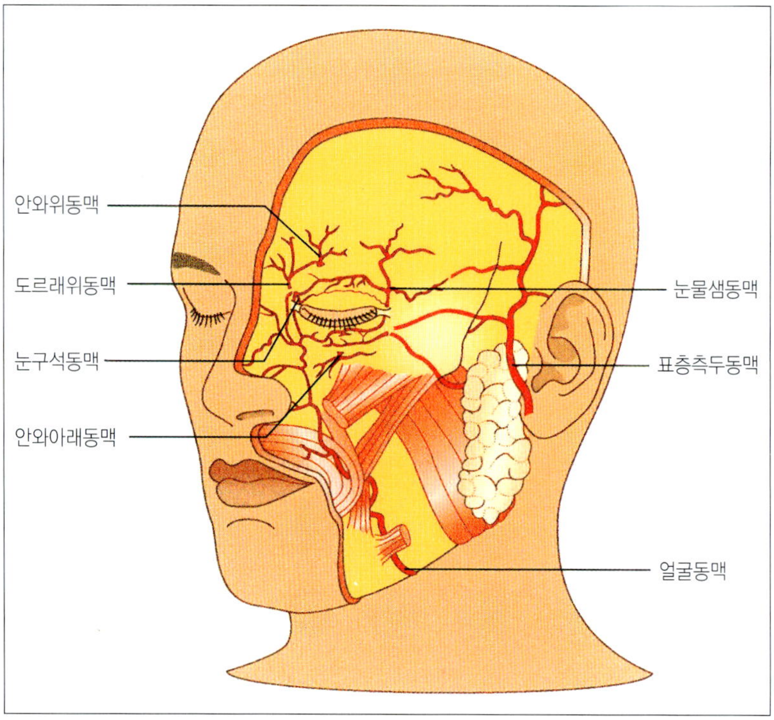

그림 1.7 안와 부위 혈액 공급

주는 다른 근육들로는 이마근(frontalis muscle), 눈살근(procerus muscle), 눈썹주름근(corrugators supercilii muscle) 등이 있다.

눈꺼풀을 담당하는 운동신경은 얼굴신경(facial nerve)과 눈돌림신경(oculomotor nerve)이다(그림 1.5). 얼굴신경(제7뇌신경)의 광대뼈분지

(zygomatic branch)와 이마측두분지(frontotemporal branch)가 눈둘레근, 눈살근, 눈썹주름근, 이마근 등의 눈 주위 및 눈썹 부위의 모든 수의근들의 신경지배를 담당한다. 눈돌림신경(제3뇌신경)은 외안근(extraocular muscle)들의 신경지배를 담당한다. 교감신경은 뮐러근과 아래눈꺼풀판근, 얼굴의 땀샘들을 지배한다.

삼차신경(trigeminal nerve)(제5뇌신경)의 눈분지(ophthalmic division)(V1)와 위턱분지(maxillary division)(V2)가 안와 주위의 감각을 담당한다(그림 1.6). 눈분지는 눈물샘신경(lacrimal nerve), 이마신경(frontal nerve), 코섬모체신경(nasociliary nerve)의 3개의 분지로 다시 나뉘어진다. 가장 큰 분지인 이마신경은 또다시 안와위신경(supraorbital nerve), 도르래위신경(supratrochlear nerve)으로 나뉘어져 이마와 두피, 위눈꺼풀, 결막의 안쪽 부위의 감각을 담당한다. 눈물샘신경은 눈물샘과 위눈꺼풀 및 결막의 가쪽 1/3 부위의 감각을 담당한다. 코섬모체신경은 앞뒤벌집신경(anterior, posterior ethmoidal nerve)과 2~3개의 긴섬모체신경(long ciliary nerve) 및 섬모체신경절(ciliary ganglion)의 감각뿌리(sensory root)를 내고 도르래아래신경(infratrochlear nerve)로 끝나며 안쪽눈구석과 코 끝(tip) 및 가쪽 벽(lateral nasal wall) 부위의 감각을 담당한다. 삼차신경의 위턱분지는 다시 여러 분지로 나뉘어지는데 이중 안와아래신경(infraorbital nerve)은 안와아래고랑(infraorbital groove)과 안와아래관(infraorbital canal)을 경유하여 안와아래구멍(infraorbital foramen)으로 나와 아래눈꺼풀신경(inferior palpebral nerve), 위입술신경(superior labial nerve), 가쪽코신경(lateral nasal nerve) 등 3개의

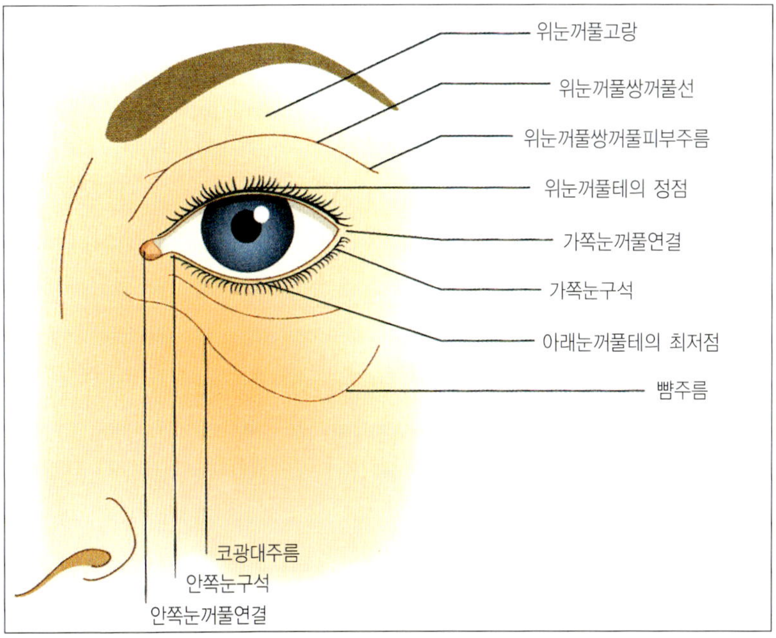

그림 1.8 안와의 정상 구조

주요 분지를 형성하여, 아래눈꺼풀의 피부와 결막, 윗입술의 피부와 점막, 코의 피부와 중격(nasal septum)의 감각을 지배한다.

속목동맥(internal carotid artery)과 바깥목동맥(external carotid artery)이 안와 부위의 혈액 공급을 담당하며 분지가 매우 발달하고 서로 연결되어 풍부한 동맥순환계(vascular anastomoses)를 형성한다(그림 1.7). 바깥목동맥은 얼굴동맥(facial artery)과 표층측두동맥(superficial temporal artery), 안와아래동맥(infraorbital artery)을 통해 눈꺼풀에 혈액 공급을 한다. 얼굴동맥은 아래턱뼈(mandible)을 지나 코입술주름(nasolabial fold)를 따라 주행하며 표층으로 나와 안쪽눈구석부위에서 눈구석동맥(angular artery)이 된다. 바깥목동맥의 분지인 눈구석동맥은 다시 눈꺼풀을 가로질러 주행하며 안와 내에서 속목동맥의 분지인 눈동맥의 분지들과 연결된다(역주;눈구석동맥에서 나온 콧등동맥(dorsal nasal artery)이 속목동맥의 분지인 눈동맥으로부터 나온 눈물샘동맥(lacrimal artery)과 연결되어 눈꺼풀혈관아케이드(palpebral arcade)를 형성한다).

바깥목동맥의 표층측두동맥도 이마동맥(frontal artery), 광대뼈얼굴동맥(zygomaticofacial artery), 가로얼굴동맥(transverse facial artery) 등 3개의 분지를 통해 눈꺼풀에 역시 혈액을 공급한다. 속목동맥에서 눈동맥(ophthalmic artery)이 나오는데 여기에서 다시 분지되어 나온 눈물샘동맥(lacrimal artery)가 콧등동맥(doral nasal artery)과 함께 눈꺼풀의 가장자리혈관아케이드(marginal palpebral arcade)와 주변혈관아케이드(peripheral palpebral arcade)를 형성한다.

정맥의 경로 역시 목정맥(jugular vein)으로 배출되는 표층의 얼굴정맥(facial vein)과 안와의 심부 정맥과 해면정맥굴(cavernous sinus)로 배출되는 심층의 위, 아래눈정맥(superior, inferior ophthalmic vein)이 마찬가지로 눈꺼풀에서 서로 연결된다. 얼굴정맥은 안쪽눈구석에서 눈구석정맥(angular vein)으로 시작된다. 아래눈꺼풀의 림프배출은 주로 턱밑림프절(submandibular lymph node)로 이루어지며, 위눈꺼풀은 주로 귀바퀴앞림프절(preauricular lymph node)로 배출된다.

정상 구조 (Normal Aesthetic Anatomy)

젊어 보이기 위해 시행하는 눈 주위 미용 수술에서 성공적인 결과를 위해서는 젊고 정상적인 사람의 눈 주위 구조와 함께 노화로 인한 해부학적 변화 중 교정이 가능한 것들을 이해하는 것이 중요하다. 눈 주위의 주요 정상 구조가 그림 1.8과 1.9에 나와 있다. 그림 1.10에는 눈 주위 피부와 연부조직의 노화 양상이 정리되어 있다. 젊고 정상적인 성인의 위, 아래 눈꺼풀 사이 수직눈꺼풀틈새(vertical palpebral fissure)는 10~12 mm(역주; 한

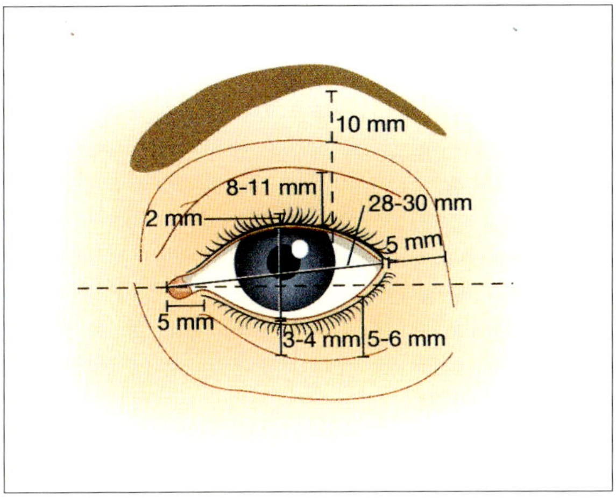

그림 1.9 눈 주위 구조의 이상적인 수치

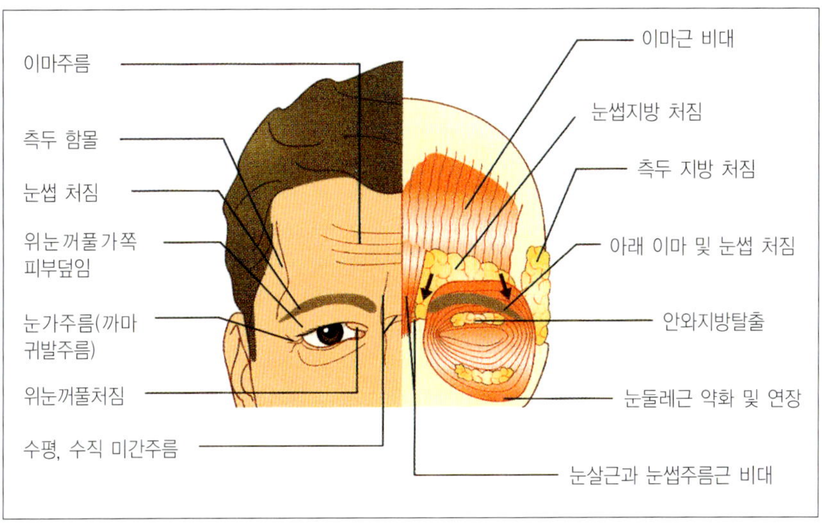

그림 1.10 안와 주위 피부 및 연부조직의 주요 노화 소견

국인은 8~9 mm)이고, 수평눈꺼풀틈새는 평균 28~30 mm(역주; 한국인은 26~28 mm)이다. 자연스럽게 정면을 주시할 때 위눈꺼풀의 경계가 각막가장자리(limbus)보다 1.5~2 mm(역주; 한국인은 2~3 mm) 아래에 위치하며, 아래눈꺼풀의 경계는 각막가장자리에 위치한다.

또 가쪽눈구석은 안쪽눈구석보다 대개 남자에서는 2 mm 위에, 여자에서는 4 mm까지도 위에 위치하여 10~15도의 경사각을 이룬다. 하지만 나이가 들어 가며 특히 가쪽의 눈구석인대가 이완(canthal tendon laxity)되어 가쪽이 더 높던 경사각이 소실되는데, 이와 같은 가쪽눈구석처짐(lateral canthal descent)으로 인해 슬퍼 보이는 눈처럼 된다. 눈구석인대가 이완되면 수평눈꺼풀틈새의 감소도 일어나는데, 이로 인하여 여분의 안와사이막(orbital septum redundancy)이 생겨 안와지방의 탈출이 더 조장되며, 눈꺼풀속말림(entropion), 눈꺼풀겉말림(ectropion), 공막보임(sclera show)과 같은 아래눈꺼풀의 위치이상(malposition)이 발생할 수 있다.

아래 안와 부위 노화의 원인으로서 눈구석인대이완(canthal tendon laxity) 여부를 파악할 줄 알아야 하며, 만약 필요하다면 눈구석고정술(canthopexy)과 눈구석성형술(canthoplasty)을 시행해야 한다.

위눈꺼풀의 쌍꺼풀선은 젊은 백인 남자의 경우 눈꺼풀테(eyelid margin)로부터 6~8 mm 위에 있고, 여자는 8~10 mm 위에 있다. 이에 비해 동양인에서는 그 높이가 다양하며 눈꺼풀올림근널힘줄이 낮게 부착되고 널힘줄앞지방이 보다 아래, 앞쪽까지 위치하여 쌍꺼풀선이 매우 낮거나 없을 수 있다. 쌍꺼풀선은 눈꺼풀올림근이 눈꺼풀판뿐 아니라 앞쪽의 눈둘레근과 눈꺼풀 피부쪽으로도 섬유근육성 연장(fibrimuscular extension)을 내어 생성된다. 깊숙이 꺼진 눈이나, 눈꺼풀올림근이 눈꺼풀판으로부터 떨어진 경우, 쌍꺼풀선의 높이는 8~13 mm까지 더 높아 질 수 있다.

정상적인 젊은 사람의 위눈꺼풀에는 매우 적은 양의 여분의 피부만 존재한다. 피부이완증(dermatochalasis)이라 하는 여분의 피부가 늘어지는 현상은 나이가 들며 나타나는 위눈꺼풀의 주요 노화 소견이다. 젊은 사람에서는 눈가주름("까마귀발주름(crow' s feet)")이나 눈 밑 잔주름도 없고, 아래눈꺼풀은 수직으로 짧으며 오목(concave)하게 보인다.

젊은 사람에서는 오목한 아래눈꺼풀이 볼록한(convex) 뺨(cheek)으로 넘어가는 이행부가 위쪽 안와사이막 부위에서 나타나는데 반해 나이가 들면 이보다 아래쪽의 안와가장자리 부위에서 나타나게 된다.

또 젊은 사람의 눈꺼풀과 뺨 사이 이행부는 안와아래에 돌출 (infraorbital bulging)이나 고랑(groove), 또는 색소침착(pigmentation) 없이 매끄럽게 연결된다.

반면 나이가 들어가며 안와의 골격이 드러나 보이는 현상(skeletonization)이 진행되어 안와가장자리를 덮었던 피하지방이 위축되고 아래로 내려가게 되고, 이러한 처짐으로 인해 볼록했던 뺨의 곡선(cheek convexity)이 소실되게 된다.

또한 아래눈꺼풀에 어두운 색소침착(pigmentation)("다크서클(dark circle)")과 안와아래고랑(infraorbital groove)이 동반되거나 혹은 동반 없이 나타날 수 있다. 안와사이막이 약해지고 늘어나 안와지방이 탈출되어 아래눈꺼풀이 불룩한 주머니처럼 된다(lower eyelid bag). 코광대주름(nasojugal groove)과 뺨눈꺼풀주름(malar palpebral groove)이 눈둘레근과 뺨지방(malar fat pad)이 만나는 접합부에서 생길 수 있다.

깊은 코광대주름은 미관상 좋지 않은데, 노화로 인한 뺨지방의 처짐뿐만 아니라 눈꺼풀의 부종과 눈꺼풀눈둘레근의 수축(palpebral orbicularis oculi contraction)으로 인해 이 주름이 두드러질 수 있다.

노화로 인한 지방 위축이 심하거나 눈꺼풀성형술시 과도하게 지방을 제거하면 움푹 들어간 안와(orbital hollow) 즉 골격이 드러나 보이는 현상(skeletonization)이 발생될 수 있다.

반면 아래눈꺼풀이 부풀어 보이는 것(puffiness)는 안와지방의 탈출(orbital fat prolapse)이나 눈둘레근의 비대(hypertrophic orbicularis oculi muscle), 또는 피하 부종(subcutaneous edema) 등으로 인해 생길 수 있다.

아래눈꺼풀테(eyelid margin)는 안구와 접해야 하며 정면을 볼 때 각막가장자리(limbus) 위치에 닿아야 하는데, 공막보임(scleral show)이 아래눈꺼풀의 이완(laxity)에 의해 생길 수 있다. 피부의 잔주름들은 피부의 탄력 소실을 나타내며, 수평 방향 피부 주름 즉 "웃음선(laugh lines)"이 나이가 들며 보이기 시작하는데, 이는 눈둘레근의 수직방향으로의 수축으로 인해 발생한다.

눈썹 부위는 피부와 털기름샘(pilosebaceous units), 근육(역주; 눈둘레근) 과 그 밑 쪽의 지방(역주; 눈썹지방, brow fat pad, ROOF(retro-orbicularis oculi fat))으로 구성된다. 가쪽이 더 위로 올라간 아크형(high laterally arched brow)의 눈썹이 일반적으로 젊어 보이는 형태이다. 남자보다는 여자에서 눈썹의 위치가 더 높은데, 정상적인 여자의 눈썹 위치와 형태는 안와가장자리보다 위에 놓이고, 최고 정점이 가쪽 각막가장자리와 가쪽눈구석 사이에 있는 것이다.

남자의 경우에는 안와가장자리 높이에 위치하며, 보다 편평한 형태로 눈썹이 더 두껍고, 가쪽으로 가며 가늘어지는 것(tapering)이 덜하다. 눈썹은 지방층(역주; 눈썹지방, brow fat pad, ROOF(retro-orbicularis oculi fat)) 위에 놓여져 있어 눈썹의 운동성이 향상될 수 있다.

이 지방층은 가쪽에서 더 발달되어있는데, 나이가 들며 이것이 처지게 되면 가쪽눈썹처짐을 유발할 수 있다. 눈썹처짐은 나이가 들면 누구나 생기지만 그 정도는 개인차가 있고, 심한 경우 가쪽눈썹처짐(lateral brow ptosis)은 위눈꺼풀에 여분의 피부(redundant skin)를 더 두드러지게 하며 소위 가쪽피부덮임(lateral hooding)을 초래할 수 있다.

결론

노화로 인한 눈 주위 변화는 복잡하고, 피부, 피하지방, 근육, 인대 등 여러 구성요소들의 퇴행 과정과 연관된다. 얼굴에서도 매우 민감한 부위인 눈 주위에 대해 젊게 보이고자 시행하는 미용 수술의 안전하고 성공적인 결과를 위해서는 이러한 변화에 대한 완벽한 이해와 평가가 필수적이다.

2 수술 전 평가
Pre-operative Assessment

Hayes B. Gladstone

서론 (Introduction)

얼굴은 상부, 중앙부, 하부의 세 부위(upper, middle, lower face)로 나뉘어질 수 있으며, 미용적인 관점에서 얼굴을 평가할 때에는 이들의 전체적인 조화를 살펴보아야한다. 최근 눈, 눈썹, 이마로 이루어지는 얼굴 상부 1/3 부위에 대한 미용외과 의사들의 관심이 늘어나고 있는데, 이러한 관심은 눈이 얼굴의 중심이며 "마음의 창"이라는 것을 반영하는 것이다.

위, 아래 눈꺼풀성형술은 세심한 환자 준비와 수술 계획 및 수술기법을 요한다. 또 이러한 일련의 과정의 목적을 환자가 제대로 이해하지 못한다면 환자는 결과에 쉽사리 실망할 것이다. 예를 들어, 눈꺼풀성형술이 주름을 모두 없애주리가 믿는 환자는 아무리 결과가 좋다하더라도 수술 결과에 만족하지 않을 것이다. 안면 회춘술(facial rejuvenation)에서 좌우 대칭은 핵심적인 요소이므로, 위눈꺼풀의 쌍꺼풀선을 도안할 때 부정확하게 표시한다거나 아래눈꺼풀 지방 제거를 할 때 양쪽을 동일하게 제거하지 않는다면(수술 전에는 대칭이었다고 할 때) 결국 재수술을 하게 될 것이다. 정확하지 않은 수술 기법 또한 합병증을 유발할 수 있다. 눈꺼풀은 얼굴의 다른 부분보다 작은 미용적 단위구조물로 실수의 여지가 없어야 한다.

교정할 문제점 (The Problem Being Treated)

상부 1/3부위의 얼굴에서 일어나는 대표적인 노화 소견으로는 눈썹처짐, 이마 미간과 눈 주위의 주름(lines of expression), 눈꺼풀피부이완증(dermatochalasis)과 가쪽피부덮임(lateral hooding), 위눈꺼풀 안쪽안와지방탈출(fat pseudoherniation) 등이 있다. 또 아래눈꺼풀에서는 눈물골 변형(tear trough deformity)과 주름, 아래눈꺼풀 안와지방탈출(pseudoherniation)이 생길 수 있는데(그림 2.1), 뺨이 움푹하게 꺼지는 현상(malar hollowing)과 함께 아래눈꺼풀의 이러한 변화는 얼굴 노화의 시작이라 할 수 있는 이중으로 볼록한 형태("double bubble" irregulari-

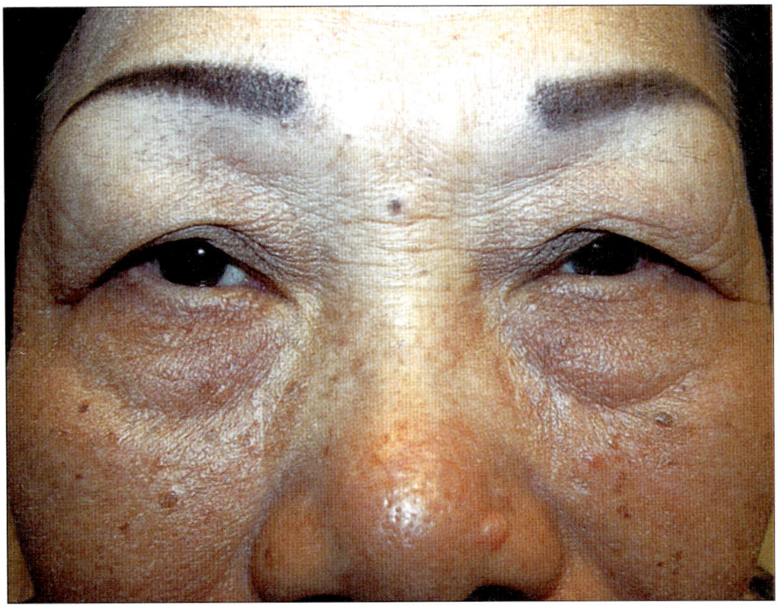

그림 2.1 눈 주위 노화의 주요 소견: 눈썹처짐(그러나…사진 속 환자는 brow elevation), 가쪽피부덮임(lateral hooding), 안와지방탈출, 눈 주위 주름.

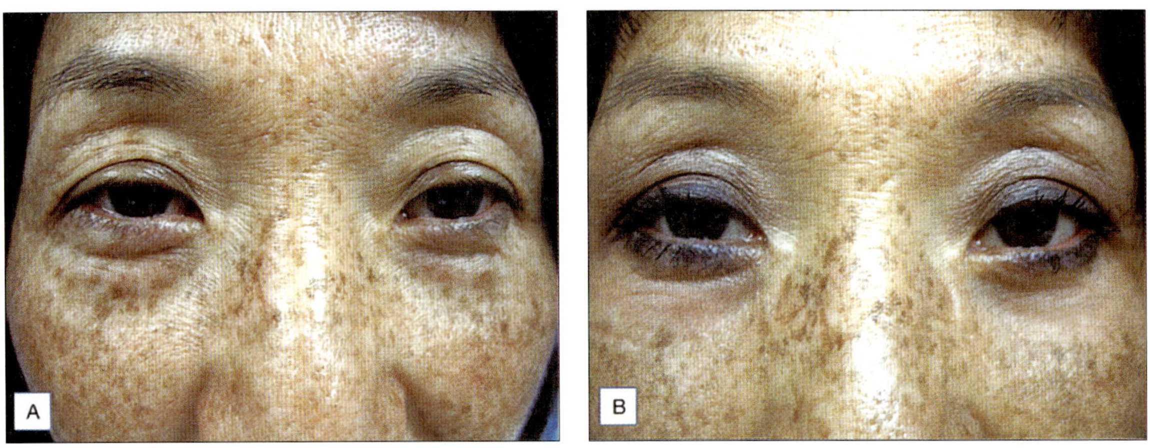

그림 2.2 (A) 아래 눈꺼풀 안와 지방 탈출을 보이는 환자의 수술 전 사진 (B) 결막경유 아래눈꺼풀성형술과 레이저 박피술 후 사진

ty)(역주; double convex pattern)를 유발한다(역주; 측면에서 보았을 때 젊어서는 아래눈꺼풀과 뺨이 매끄러운 하나의 볼록한 선(single convex line)을 이루지만, 나이가 들면 아래눈꺼풀 지방탈출로 하나의 볼록한 선을 만들고, 뺨이 처져 골격이 드러나게 되는 안와가장자리 밑으로 또 하나의 볼록한 선을 더 만들어 두 개의 볼록한 선의 형태(double convex pattern)를 보이게 된다).

위, 아래 눈꺼풀성형술을 원하는 대부분의 환자들이 "또렷해 보이지 못하고 피곤해 보이는 인상"을 호소한다. 일부는 눈이 훨씬 작아진 것 같다고 한다. 또한 여자 환자들은 피부가 늘어져 덮이게 되어 눈화장을 할 공간(upper eyelid platform)이 없어졌다고 한다. 위눈꺼풀의 현저한 가쪽피부덮임(upper hooding)이 있는 환자들은 바깥쪽 시야가 감소되었다고 호

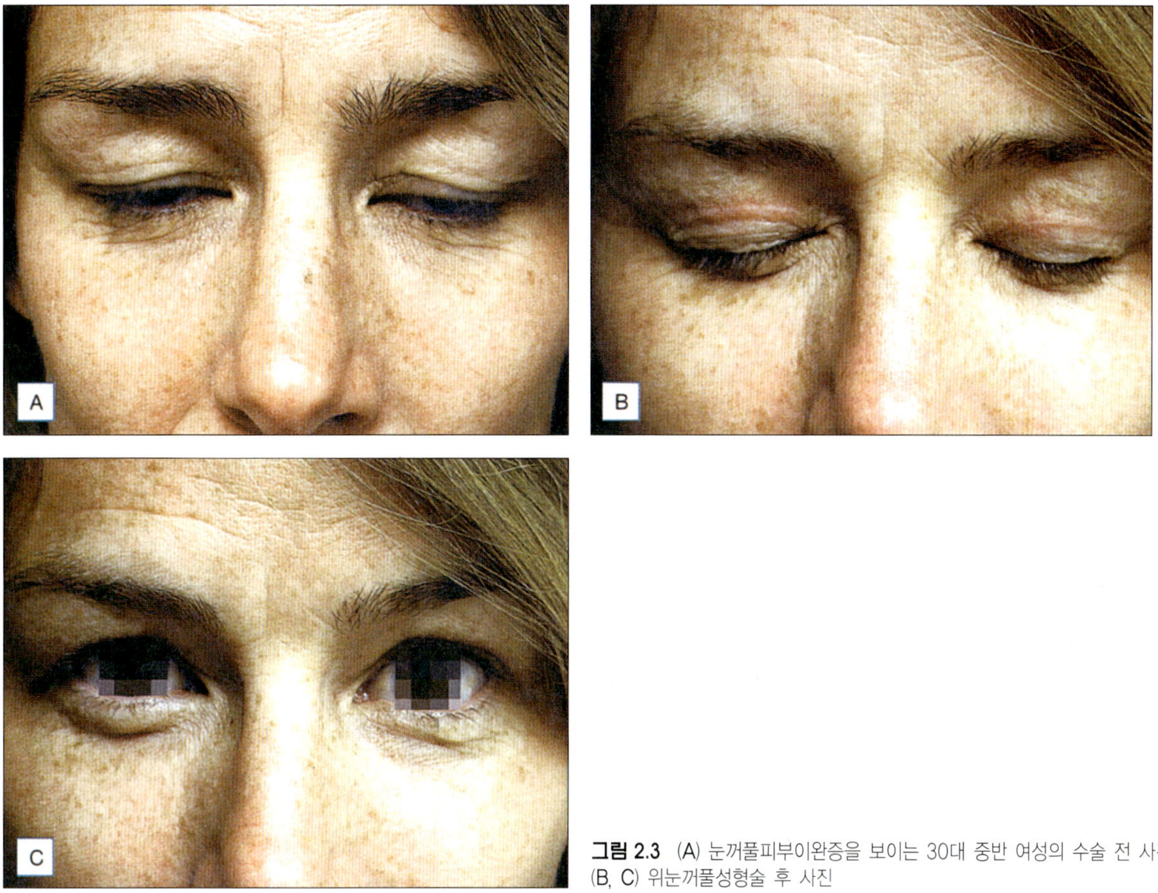

그림 2.3 (A) 눈꺼풀피부이완증을 보이는 30대 중반 여성의 수술 전 사진 (B, C) 위눈꺼풀성형술 후 사진

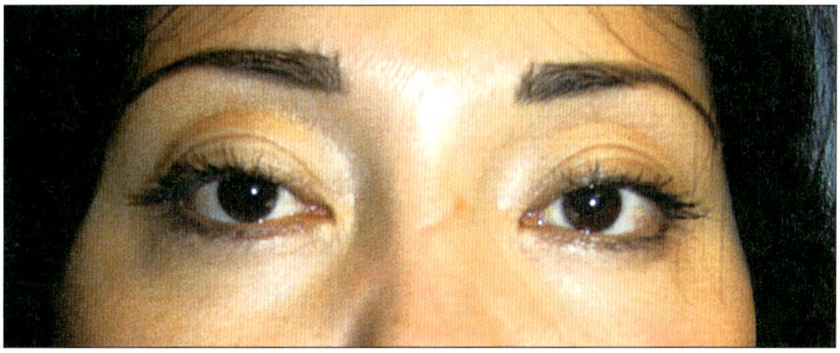

그림 2.4 코광대고랑(nasojugal groove)에 생긴 눈물골변형. 이에 대해서는 지방판(fat pedicle)을 이용하거나 필러(filler)를 이용하여 교정한다.

소하기도 한다. 아래눈꺼풀이 주머니처럼 두둑해 보이면(lower eyelid bags) 더욱 피곤해 보이는 인상을 주고 보기 흉한 다크서클(dark circle)로 보일 수 있다.

예상 효과 (Expected Benefits)

근본적으로 눈꺼풀성형술의 목적은 보다 큰 눈꺼풀틈새(wider palpebral aperture)의 부드럽고 대칭적인 눈을 만들어, 안정된 인상의(rested)

눈의 형태를 되찾는 것이다. 만약 시야 장애가 유발되었다면, 가쪽 시야를 개선할 수도 있을 것이다.

이러한 수술의 목적을 얻기 위해 환자에 따라 피부와 근육, 그리고 지방을 절제하게 된다(그림 2.2 A, B, 2.3 A–C). 하지만, 너무 무리하고 과도한(too aggressive) 교정은 움푹 꺼진(hollowing) 눈꺼풀과 안와 골격의 윤곽이 드러나는("cadaveric") 인상을 초래할 수 있어, 최근에는 많은 미용외과 의사들이 위, 아래 눈꺼풀에서 피부 절제량이나, 지방 제거량을 줄이고자 하고 있다.

특히 코광대주름(nasojugal depression)이 있는 환자들은 교정을 위해 지방판(fat pedicle)을 만들어 수술하거나 필러(filler)를 주사하기도 하며 (그림 2.4) 일부 의사들은 위, 아래 눈꺼풀에 지방이식(fat transfer)하는 것을 선호하여 이러한 방법으로 피부를 탱탱하게 하고 움푹 꺼진 부위를 줄여 보다 젊게 보이도록 한다.

수술의 한계 (Limitations of the Procedure)

눈꺼풀성형술로써는 얻을 수 없는 효과에 대해서도 정확히 이해하도록 설명하는 것이 중요하다. 위눈꺼풀성형술로는 처진 눈썹을 끌어 올릴 수 없으며, 또한 표정을 지을 때 나타나는 주름(lines of expression)도 없앨 수가 없다. 그리고 아래눈꺼풀성형술로 모든 정적 주름(static wrinkles)이나 동적 주름(active lines of expression)을 제거할 수는 없다. 또 두 수술 모두 눈구석의 형태를 교정하지는 않는다.

필요하다면 다른 시술을 병행하여 보다 광범위하고(comprehensive) 조화로운 결과를 얻을 수 있을 것이다. 눈꺼풀을 다시 젊어 보이도록 하는 것이 수술의 목적일지라도 이에 대한 환자들의 기대치가 비현실적일 수 있다. 다른 미용 수술들과 마찬가지로, 너무 완벽을 추구하거나, 눈꺼풀성형술로 인생이 통째로 변화되리라 기대하거나, 본인이 아닌 다른 누군가를 기쁘게 하기 위해 수술받고자 하거나, 이전의 수술했던 의사를 원망하고 비난하는 환자들에게는 눈꺼풀성형술을 시행하지 않는 것이 좋다.

수술의 결정 (Decision Making)

상부 1/3부위 얼굴에 대한 수술이더라도 그 부위에만 국한하지 말고, 얼굴의 세 부위가 이루는 전체적인 조화를 고려하여 수술의 종류와 방법, 또 형태를 결정해야 한다. 성별과 인종에 따라 기준이 다르고 모호하기는 하나, 예를 들어 위눈꺼풀성형술 시에도 눈구석주름(epicanthal fold)의 여부에 따라 차이가 있는 등 어느 정도 가이드라인은 있다.

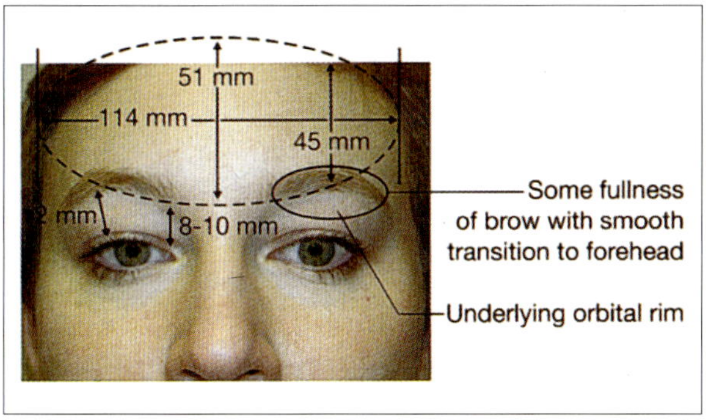

그림 2.5 눈과 관련된 이마와 눈썹의 국소형태

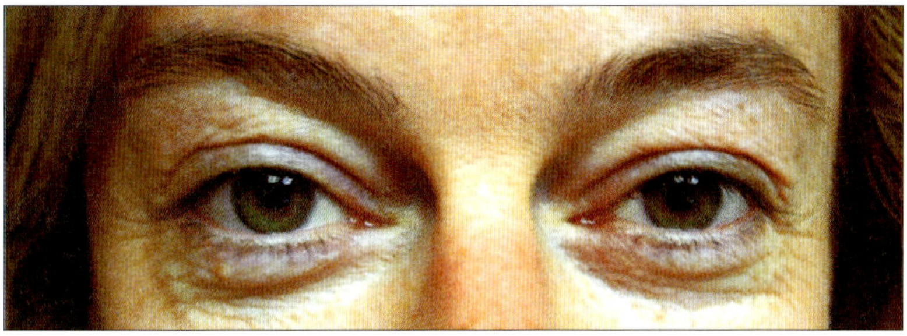

그림 2.6 전형적인 여자의 눈썹은 부드러운 아치(arch)를 이루며 정점이 가쪽 각막가장자리에 위치한다.

이마 (Forehead)

이마에서 고려해야 할 사항으로는 두발선(hairline)과 눈썹의 위치, 눈썹지방(brow fat pad)의 양, 수평방향의 이마주름, 수직방향의 미간주름 등이 있다(그림 2.5). 미용적으로 이마는 매끄러워야 하나 또 표정에 따른 움직임이 없으면 안된다.

물론 보톡스로 이마 주름을 줄일 수는 있겠지만 이는 일시적일 뿐인 반면, 수술적인 방법, 즉 관상(coronal), 두발선앞(pretrichal) 또는 내시경적 접근법을 통한 이마근절개술(frontalis myotomy)을 병행하는 이마올림술로 보다 오래 지속되는 효과를 얻을 수 있다.

눈썹 (Eyebrows)

눈썹은 미용적인 관점에서뿐 아니라, 위눈꺼풀과의 관련성으로 인해서도 얼굴 상부에서 매우 중요한 부위이다. 눈썹의 이상적인 모양과 위치는 성별에 따라 다르다. 여자의 경우 안쪽이(club portion) 더 두텁고 가쪽으로 가며 가늘어지고, 전통적으로 이상적인 형태는 정점이 가쪽 각막가장자리(limbus) 레벨에 있는 부드러운 곡선(arch)으로(그림 2.6) 안와가장자리보다 1~3 mm 위에 위치한다.

이에 반해 남자의 경우에는 일반적으로 여자보다 더 두텁고 곧은 형태이며, 다소 낮게 위치하여 가쪽 각막가장자리 레벨에서 눈썹이 안와가장자

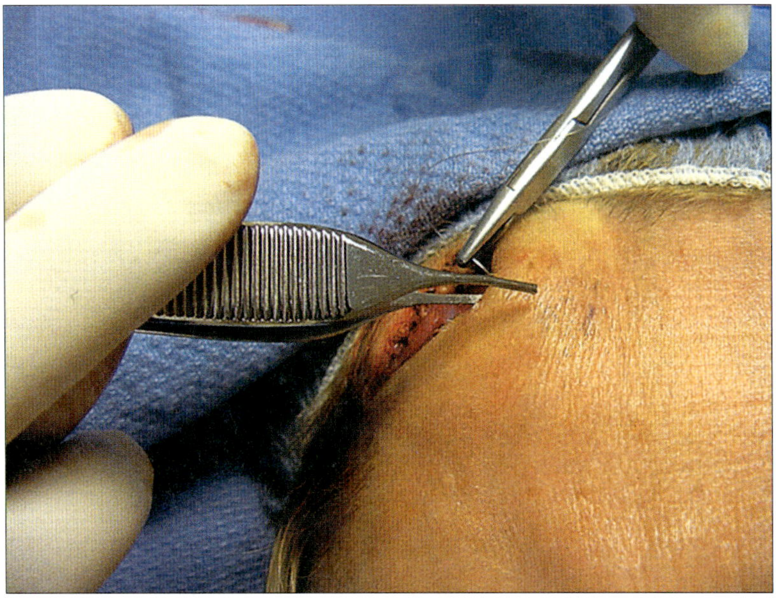

그림 2.7 두발선앞(pretrichal) 눈썹올림술 절개

리에 위치한다. 따라서 남자에서 눈썹을 그 이상 올리게 되면 놀란 인상으로 보이게 되고, 여성스러운 인상을 주게 된다. 또 남자에서는 눈썹 부위가 다소 앞으로 돌출될 수 있으나 여자에서는 어울리지 않아, 눈썹지방을 제거(sculpting)하여 이 부위가 두드러져 보이는 것을 줄일 수 있다.

눈썹에 대한 교정 수술을 하기로 하였다면 적절한 수술 방법을 결정하여야 한다. 남자의 경우나 얼굴신경(facial nerve)의 측두분지(temporal nerve)에서 나오는 이마분지(frontal branch)가 손상되어 눈썹처짐이 발생한 경우에는 직접눈썹올림술(direct brow lift)가 적당하다. 눈썹 위 부위를 타원(ellipse) 형태로 절제하고, 저자는 효과를 지속시키기 위하여 근막(fascia)을 접어 겹쳐(placation) 고정한다. 흉터가 눈썹의 위쪽면과 인접하지만 흉터를 줄이기 위해 상피봉합을 하기 전 절개부위에 레이저를 하거나, 수술 후 2~3개월에 박피술(resurfacing)을 할 수 있다. 직접눈썹올림술은 이마 중앙에서도 시행할 수 있는데(중간이마올림술(midforehead lift)), 이 방법은 깊은 이마주름이 있는 중년 남자에게 가장 적합하다. 또 두발선(hair line)에서 시행하는 두발선앞(pretrichal) 이마올림술도 가능한데(그림 2.7), 이 방법은 arcus marginalis를 박리(release)하고 눈썹을 당겨 고정(plication)하지만 수술시야가 좋지 못하며, 흉터를 숨길 수 있다 해도 다른 이마올림 수술방법들에 비해 절개선의 길이도 길다. Knize는 제한적인 수술시야에서도 당겨 올린 이마조직을 두발선 안쪽 두개골에 고정하는 이마올림술을 널리 보급시켰는데, 최근에는 새로 개발된 흡수성 고정장치(bioabsorbable fixation device)를 사용하여 고정할 수 있다. 이 고정장치는 내시경수술을 통한 이마올림술(endoscopic forehead lift)시에도 널리 사용되고 있는데, 현재까지 가장 좋은 방법(gold standard)인

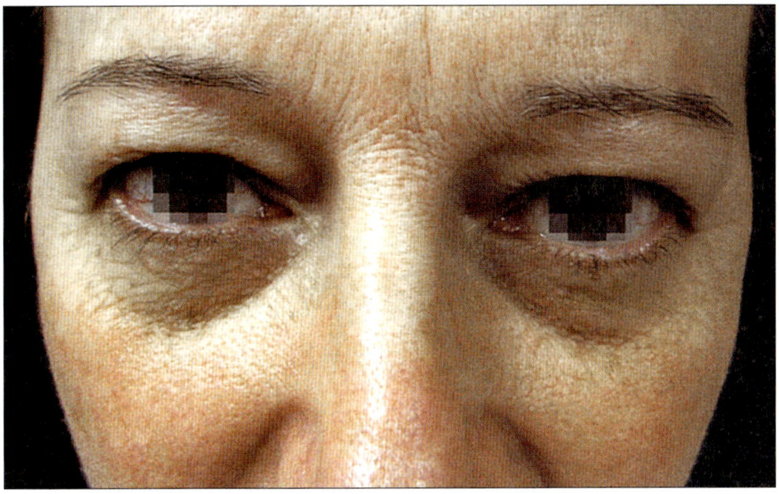

그림 2.8 위눈꺼풀의 안쪽지방탈출 소견

내시경적 접근법은 arcus marginalis를 박리(release)할 뿐만 아니라, 이마근(frontalis), 눈썹주름근(corrugator), 눈살근(procerus)을 절개(myotomy)한다. 이 방법은 두발선 안쪽에 작은 절개선들만 남기지만, 특수한 장비와 상당 기간의 학습 기간(learning curve)이 필요하다. 일부 의사들은 여전히 수술 시야 확보가 수월하고 관련 해부학적 구조를 잘 볼 수 있어 관상 절개(bicoronal) 접근법을 사용하고 있지만, 두발선 안쪽에 긴 절개선과 또 이러한 흉터가 이 후 대머리가 되어 보일 가능성, 광범위한 박리를 요하고 이로 인해 발생할 수 있는 여러 합병증들로 인해 이 방법은 더 이상 선호되지 않는다. 반대로 아래쪽 방향으로부터 위눈꺼풀성형술을 통한 눈썹올림술(transblepharoplasty browplasty, transeyelid browplasty)을 시행할 수 있는데, 가장 덜 침습적인 방법이기는 하지만, 저자의 경험상으로는 눈썹을 올리고 고정하는 것이 쉽지 않았다(역주: 위눈꺼풀성형술을 통하거나 또는 눈썹아래 절개선을 통해 눈꺼풀올림술을 시행할 때 마찬가지로 기존의 비흡수성봉합사 대신 새로 개발된 흡수성 고정장치(bioabsorbable fixation device)로 고정을 하면 보다 좋은 결과를 얻을 수 있다). 한편 이마의 두 개의 절개선을 통해 가시가 있는 특수 실을(barbed thread) 넣어 눈썹을 올리는 방법도 소개되어 사용되는데, 이는 가쪽 눈썹처짐에서 효과적이지만, 효과가 얼마나 지속될지는 미지수이다.

눈썹은 위눈꺼풀과 밀접하게 관련이 있다. 위눈꺼풀 수술에 있어 미용적인 목표는 매끄럽고 안정된 형태에, 뚜렷한 윤곽의 위눈꺼풀(well-defined upper lid with smooth contour and stable platform)을 만드는 것이다. 이를 위해서는 가쪽피부덮임(lateral hooding)과 지방탈출(fat pseudoherniation), 특히 안쪽지방탈출을 교정하여야 한다. 이러한 문제들이 해소되면 보다 크고, 또렷하며, 젊어 보이는 눈을 만들 수 있다. 피부덮임(hooding)이나 지방탈출(bulging fat) 없이 경도의 피부 여분(mild excess skin)만 있는 경우에는 눈썹올림술로 눈꺼풀피부이완증

(dermatochalasis)을 상당 부분 줄이고, 매끄러운 위눈꺼풀 윤곽과 눈꺼풀대(platform)를 얻을 수 있다. 만약 눈썹올림술과 눈꺼풀성형술을 모두 시행하기로 한 경우에는 눈썹올림술을 먼저 하는 것이 중요한데, 이렇게 함으로 위눈꺼풀의 피부 절제량을 줄일 수가 있기 때문이다. 피부를 과도하게 절제하게 되면 토끼눈증(lagophthalmos)이 초래될 수 있다.

위눈꺼풀 (Upper Eyelid)

위눈꺼풀성형술과 관련된 기본적인 결정은 가쪽피부덮임(lateral hooding)이 있는 경우 절개선을 가쪽, 위쪽으로 연장할 것인지와 피부-근육 절제와 함께 지방을 제거할 것인지이다. 일부 술자들은 흉터가 보일 수 있으므로 절개선을 가쪽으로 연장할 때 주의하라고 하지만, 대부분의 경우 이 흉터는 눈가주름(crow' s feet)에 의해 가려질 수 있다. 지방 제거를 하지 않고 피부 제거만 할 수도 있겠지만, 특히 안쪽 지방탈출이 있다면 이를 해결하지 않으면 만족스럽지 못한 결과를 초래할 것이다(그림 2.8).

한번에 네 군데 눈꺼풀성형술(four-lid blepharoplasty)을 시행할 때 보다 빨리 할 수 있는 순서는 따로 없다. 많은 술자들이 위눈꺼풀성형술을 먼저 하는데, 특히 눈썹올림술을 한 경우에는 더욱 그러하다. 저자는 경구진정제를 함께 사용하며 국소마취하에 눈꺼풀성형술을 시행하므로 위눈꺼풀을 먼저 한 다음 아래를 하는 것을 선호하는데, 이는 환자들이 수술 시 눈을 계속 떴다 감았다 하는 것을 초반에 더 집중해서 잘하기 때문이다.

위, 아래 눈꺼풀성형술을 할 때 또 다른 기본적인 문제는 어떤 절개 도구(칼, 단극 전기소작기, 고주파수술기(radiofrequency), 레이저)를 사용할 것 인지인데, 이 역시 정답은 없다. 레이저가 지혈이 더 우수하고 주변 손상이 적지만, 많은 술자들이 칼(scalpel)이나 전기소작기(electo-cautery)처럼 직접 닿는 느낌을 느껴가며 수술하는 것을 더 선호한다.

고주파수술기(radiofrequency)는 주변 손상과 안와 조직 손상의 위험이 적은 것으로 알려져 있으며, 다이아몬드 레이저 칼(diamond laser scalpel) 또한 사용할 수 있다. 저자는 위눈꺼풀성형술에는 칼을, 결막경유 아래눈꺼풀성형술에는 콜로라도 침(Colorado needle)을 장착한 단극 전기소작기를 사용하고 있다.

아래눈꺼풀 (Lower Eyelid)

위눈꺼풀과 마찬가지로, 아래눈꺼풀도 매끄러운 윤곽을 갖는 것이 좋다. 지방탈출, 코광대주름(nasojugal groove)에서의 부피 감소, 눈가주름(crow' s feet)을 비롯한 눈 주위 정적 주름(static fold) 등이 생기며 매끄럽던 윤곽이 망가지게 된다. 이렇듯 노화 과정은 아래눈꺼풀 표면을 고르지 못하게 하고 눈 주위와 뺨 사이에 굴곡을 만드는 것이다. 따라서 아래눈꺼풀에 대한 미용수술의 목표는 고른 형태와 표면을 회복하는 것이다. 만약 눈가주름(crow' s feet)과 눈 주위 정적 주름(static fold)이 있지만 아래눈꺼풀의 지방 탈출이 그리 심하지 않은 환자라면 가장 좋은 치료 방법은 레이저 박피술(laser resurfacing)과 보톡스 주사일 것이다. 만약 지방을 제거하여야 할 정도라면, 피부경유와 결막경유 접근법 중 하나를 선택할 수 있다. 결막경유 접근법이 기술적으로 조금 더 어렵지만 술 후 눈꺼풀 위치이상의 가능성이 적으며, 아울러 겉으로 보이는 흉터가 없다는 장점이 있다. 지방은 일반적으로 세 군데 지방 구획에서 각각 제거해야 하지만, 항상 강조되는 기본원칙은 '과유불급(過猶不及)', 즉 과교정보다는 차라리 저교정이 낫다는 것이다. 만약 눈물골변형(tear trough deformity)이 있다면 지방판(fat pedicle)을 만들어 올려 이 부위를 채워야 한다. 또한 특히 남자에서 눈둘레근 비대(orbicularis oculi hypertrophy)로 인해 아래눈꺼풀이 불룩하게 두드러져 보이는 경우가 종종 있어 이런 경우 눈둘레근의 부분 절제를 고려할 수 있다. 결막경유 접근법의 단점은 여분의 피부(excess skin)를 제거할 수 없다는 점이다(역주; 중간층(middle lamella) 즉 안와사이막 손상으로 인한 눈꺼풀위치이상을 줄이기 위해 결막경유 접근법으로 안와지방을 제거한 후, 다시 여분의 피부와 근육을 피부경유 접근법으로 제거하는 방법 또한 이용되고 있다). 저자는 결막경유 아래눈꺼풀수술 시 피부의 주름을 처리하기 위해 거의 항상 레이저 박피술(laser resurfacing)을 병행하고 있다(그림 2.9). 하지만 피부가 주머니처럼 심하게 늘어진(festooning) 환자라면, 이 방법은 적합하지 않으며 늘어진 피부를 절제해야 한다. 만약 눈꺼풀 이완(lid laxity)이 있는 나이 많은 환자에게 레이저 박피술을 할 때에는 가쪽눈구석고정술(canthopexy)(역주: 가쪽눈꺼풀판띠고정술(lateral tarsal strip))을 함께 하는 것이 좋다. 이 방법을 통해 눈구석경사(canthal tilt)를 회복시킬 뿐 아니라 보다 더 "아몬드" 형태의 눈을 만들 수 있다. 이 두 가지 모두 여성의 눈에서 보다 더 두드러진 소견이며 젊게 보일 수 있는 해부학적 특징들이다.

지금까지 설명한 눈꺼풀 수술에서 결정해야 할 사항들이 조직의 절제에 초점이 맞춰져 있는 반면 얼굴의 노화는 사실 부피의 감소를 초래하는 것이므로 조직을 제거하는 대신 제자리로 되돌리는 것을 강조하는 의사들도 있다. 이러한 부피의 감소를 지방을 이식하여 교정할 수 있다. 가쪽 눈썹이 처진 경우 눈썹 바로 아래 부위에 지방을 주입(fat injection)하여 눈썹을 위로 밀어 올릴(elevation) 수 있다. 위눈꺼풀고랑에 지방을 주입하여 두툼(fullness)하게 만들 수 있고 동시에 여분의 위눈꺼풀 피부(redundant upper eyelid skin)를 팽팽하게 만들 수도 있다. 아래눈꺼풀에도 지방 주입를 통해 움푹 꺼져 보이는 현상(hollowing)을 줄이거나, 탈출된 지방 구획(fat pad) 사이의 고랑(valleys)을 편평하게 할 수 있다.

이와 같은 지방을 이용한 윤곽 교정법(fat contouring)을 이용하여 두 개의 볼록한 선의 형태(double convex pattern)("double bubble")를 없애고 매끄러운 하나의 볼록한 선(single convex line)으로 다시 만들어, 보다 젊어 보이는 인상으로 만들 수 있다.

하지만 지방 이식의 단점은 효과가 일시적이며, 여러 번 치료를 받아야 한다는 것이며, 아래눈꺼풀에 경도의 눈꺼풀피부이완증(dermatochalasis)만 있고, 지방 탈출보다 움푹 꺼져보이는 것(hollowing)이 두드러진 환자에 한해서, 지방 이식술에 경험이 많은 술자가 하는 것이 좋다.

내과적 병력 (Medical History)

다른 수술들과 마찬가지로 내과적 병력을 꼼꼼히 기록해두는 것이 좋다. 일부 내과적 질환들은 눈꺼풀이나 안와의 변화와 관련이 있으며, 수술 후 경과나 결과에 영향을 미쳐 예상치 못한 합병증을 유발할 수도 있다. 갑상샘눈병증(Thyroid-associated orbitopathy, Graves' disease)과 같은 질환이 있는 경우 이들 질환이 치료될 때까지 수술을 연기하거나 취소하는 것이 바람직하다. 갑상샘눈병증은 대개 젊은 여성들에게 많고 흔히 모르고 지내는 경우가 많다. 증상으로는 발한, 더위를 못견딤(heat intolerance), 불안, 심계항진 등이 있고, 안구돌출(exophthalmos)과 눈꺼풀후퇴(lid retraction)가 흔한 소견이다.

만약 이러한 상태를 인식하지 못하고 수술을 한다면, 수술 후 비대칭이나 토끼눈증과 같은 합병증이 발생할 수 있다. 눈꺼풀의 부종(swelling)을 유발하는 다른 내과적 질환으로는 울혈성심부전(CHF, congestive heart failure), 만성알레르기, 접촉성알레르기반응, 점액부종(myxedema), 사코이도증(sarcoidosis) 등이 있다. 이보다 더 흔한 원인으로 아토피피부염이나 딸기코(rosacea)에 의한 이차적인 눈꺼풀염(blepharitis)이 있는데, 눈꺼풀성형술의 절대 금기증은 아니지만, 수술 후 지속적인 자극감을 호소할 수 있어 수술 전에 이를 먼저 치료하는 것이 바람직하다.

쇼그렌 증후군(Sjogren syndrome)과 같이 일부 면역 관련 질환은 눈

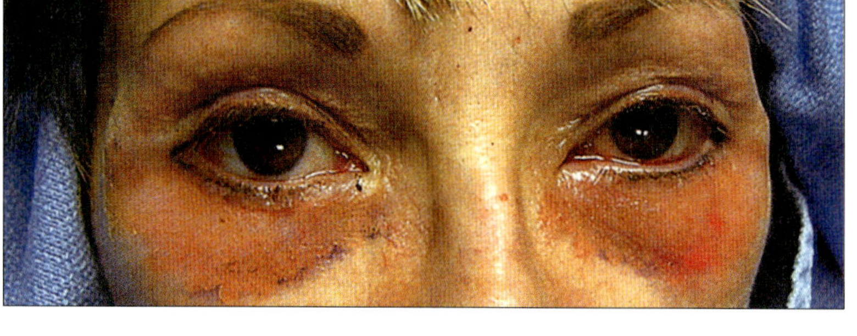

그림 2.9 결막경유 눈꺼풀성형술 후 안와아래 부위에 대해 long pulsed Erbium:YAG 레이저 박피술을 병행한 환자 사진

물 생성을 줄이고 만성적인 건성안를 유발한다. 각막표면이 말라 각막미란이 더 쉽게 발생할 수 있으므로 수술 중에 눈이 벌어져 있지 않도록 특히 주의하여야 하며 수술 후에는 인공눈물 점안제의 사용이 필요하다. 각막자극과 손상이 생겨 적절히 치료되지 못하면 각막염이나 각막궤양, 각막혼탁으로 인해 시력저하나 심한 경우 실명까지도 초래할 수 있다.

눈물 생성을 줄이는 자가면역질환 이외에 많은 약물들이 건성안(dry eye, xerophthalmia)를 유발할 수 있는데, 항히스타민제, 항고혈압제, 항우울제, 아트로핀과 같은 항콜린제제(anticholinergics), 경구 레티노이드(oral retinoids) 등의 약물이 눈물 생성을 감소시키는 대표적인 약물이며, 이러한 약물들은 가능하다면 수술 2주전에 중단하는 것이 좋다.

피곤하거나, 오후가 되면 더 심한 일중 변동(diurnal variation)을 나타내는 눈꺼풀처짐(blepharoptosis, eyelid ptosis)과 함께 다른 근육에도 문제를 보이는 경우에는 중증근무력증(myasthenia gravis)의 가능성을 반드시 염두해 두어야 하며, 수술보다 이에 대한 신경과적 약물 치료가 선행되어야 한다. 당뇨가 있는 경우 수술은 가능하지만, 회복이 느리고 국소감염의 위험성이 더 높다.

안과적 병력 (Visual History)

Visualk dition must be recognized and the gery) 전신질환이나 복용하는 약물로 인해 눈물의 생성이 줄어 건성안이 유발될 수도 있고, 또 많은 경우에서 특별한 원인이 없이 눈물의 생성이 감소되거나 눈물막의 증발이 증가되어 결국 눈 be recognized and the gery) 전신질환이나 복용하는 약물로 인해 눈물의 생성이 줄어 건성안이 유발될 수도 있고, 또 많은 경우에서 특별한 원인이 없이 눈물의 생성이 감소되거나 눈물막의 증발이 증가되어 결국 눈물막이 불안정해지는데, 이러한 건성안증후군(dry eye syndrome)은 폐경기 여성에게 흔히 나타난다. 눈꺼풀염(blepharitis)과 동반되기도 하며, 건조감, 이물감, 작열감, 콕콕 찌르는 아픔, 눈꺼풀이 무거운 느낌, 안구 피로 등의 다양한 증상을 호소한다.

기상 시 또는 늦은 오후나 저녁에 증상이 심해지며 일시적으로 뿌옇게 보이는 등 시력이 저하되는 듯한 느낌을 갖기도 한다. 눈꺼풀성형술을 하게 되면 자극감이 더 심해지고 일시적인 토끼눈증(lagophthalmos)이 유발되어 증상이 더 악화될 수 있다. 이런 환자들은 수술 후 인공눈물 점안제를 수시로 사용해야 하며 환자에 따라 장기간 사용해야 하는 경우도 있다.

대부분의 환자들은 눈꺼풀피부이완증(dermatochalasis) 즉 여분의 눈꺼풀 피부로 인해 병원에 오게 된다. 간혹 눈꺼풀피부늘어짐증(blepharochalasis)과 혼동될 수 있는데 이는 젊은 여성에서 드물게 나타나는, 간헐적이고 만성적인 위눈꺼풀 부종이 특징적인 질환이다. 원인은 불확실하고 한쪽 또는 양쪽 눈에서 나타날 수 있는데, 장기적으로는 부종이 반복되어 피부에 가해지는 기계적인 장력(mechanical stretching)으로 인해 결국 여분의 피부(skin redundancy)를 초래할 수 있다.

벨마비(Bell' s palsy)가 눈꺼풀의 긴장도(tone)를 떨어뜨리는데, 간혹 과체중의 남성에서 발생하는 헐거운 눈꺼풀증(floppy eyelids)도 원인은 불확실지만 눈꺼풀의 긴장도(tone)가 떨어져 눈꺼풀의 헐거움(floppiness)이 발생하고, 이로 인해 눈의 자극 증상을 유발한다. 이런 경우에 눈꺼풀성형술을 한다면, 눈꺼풀 수평강화술(lid tightening procedure)을 병행하는 것이 필요하다.

마지막으로, 적정한 환자 선택과 안전한 수술 결과를 위해, 또 수술 후 시력과 비교해야 할 상황에 대비해 수술 전 시력을 측정하여 기록해 놓는 것이 중요하다. 녹내장 환자의 경우 수술 후 심한 혈종이 생기게 되면 실명의 위험이 더 높아진다. 고도 근시 환자들은 안구가 커 눈이 앞으로 돌출되게 되는데, 한쪽만 근시가 심한 경우 이를 고려하지 않고 수술을 하면 토끼눈증(lagophthalmos)이나 비대칭이 발생할 수 있다. 이런 환자들에서 눈꺼풀성형술을 시행할 때에는 최소한의 피부만 절제하는 것이 좋다.

진찰 (Physical Examination)

눈꺼풀성형술을 하기 전 세심한 진찰을 통해 해부학적,(Physical Examination) 눈꺼풀성형술을 하기 전 세심한 진찰을 통해 해부학적, 미용적 상태를 확인할 뿐 아니라, 생리적, 기능적 이상 여부를 확인해야 한다. 먼저, 스넬렌 시력표(Snellen chart)를 이용하여 시력을 측정하고, 다음으로 외안근의 눈움직임 기능을 검사하여 수술 전 이상 여부를 파악한다. 펜라이트로 두 눈을 천천히 번갈아 비춰 가며 동공반응을 확인하여 시신경을 검사한다. 건성안의 기왕력이 있다면 필터 검사지를 이용하여 눈물 생성량을 측정하는 쉬르머 검사(Schirmer test)를 한다. 또 눈꺼풀의 긴장도(tone)를 반드시 확인해야 하는데, 아래눈꺼풀탄력검사(snap back test)를 시행하여 아래눈꺼풀의 긴장도를 조사한다(그림 2.10). 만약 아래눈꺼풀의 긴장도(tone)가 떨어져 있다면 피부경유 접근법으로 수술하거나 눈 주위 레이저 박피술을 하게 되면 수술 후 눈꺼풀겉말림(ectropion)이 생길 위험이 높아진다. 후천적인 위눈꺼풀의 눈꺼풀처짐(blepharoptosis)이 있다면 눈꺼풀올림근널힘줄이 부분적으로 떨어지거나 늘어나있을 수 있어 눈꺼풀성형술 시 눈꺼풀올림근널힘줄 교정술 등의 눈꺼풀처짐 교정수술을 반드시 함께 하여야 만족스런 결과를 얻을 수 있다. 눈 주위 여러 구조를 해부학적 관점에서 체계적으로 접근하기 위해 저자는 Flowers가

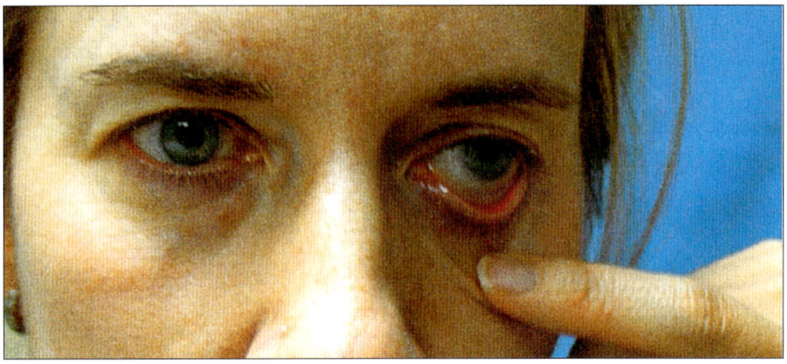

그림 2.10 아래눈꺼풀 이완(lower eyelid laxity) 여부를 알아보기 위한 아래눈꺼풀탄력검사(snap back test)

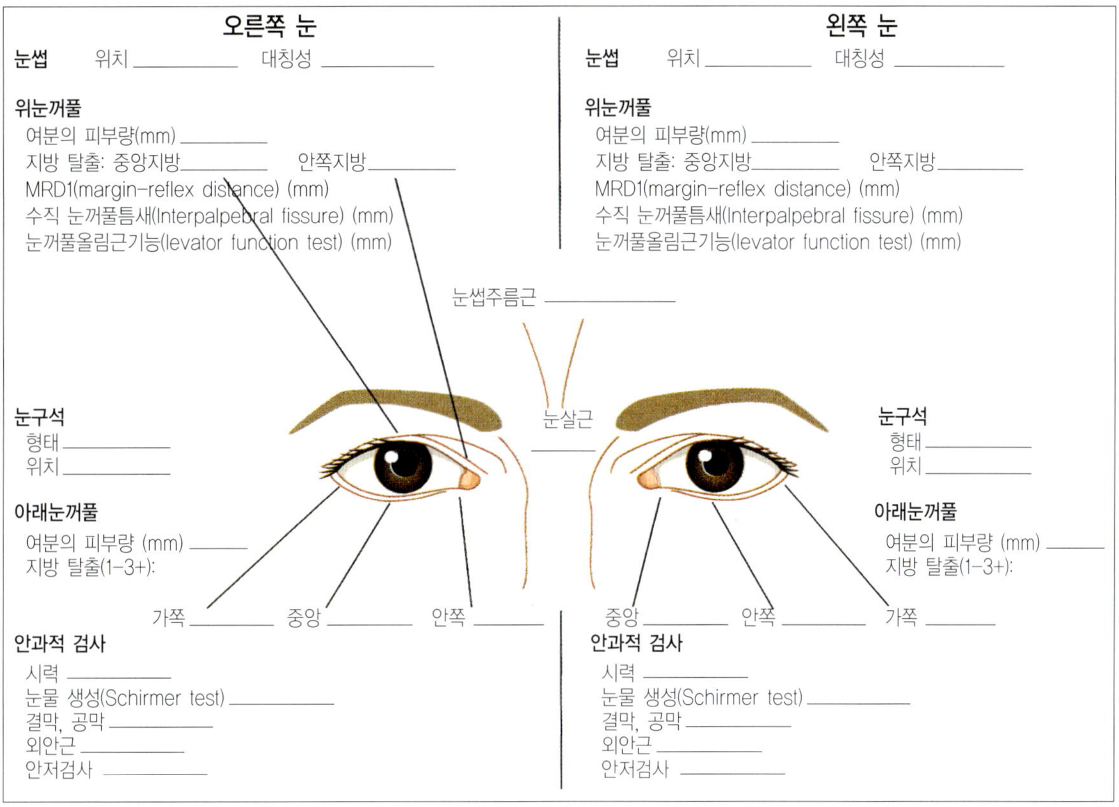

그림 2.11 수술 전 평가표

만든 표(diagram)를 수정하여 사용하고 있다(그림 2.11). 눈썹의 위치와 대칭 여부를 관찰하고, 안와가장자리를 기준으로 가쪽 눈썹의 위치를 확인한다. 이마근, 눈썹주름근, 눈살근에 의해 생기는 주름의 정도를 1~3단계로 구분하여 기록한다. 위눈꺼풀에 대해서는 여분의 피부량을 측정하고 대칭 여부를 기록하고, 눈꺼풀피부덮임(hooding)이 있는지와 특별히 더 심한 위치를 파악한다. 안쪽과 중앙(central)지방 탈출의 정도를 1~3단계로 평가한다. 눈꺼풀테(eyelid margin)의 위치를 관찰하여 눈꺼풀처짐 여부를 확인한다. 각각의 눈에서 수직 눈꺼풀틈새 크기를 측정한다. 눈꼬리가 올라간 정도와 함께 가쪽눈구석의 형태가 둥근지 예리한지 살펴본다. 눈가주름(crow' s feet) 역시 정량화하여 기록한다.

위눈꺼풀에서와 마찬가지로 아래눈꺼풀도 평가한다. 안쪽, 중앙, 가쪽 지방탈출과 눈둘레근의 비대(orbicularis hypertrophy) 정도를 파악하고, 눈물골변형(tear trough deformity)이 있는지 확인한다.

또 박피술이나 피부 절제 여부를 결정하기 위하여 여분의 피부량과 아래 눈주위 주름 정도도 검사한다. 이전에 언급한대로〈p.21〉 공막보임(scleral show)이나 눈꺼풀겉말림 여부에 대해 기록하고 심한 경우 눈꺼풀 수평강화술을 시행하여야 한다.

사진 촬영 (Photography)

"the more photos the better"이며 좋은 화질의 사진을 얻고자 노력하여야 한다. 저자는 접사 능력이 뛰어난 디지털 카메라를 사용한다. 미용수술을 하는 의사라면 사진 촬영 장비에 투자하는 것을 아끼지 말아야 한다. 가능하다면 촬영실을 별도로 두면 좋은데, 〈p.22〉 푸른 색 배경에 밝은 조명의 방이 적당하다. 좋은 이미지를 얻기 위해 중요한 세 가지 요소는 정확한 초점, 일정한 초점 심도(focal depth), 그리고 조명이다.

저자의 경우 여러 장의 사진을 찍어두는데, 먼저 얼굴 전체 사진을 찍는데 이는 나머지 부위 얼굴과 눈꺼풀의 전체적인 조화를 보고 또 전반적인 얼굴 구조의 이는 나머지 부위 얼굴과 눈꺼풀의 전체적인 조화를 보고 또 전반적인 얼굴 구조의 상태를 파악하고 기록하는 것이 중요하기 때문이다.

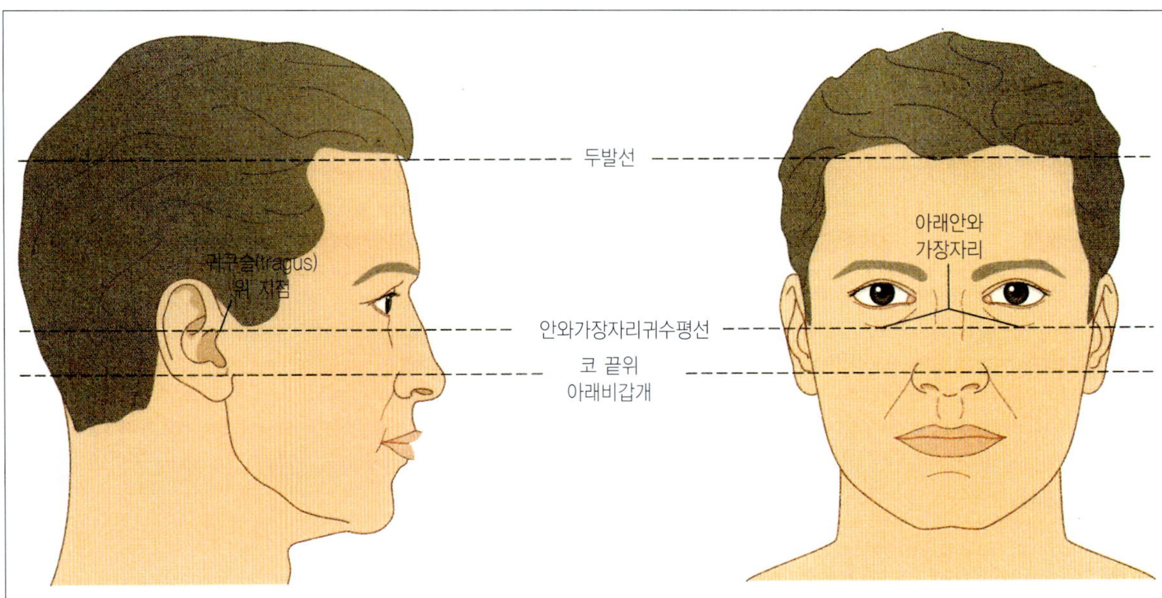

그림 2.12 환자 사진 촬영 시 카메라의 위치

눈꺼풀성형술 자체의 결과는 좋으나 환자가 만족하지 못하는 경우 특히 이런 기록은 중요하다 하겠다. 이러한 불만족은 눈꺼풀은 수술 후 탱탱하고 매끄러워졌으나 여전히 뺨은 처져(sagging jowls) 있어 오는 부조화로 인해 생길 수 있으며 따라서 수술 전 상담 시 얼굴주름절제술(rhytidectomy)의 가능성도 미리 함께 설명해야 하는 경우가 있다.

양쪽 눈을 촬영할 때 흔히 범하는 실수가 사진을 화면에 너무 꽉차게 찍어 가쪽눈구석 부위가 잘려나오는 것인데, 눈 주위(periorbital area)뿐 아니라 눈썹까지 나오게 찍어야 한다. 카메라의 높이를 환자의 동공과 코뿌리점(nasion)에 맞춰 놓고(그림 2.12), Canfield system을 이용하거나 카메라에 줄을 이어 일정한 거리를 유지하여 찍어야 한다. 또 조명을 은은한 정도로 일정하게 하는 것이 핵심이다. 강한 직접 조명은 주름과 지방탈출과 같은 굴곡을 모호하게 하여 실제와 달리 매끄러워 보이는 효과(artificial smoothness)를 만든다. 은은하고 고른 조명을 만드는 가장 간단한 방법은 반사판(bounce card)을 사용하는 것이다.

촬영실을 별도로 만들게 되면 반사판을 이용한 보조 조명 장치(slave lighting)를 사용할 수 있는 장점이 있다. 눈꺼풀피부이완증(dermatochalasis)이나 지방탈출은 찍는 각도에 따라 다르게 보일 수 있어 저자는 각각의 눈에 대해 정면(frontal), 비스듬히(oblique), 그리고 측면(profile) 사진을 찍고 또 마지막으로 각 눈에 대해 정면 사진을 두 배로 확대하여 찍어 미세한 주름과 자세한 눈꺼풀의 형태(topography)를 기록한다.

환자 준비 (Patient Preparation)

다른 수술과 마찬가지로 의사와 환자 사이의 신뢰가 필수적인데, 이를 위해서는 수술 전 상담 과정부터 중요하다. 처음 상담할 때에 환자가 갖고 있는 문제점들과 그 해결 방법들에 대해 설명을 해야 하는데, 이 과정에서 많은 질문들이 있을 것이고, 상담이 길어질 수도 있을 것이다. 따라서 많은 의사들이 카운셀러(cometic consultant)를 별도로 두어 이들이 의사와의 상담 전에 미리 안내문(그림 2.13)을 나누어 주고, 대략적인 설명을 하고, 기본적인 질문에 답을 하며, 환자와 유대감을 형성하도록 한다.

간호사가 이 역할을 해 줄 수도 있는데 이렇게 하면 카운셀러 혹은 간호사가 환자의 관심사나 문제점에 대해 미리 파악하여 요약해 줄 수 있어 의사는 환자와의 관계에 보다 더 집중하고, 필요한 질문만 할 수 있어, 환자의 미용적 관심사에 대해 더 쉽게 접근할 수 있다. 환자의 상태와 요구에 따른 적절한 치료법과 예상되는 결과에 대해 설명을 하고, 수술을 통해 얻을 수 있는 것과 또 얻을 수 없는 것에 대해 알려주어야 한다.

수술 방법에 대해 실제 사진과 함께 수술 전, 후 환자 증례 사진을 보며

STANFORD HOSPITAL AND CLINICS • DEPARTMENT OF DERMATOLOGY

HAYES B. GLADSTONE, M.D.
Director
Moh's Micrographic Surgery
Cutaneous Laser Surgery
Aesthetic Dermatologic Surgery

900 Blake Wilbur Drive, W0001
Stanford, CA 94305-5334
Tel. (650) 725-5272 • Fax. (650) 725-7711
www.stanfordskincenter.com

눈꺼풀성형술에 관하여 알아두어야 할 사항

- 눈꺼풀성형술은 위, 아래 눈꺼풀에 시행할 수 있습니다.
- 눈은 다른 얼굴 구조보다 나이를 민감하게 반영합니다. 눈꺼풀성형술을 통해 여러분의 눈을 보다 젊고, 또렷하게 만들 수 있습니다.
- 눈꺼풀성형술은 국소마취로 시행하며, 진정제를 추가하여 사용하기도 합니다. 원하는 환자분들에게는 수면마취("twighlight sedation")를 할 수 있지만, 이를 하기 위해서는 마취과 의사가 필요하며 따라서 이에 대한 추가 비용을 부담하셔야 합니다.
- 위눈꺼풀성형술 시에는 여분의 피부와 근육, 지방 등을 제거하게 됩니다.
- 저희 병원의 경우 흡수성 봉합사를 사용하여 피부를 봉합하므로 수술 후 실밥을 제거할 필요가 없습니다.
- 눈꺼풀성형술은 처진 눈썹(sagging brows)을 교정하는 수술이 아닙니다. 눈썹을 올리기 위해서는 눈썹올림술(brow lift)이 필요하며, 이는 눈꺼풀성형술과 함께 또는 별도로 시행될 수 있습니다. 일부 환자에서는 눈꺼풀성형술을 하고 나면 오히려 눈썹이 더 내려올 수 있습니다. 이러한 환자에서는 눈썹올림술(brow lift)을 하여야 최상의 결과를 얻을 수 있습니다.
- 위눈꺼풀성형술 후에는 멍이나 부기가 생기며 이는 대부분 1주일이 지나며 점차 사라지게 됩니다.
- 위눈꺼풀성형술 후 일시적으로 눈꺼풀이 덜 감길 수 있습니다. 그러나 이는 대개 일시적이며 한동안 인공눈물 안약을 사용하는 것이 좋습니다.
- 아래눈꺼풀성형술의 경우 피부 절제가 필요 없다면 절개는 눈꺼풀의 안쪽(결막)으로 시행합니다.
- 지방은 제거하거나 원래의 위치로 재위치시킬 수 있으며, 이는 수술 전 의사와 상의하여 결정합니다.
- 아래눈꺼풀성형술 후 눈꺼풀겉말림(눈꺼풀이 바깥쪽으로 뒤집어짐)이 발생할 수 있습니다. 이런 경우 눈구석고정술(canthopexy)이라는 추가적인 교정 수술이 필요할 수 있습니다.
- 위눈꺼풀 또는 아래눈꺼풀성형술 후에는 부기나 멍이 생기기 때문에 1주일 가량 가급적 쉬면서 안정하는 것이 좋습니다.

그림 2.13 상담 시 환자에게 나누어 주는 안내문 예시

수술 전 주의사항

- 다음의 출혈을 유발할 수 있는 약물들은 수술 전 중단하여야 합니다.
- 아스피린 계통 약물은 최소한 수술 2주전 복용을 중단하여야 합니다.
- 모든 소염진통제는 최소한 수술 10일전에 중단하여야 합니다.
- 은행잎 추출물(Ginkgo Biloba), 비타민 E, 비타민 C도 최소한 수술 10일전에 중단하여야 합니다.
- 수술 직후에는 운전을 할 수 없으므로 수술 당일에는 보호자가 동행하는 것이 좋습니다.

수술 당일 절차

- 안내 데스크에서 본인 확인 후 수술동의서에 서명을 하고, 사진 촬영을 하게 됩니다. 위눈꺼풀성형술의 경우에는 담당 의사가 수술에 앞서 먼저 도안을 합니다.
- 진정제를 복용합니다.
- 수술 침대에 누운 후 점안 마취제를 눈에 넣고 눈꺼풀에 마취 주사를 맞게 됩니다.
- 아래눈꺼풀성형술의 경우에는 수술 중 눈 안에 눈보호구(eyeshield)를 넣기 때문에 다소 불편감을 느끼실 수 있습니다.

수술 후 관리

- 얼음주머니를 수건으로 감싸 두 눈 위에 살짝 올려 냉찜질을 해야 합니다. 냉찜질은 주무시는 시간을 빼고 매 시간 20분씩, 수술 후 3일간 하여야 합니다.
- 주무시는 시간을 제외하고는 가급적 눕지 말아야 하며, 주무실 때에도 1주일간은 베개를 높여 머리를 높게 위치하도록 한 채 주무셔야 합니다.
- 수술 후 48시간 동안은 수술 부위에 물이 닿지 않도록 하여야 합니다. 48시간이 지난 후에는 자극이 적은 비누를 사용하여 조심스럽게 세수를 할 수 있지만, 대개 최소 1주일간은 눈꺼풀을 만지지 않는 것이 좋습니다.
- 적어도 2주일 동안에는 무거운 것을 든다거나 힘을 쓰는 일을 피해야 합니다. 조깅이나 과격하지 않은 운동은 2주 후부터 다시 할 수 있습니다. 보다 과격한 운동인 경우 수술 후 4주가 지나면 다시 할 수 있습니다.
- 수술 후 첫 24시간 동안에는 운전을 하지 않아야 합니다.
- 처방 받은 안약과 연고는 병원에 오실 때 갖고 오시면 사용법에 대해 다시 설명을 들으실 수 있습니다.
- 통증, 부기, 멍이 너무 심해지고, 구역, 구토와 함께 시력이 떨어지면 즉시 병원으로 연락하시기 바랍니다.
- 수술 후 경과 관찰을 위해 정기적으로 외래를 방문하셔야 합니다.

다음 외래 일자 ______________________________

그림 2.13 계속

설명할 수도 있을 것이다. 그리고 저자의 경우 상담 마지막에는 항상 '더 궁금한 것은 없는지' 를 확인한다. 수술비에 대해서는 본인이 직접 설명하는 것을 선호하는 의사가 있는가 하면, 간호사나 카운셀러에게 이를 설명하도록 하는 의사도 있는데, 두 가지 모두 장, 단점이 있다 하겠다.

의사와의 면담이 끝나면, 간호사가 필요한 추가 설명을 하고 수술 예약을 한다. 그런 후 최소한 수술 2주 전까지 수술 전 전신검사를 하도록 하는데, 환자가 55세 이상인 경우에는 반드시 심전도와 혈액검사(CBC)를 시행하도록 한다. 환자들에게 수술동의서와 함께 아스피린, NSAIDs와 같이 수술 전에 중단해야 할 약물 목록을 나누어 주고 이에 대해 설명을 한다.

그리고 저자의 경우 수술 당일 하게 될 사진 촬영, 도안, 마취 등 주요 절차와 수술 후 회복 과정에 대해 간략하게 안내를 한다. 눈썹올림술(brow lift)에 대해서는 부종과 출혈반(ecchymosis)이 1주 정도 지속될 수 있으며, 이러한 부종으로 인해 초기에는 비대칭으로 보일 수 있음을 알린다.

위눈꺼풀성형술에 대해서도 역시 부종이 1주 이상 지속될 수 있으며, 새로 생긴 쌍꺼풀선을 따라 봉합선(suture line)이 보일 수 있는데 이는 점차 희미해질 것이라 설명하고, 결막경유 아래눈꺼풀성형술의 경우에는 일시적으로 뿌옇게 보일 수 있고(blurriness) 어느 정도 부종과 멍(bruising)이 생길 수 있음을 알린다.

레이저 박피술을 하는 경우 수술 후 홍반(erythema)과 딱지(sloughing)가 형성될 수 있고 화장은 최소한 1주일간은 하지 않도록 주의를 시키고, 눈구석고정술(canthopexy)의 경우에도 역시 1주 정도 부종이 생길 수 있다고 설명을 한다. 대부분의 환자들이 수술 후 주말에 쉬고 일상 활동에 복귀할 수 있지만, 가급적 1주 가량은 안정을 취하도록 권하는 것이 좋다.

동의서에 나열된 수술의 한계와 위험성에 대해 설명하는데, 수술과 관련된 위험을 설명할 때에는 어느 정도 요령이 필요하다.

환자들에게 지나치게 겁을 주지 않으면서 있는 그대로를 알려주어 정확한 정보를 전달한다. 저자는 위험성들 가운데 안구 뒤 혈종(retrobulbar hematoma)과 같이 매우 심각하지만 드문 합병증들에 대해서는 보고를 인용하며 발생 빈도가 매우 낮음을 설명하고, 이와 함께 어떻게 하면 발생 위험을 줄일 수 있는지에 대하여도 안내를 한다.

흉터, 출혈, 감염, 비대칭 이외에 눈썹올림술에 대한 위험성으로는 감각저하(numbness), 측두신경(temporal nerve) 마비가 있고, 위눈꺼풀성형술에 대해서는 혈종(hematoma), 눈꺼풀처짐, 눈물길 손상(lacrimal injury), 각막 손상에 대해 안내하고, 아래눈꺼풀성형술의 경우 일시적으로 뿌옇게 보임(temporary blurriness), 눈꺼풀겉말림, 결막부종(chemosis), 결막염, 건성안(dry eye)이나 반대로 눈물흘림(epiphora) 등과 외안근 손상의 가능성, 특히 하사근의 손상과 그 증상에 대해 설명하고, 최종적으로 가장 심각한 합병증인 구후 출혈과 이로 인한 시력 소실의 가능성(40,000명 중 1명)을 알리고, 시력 저하, 구역, 구토와 통증이 동반된 심한 출혈반(ecchymosis)이 있으면 즉시 병원으로 연락하도록 강조해야 하며, 저자는 이를 유인물로 나누어 줄 뿐 아니라, 수술 후 다시 반복하여 재차 설명한다.

눈꺼풀수평강화술(lid tightening)을 하는 경우에는 특히 수술 초기에는 처졌던 눈꼬리가 많이 올라가 보이는 등 눈의 형태가 변할 것이라는 것을 알린다. 눈 주위 레이저 시술(periorbital laser procedures)의 경우, 색소과다침착(hyperpigmentation)이나 색소침착저하(hypopigmentation) 그리고 흉터와 같은 레이저 박피술의 일반적인 위험성을 알린다.

결론 (Conclusion)

신중하고 철저한 과거력 조사와 수술 전 진찰 및 평가가 적절히 환자를 선택하여, 현실적인 기대치를 제시하고, 알맞은 수술 방법을 계획하며, 또 예기치 않은 합병증을 예방하는데 필수적인 요소이다. 최선의 결과를 얻기 위해서 술자는 수술 계획을 꼼꼼하게 세우고, 섬세하게 수술을 하여야 할 것이다.

참고문헌

Baylis HI, Goldberg RA, Kerivan KM, Jacobs JL 1997 Blepharoplasty and periobital surgery. Dermatologic Clinics 15:635–647

Dailey RA, Saulny SM 2003 Current treatments for brow ptosis. Current Opinion in Ophthalmology 14:260–266

Destro MW, Speranzini MB, Cavalheiro Filho C, et al 2005 Bilateral hematoma after rhytidoplasty and blepharoplasty following chronic use of Ginkgo biloba. British Journal of Plastic Surgery 58:100–101

Haas AN, Penne RB, Stefanyszyn MA, Flanagan JC 2004 Incidence of postblepharoplasty orbital hemorrhage and associated visual loss. Ophthalmic and Plastic Reconstructive Surgery 20:426–432

Jones BM, Grovedr R 2004 Endoscopic browlift: a personal review of 538 patients and comparison of fixation techniques. Plastic and Reconstructive Surgery 113:1242–1250

Kim SW, Kim WS, Cho MK, Whang KU 2003 Transconjunctival laser blepharoplasty of lower eyelids: Asian experience with 1,340 cases. Dermatologic Surgery 29:74–79

Mick SL, Spann MD, Patel MP, et al 2004 Thrombolytic therapy following rhytidectomy and blepharoplasty. Plastic and Reconstructive Surgery 113:19E–24E

Nahm WK, Su TT, Rotunda AM, Moy RL 2004 Objective changes in brow position, superior palpebral crease after volumetric radiofrequency treatments to half of the face. Dermatologic Surgery 30:922–928

Niechajev I 2004 Transpalpebral browpexy. Plastic and Reconstructive Surgery 113:2172–2180

Patipa M 2004 Transblepharoplasty lower eyelid and midface rejuvenation: part I Avoiding complications by utilizing lessons learned from the treatment of complications. Plastic and Reconstructive Surgery 113:1459–1468

Rizk SS, Matarasso A 2003 Lower eyelid blepharoplasty: analysis of indications and the treatment of 100 patients. Plastic and Reconstructive Surgery 111:129–306

Rohrich RJ, Coberly DM, Fagien S, Stuzin JM 2004 Current concepts in aesthetic upper bleparoplasty. Plastic and Reconstructive Surgery 113:32e–42e

Ruiz-Esparza J 2004 Noninvasive lower eyelid blepharoplasty: a new technique using nonablative radiofrequency on periorbital skin. Dermatologic Surgery 30:125–129

Saadat D, Dresner SC 2004 Safety of blepharoplasty in patients with preoperative dry eyes. Archives of Facial and Plastic Surgery 6:101–104

Zimbler MS, Prendiville S, Thomas JR 2004 The "pinch and slide" blepharoplasty: safe and predictable aesthetic results. Archives of Facial and Plastic Surgery 6:348–350

3 피부만 절제하는 위눈꺼풀성형술

Upper Lid Blepharoplasty With Skin Excision Only

J. Barton Sterling, David J. Kouba, C. William Hanke

서론 (Introduction)

눈은 다른 부위보다 먼저 사람들의 이목을 끄는 부위이기 때문에 눈꺼풀성형술은 다른 어떤 미용 수술보다도 더 환자들의 외모를 바꾸고 개선시킬 수 있다. 위눈꺼풀의 여분의 피부(redundant upper eyelid skin), 즉 눈꺼풀피부이완증(dermatochalasis)은 유전적인 요인 또는 정상적인 노화 현상으로 생길 수 있다. 나이가 들며 위눈꺼풀 피부는 탄력(elasticity)을 잃게 되는데, 결과적으로 느슨하게 부착되어있는 안와사이막앞(pre-septal) 피부가 처지고 늘어져 보다 단단하게 부착되어있는 눈꺼풀판앞(pretarsal) 피부 위를 덮게 된다. 이러한 여분의 위눈꺼풀 피부는 피곤하고 나이들어 보이는 인상을 만들므로, 덮고 있는 늘어진 피부를 제거하면 환자의 인상을 보다 또렷하고 젊어 보이도록 할 수 있다. 피부만 절제하는 위눈꺼풀성형술은 가장 간단한 눈꺼풀성형술로서, 많은 환자들이 더 침습적인 다른 방법이나 이마올림술(brow-lifting procedure) 등의 추가 수술 없이, 최소 침습적인 이 방법만으로도 미용적 개선 효과를 볼 수 있다.

눈꺼풀 악성종양 제거 후 생긴 결손 부위에 대한 재건 수술 시 전층피부이식을 하기 위해 위눈꺼풀에서 피부를 얻고자(harvest) 할 때에도 이러한 피부만 절제하는 위눈꺼풀성형술을 할 수 있다. 눈 주위의 피부 결손 시 위눈꺼풀은 피부의 양이 충분하고 색깔과 결(texture)이 흡사하여 매우 좋은 공여부위이다. 전층피부이식을 위한 피부를 얻고자 수술할 때나 미용 목적으로 수술할 때나 그 원칙과 방법은 동일하다.

환자의 선택 (Patient Selection)

얼굴올림술(face lift)같이 보다 더 침습적인 수술을 원하는 환자들에 비해 눈꺼풀성형술을 원하는 환자들의 연령이 더 낮은데, 이것은 눈꺼풀의 피부이완이 가장 빨리 나타나는 노화 소견 중 하나인데다, 뺨이나 목의 피부이완(laxity)보다 더 먼저 이목을 끌기 때문이다. 그렇지만 얼굴올림술을 원하는 보다 나이든 환자들도 눈꺼풀성형술의 효과는 마찬가지로 볼 수 있다. 눈꺼풀성형술을 원하는 환자에 대한 가장 중요한 술 전 평가 항목은 적절한 치료방법을 선택할 수 있도록 환자의 여분의 눈꺼풀 피부(redundant eyelid skin)의 원인을 살펴보는 것이다. 원인이 단순한 피부 이완(lax skin)이라면 눈꺼풀성형술만 필요하겠지만, 많은 환자들에서 눈썹 처짐(brow ptosis), 안와지방 탈출(orbital fat herniation), 눈물샘 탈출(lacrimal gland prolapse), 눈둘레근 비대(hypertrophy), 눈 주위 부종(periorbital edema) 등 다른 요소들이 관여하기 때문에, 좋은 수술 결과를 위해서는 이와 같은 동반 요소들을 반드시 확인하여야 한다.

피부만 절제하는 위눈꺼풀성형술은 눈썹 처짐이 없이 위눈꺼풀에 여분의 피부가 있는 환자에게 가장 적합하다(그림 3.1). 반면에 심한 눈썹 처짐(brow ptosis)이 있거나, 여분의 피부 없이 심한 안와지방 탈출(orbital fat herniation)이나, 눈 주위 부종(periorbital edema), 눈물샘 탈출(lacrimal gland prolapse)이 있는 환자에서는 적합하지 않다. 심한 눈썹 처짐은 대개 가쪽에서 잘 나타나는데, 가쪽 눈썹을 지긋이 올려보아 눈썹 처짐이 주된 문제인지 확인할 수 있다. 눈썹 처짐이 심하다면 눈꺼풀성형술을 하기 전 먼저 눈썹올림술(brow lifting procedure)을 고려해야 한다. 눈썹 처짐이 있는 환자에서 눈꺼풀성형술을 하게 되면 처진 눈썹을 더 아래로 잡아 당기는 결과를 초래하므로, 눈썹 위치에 대한 정확한 술 전 평가는 필수적이다. 안와지방 탈출은 단독으로 또는 여분의 눈꺼풀 피부나 근육과 함께 나타날 수 있는 흔한 소견이다. 눈꺼풀에 지방이 돌출된 환자에서 가장 좋은 치료는 피부 절제보다 지방 분해(lipovaporization)나 지방 절제(fat amputation)를 하는 것이다. 이러한 환자에서 과도한 피부 절제는 공막보임(scleral show)을 유발하여 각막 손상(keratopathy)을 초래할 수 있는데, 심지어 소량의 피부만 제거한다 하더라도 발생하는 경우가 간혹 있다. 갑상샘눈병증(Graves' disease) 환자에서도 흔히 안와지방 탈출이 발생된다. 눈꺼풀 부종은 알러지, 고혈압, 갑상선질환, 신장질환, 빈혈, 감염, 혈관부종(angioedema) 등으로 생길 수 있으며, 드물게 피부근육염(dermatomyositis)과 같은 질환과 관련되어 발생할 수 있다. 눈꺼풀 피부 이완(lax)과 팽창 능력(distensible) 때문에 눈꺼풀에는 체액이 고이기 쉬운데, 원인 질환이 있다면 그에 따른 치료를 해야 할 것이다. 눈

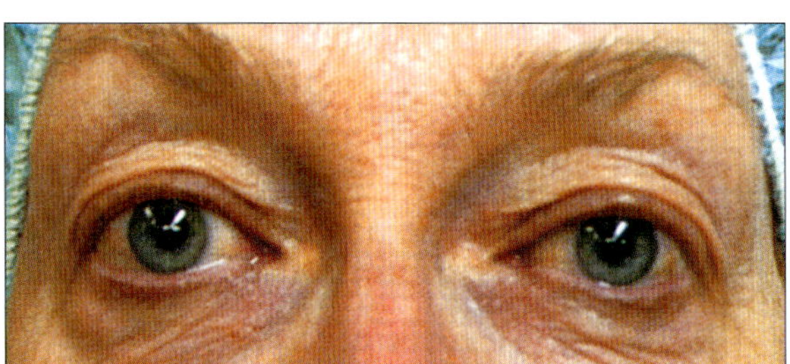

그림 3.1 심한 위눈꺼풀 피부이완증(blepharochalasis)이 있는 여자 환자의 술 전 사진. 이 환자와 같은 경우 위눈꺼풀성형술의 좋은 적응증이 된다.

물샘 탈출은 발생빈도는 덜하나, 가쪽 위눈꺼풀과 눈구석 부위가 튀어나와 보이게 된다. 탈출된 눈물샘 조직은 위눈꺼풀을 뒤집어보거나 처진 눈물샘이 두드러지도록 안구를 압박함으로써 확인할 수 있다. 이런 경우 안와사이막을 열고 처진 눈물샘을 안와가장자리(orbital rim)에 고정 봉합을 하여 원위치(reposition)시키는 수술이 필요하다. 이렇게 함으로써 눈물샘이 눈물샘오목(lacrimal fossa)안에 재위치될 수 있다.

환자들이 기대하는 수술 효과 (Expected Benefits)

환자들은 눈꺼풀성형술 후 보다 젊고 편안한 인상을 얻을 것을 기대하고, 조금 더 커 보이고 또렷하며 생기 있는 눈을 원한다. 따라서 수술의 궁극적인 목적은 이러한 기대를 달성하기 위하여 처진 피부를 적당량 제거하여 좌우 대칭의 말끔하고 뚜렷한 눈꺼풀고랑(sulcus)을 만들고 다시 젊어 보이는 눈으로 만드는 것이다.

치료의 접근 (Treatment Approach)

피부 도안을 하는 것은 눈꺼풀성형술에서 가장 중요한 단계이다. 모든 도안은 환자를 똑바로 앉힌 상태에서 중력에 의한 변화를 고려하여 시행하여야 한다. 절개선을 그리는 데 수술용 도안펜(surgical marking pen)이나 gentian violet 등의 색소를 묻힌 이쑤시개(toothpick), 또는 가는 펜(fine-point pen)을 이용할 수 있다. 캘리퍼스(calipers)나 가는 이가 있는 집게(fine-toothed forceps)를 사용하여 절제할 피부량을 측정할 수 있다. 피부에 도안을 할 때 처음 할 것은 속눈썹과 눈꺼풀테(eyelid margin)로부터 만들고자 하는 쌍꺼풀선(eyelid crease)의 높이를 결정하는 것이다. 도안된 피부절제 예정선 중 아래쪽 절개선이 수술 후 쌍꺼풀선(eye-

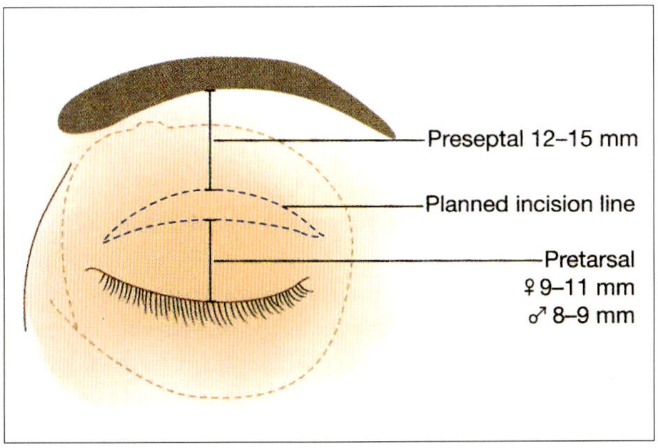

그림 3.2 눈꺼풀성형술 시의 도안 형태. 타원형을 변형시킨 모양(modified ellipse)의 피부 절개선이 푸른색으로 그려져 있다. 아래쪽 절개선은 동공 중심 부위 기준으로 여자의 경우 9~11 mm(역주: 한국인은 7~8 mm), 남자의 경우 8~9 mm(역주: 한국인은 6~7 mm) 높이에 그린다. 안쪽(medial)으로는 눈물구멍(punctum)을 넘지 말고, 피부 절제량를 적게 하고, 예각이 되게 도안을 하여 눈구석의 갈퀴변형(canthal webbing)을 막는다. 가쪽은 안와가장자리(orbital rim)을 넘지 말고 살짝 위쪽을 향하게 도안한다. 쌍꺼풀선(eyelid crease)에서 눈썹(brow)까지의 눈꺼풀 폭은 적어도 12~15 mm가 남아야 한다.

lid crease)이 된다. 일반적인 쌍꺼풀선 높이는 눈꺼풀테로부터 중심부는 8~10 mm(역주: 한국인은 6~8 mm가 적당하고 10 mm를 넘지 않도록 하는 것이 좋다), 안쪽과 바깥쪽은 5~7 mm(역주: 한국인은 5~6 mm) 정도이나, 그 높이는 각각의 환자들에 맞춰 결정해야 할 것이다. 그림 3.2는 위 눈꺼풀성형술의 도안 시 일반적인 수치를 나타낸 것이다. 나이가 들며 쌍꺼풀선의 높이가 높아질 수 있는데, 이는 눈꺼풀올림근널힘줄(levator aponeurosis)이 노화로 인해 떨어지면서 나타날 수 있는 현상이다. 상대적으로 쌍꺼풀선이 낮으면 보다 젊은 인상을 줄 수 있지만, 나이 든 환자에서 쌍꺼풀선이 너무 낮게 되면 여분의 피부가 더욱 두드러진다.

반면 쌍꺼풀선이 적당히 높게 되면 여분의 피부를 어느 정도 완충할 수가 있다. 예를 들어 이마 처짐이 있는 환자에서는 쌍꺼풀선을 중심부에서 10~12 mm(역주: 한국인에서는 8~10 mm)로 높게 만들수 있지만, 여분의 피부가 적고 이마 처짐이 없는 환자에서는 7~8 mm(역주: 한국인에서는 6~7 mm)로 낮게 만드는 것이 좋다. 또한 성별에 따른 차이를 고려하여 쌍꺼풀선의 높이를 결정하여야 한다. 여자들은 눈꺼풀 고랑(sulcus)이 깊고 명확하게 보이도록 높은 눈꺼풀고랑을 선호하는 경향이 있다.

하지만 남자들에게 높은 눈꺼풀고랑(sulcus)을 만들게 되면 여성스런 눈으로 인해 어색하게 보이게 된다. 일반적으로 남자들은 쌍꺼풀선의 높이를 눈꺼풀테로부터 7~8 mm(역주: 한국인 남성은 6~7 mm) 정도가 되게 하고 여분의 피부를 다소 남기는 것이 좋은 반면 여자들은 8~10 mm(역주: 한국인 여성은 7~8 mm) 높이의 쌍꺼풀선에 여분의 피부가 없거나 최소한으로 하는 것을 선호한다. 환자의 만족도를 높이기 위해서는 수술 전에 이러한 수술의 세부 사항과 예상되는 결과를 충분히 설명하여야 한다.

안쪽(medial)과 가쪽(lateral) 피부 절제 부위를 적절히 도안하는 것이 합병증을 막기 위해 중요하다. 안쪽으로는 눈물구멍(punctum)을 지나쳐서는 안되고 위로 최소한 5 mm 이상 떨어져야 한다. 절개선이 너무 안쪽으로 들어가면 반흔성 띠를 형성(cicatricial banding)하여 안쪽눈구석의 갈퀴변형(medial canthal webbing)을 유발할 수 있다. 바깥쪽으로는 가쪽눈구석(lateral canthus) 위로 최소한 5~7 mm 떨어져야 하고 가쪽 안와가장자리(lateral orbital rim)까지 연장되는 것이 좋다. 절개선이 가쪽 눈구석에 너무 근접하게 되면 림프계에 영향을 미쳐 수술 후 림프액이 차고 붓게 된다. 피부 도안의 다음 단계는 피부 절제의 폭을 결정하는 것이다. 절제 부위의 폭은 여분의 피부량과 환자마다의 해부학적 차이에 의해 다양하다. 피부를 과도하게 많이 절제하면 눈을 완전히 감을 수가 없게 되어(토끼눈증, lagophthalmos), 건성안과 각막손상(keratopathy)이 유발되며, 심한 경우 피부이식(skin graft)까지 필요로 하는 경우가 생긴다. 적절한 절제폭을 정하기 위해서 절개선을 따라 여러군데에서 집게(forceps)로 피부를 집어 보아 가늠해볼 수 있다(pinch test). 피부를 집었을 때 눈

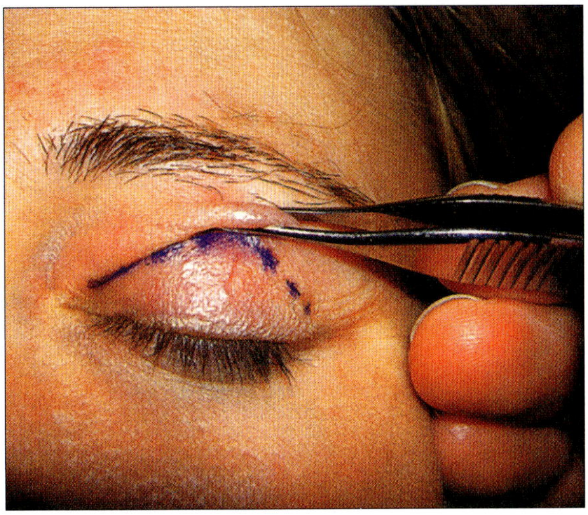

그림 3.3 위눈꺼풀성형술 시 피부 절제량을 결정하기 위한 방법(pinch test). 아래쪽 절개선을 표시한 후 끝이 무딘 집게(forceps)로 위눈꺼풀 피부를 집어 본다. 눈꺼풀이 살짝 뒤집어질(eversion) 정도의 피부량이 토끼눈증(lagophthalmos)을 유발하지 않을 최대 피부 절제량이다.

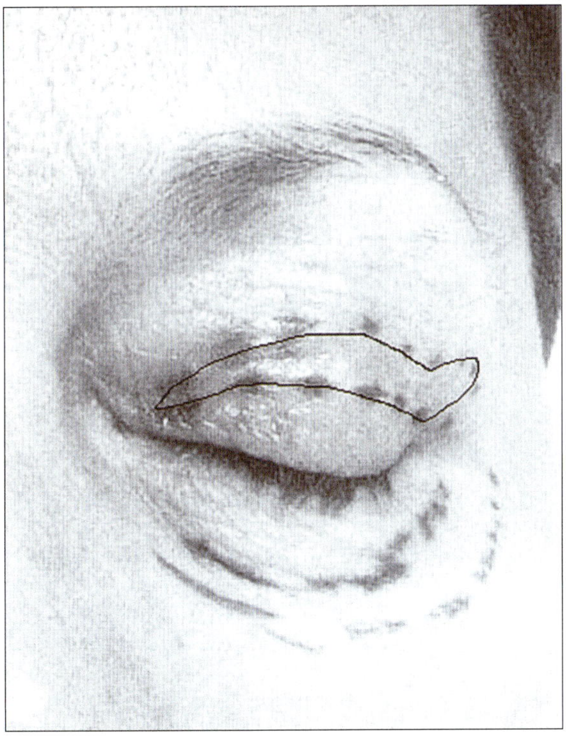

그림 3.4 위눈꺼풀성형술 시술 전 도안 사진. 위, 아래 절개선이 수술용 도안펜으로 표시되어 있다. 눈깜박임으로 인해 과도하게 번지는 것을 줄이기 위해 점선으로 그려져 있다(선명하게 하기 위해 컴퓨터를 이용해 사진 위에 다시 표시함). 아래 눈꺼풀에는 레이저 박피술(laser resurfacing)을 시행할 부위가 표시되어 있다.

꺼풀이 살짝 뒤집어는(eversion) 정도의 폭이 토끼눈증을 피할 수 있는 최대 절제폭이다(그림 3.3). 그리고 일반적으로 위쪽 절개선에서 눈썹(brow)까지의 거리가 최소한 12 mm 이상은 남겨지도록 하여야 하는데, 이 위치는 두꺼운 눈썹 피부와 얇은 눈꺼풀 피부 사이의 이행부위에 해당된다.

그림 3.4는 위눈꺼풀성형술 시 일반적으로 시행하는 타원형을 변형한 모양의(modified ellipse)의 도안이다. 피부 절제폭에 대해 의견들은 다양하여, 어떤 의사들은 겨우 눈이 감길 정도로 최대한 피부 절제를 하는 것이 좋다고 한다. 이는 시간이 지나면서 늘어날 이완(laxity)을 고려하여 시

행하는 것으로 전반적으로 안면 이완(facial laxity)이 별로 없는 젊은 환자들에게 적합하다. 그러나, 나이 든 환자에서 과도하게 피부를 절제하는 것은 얼굴의 다른 나머지 부위와 조화를 이루지 못하고 부자연스러운 눈 모양을 초래하게 된다. 절제할 피부의 양을 결정할 때 과교정은 복구가 어렵고 피부이식(skin graft)을 요할 수 있으며, 결국 미용적으로도 좋지 못한 결과를 얻게 됨을 명심하여야 한다. 이에 반해 저교정은 쉽게 해결할 수 있어, 추가 절제만 시행하면 된다.

수술 술기 (Operative Technique)

피부만 절제하는 위눈꺼풀성형술은 국소 마취하에 쉽게 시행될 수 있다. 1:100,000 에피네프린을 섞은 1% 혹은 2% 리도카인을 30G 바늘로 마취하고자 하는 부위의 진피(dermis) 아래로 1.5~2.0 ml 주사한다. 멍(bruising)의 발생을 최소화하기 위해 여러 군데를 찌르기 보다 한 군데 주사부위를 통해 주입하는 것이 좋다. 마취의 합병증 위험이 상대적으로

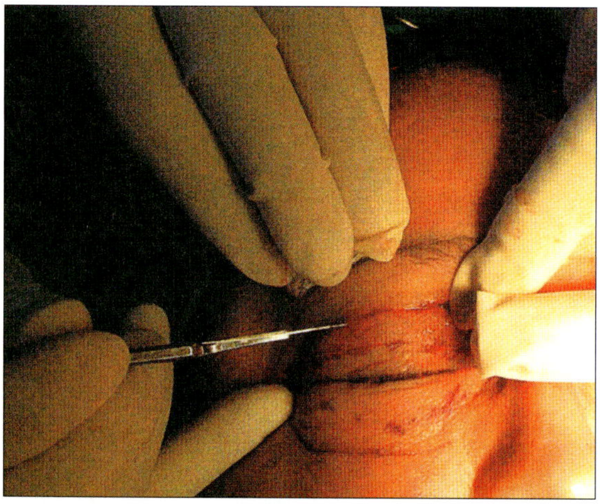

그림 3.5 칼(scapel)(사진)이나 CO_2 레이저를 이용하여 피부 절개를 시행한다. 절개는 한번에 연속 동작으로 시행하여 깔끔한 절단면을 얻는 것이 흉터를 최소화하는 방법이다.

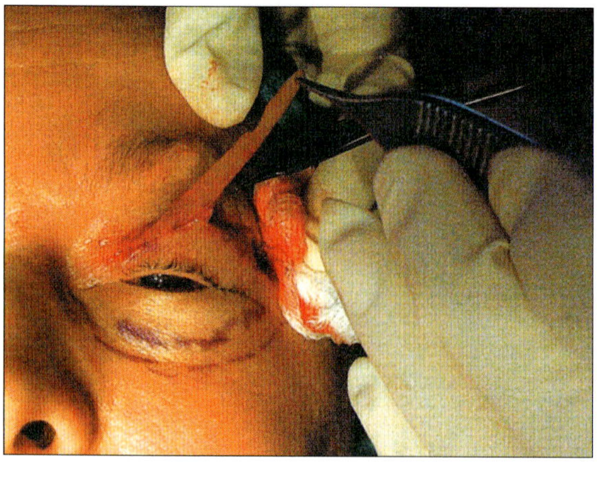

그림 3.6 피부(또는 피부-근육) 피판을 가볍게 위로 잡아올려가며 가위로 아래 조직과 박리하여 절제한다.

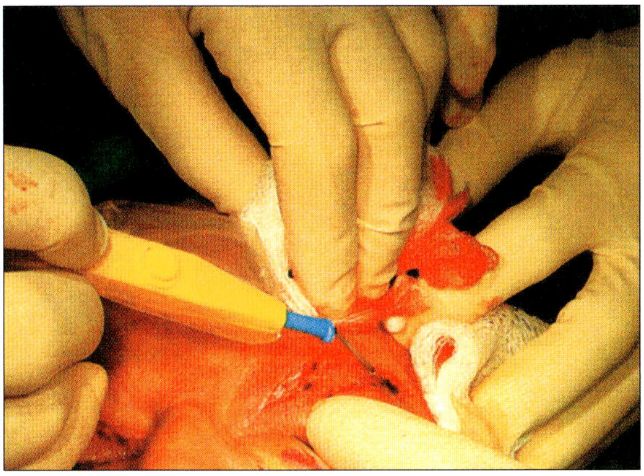

그림 3.7 철저한 지혈이 술 후 출혈과 혈종 형성을 막아 빠른 회복과 좋은 미용 결과를 얻는데 중요하다. 끝이 미세한(fine-tipped) 단극 또는 양극 소작기(electocautery)로 지혈을 한다.

높은 전신마취나 정맥 수면마취(IV sedation)는 할 필요가 없지만, 환자의 안정을 위해 diazepam 5~10 mg이나 clonidine 0.1 mg을 수술 30분 전에 경구로 투여하기도 한다. 눈보호구(eye shields)를 사용하고자 한다면, 점안 마취제(proparacaine) 한 방울을 눈에 점안하고 안연고를 바른 플라스틱 공막덮개(scleral shields)를 눈에 넣는다. 무엇으로 피부 절개를 할 것인가는 수술하는 의사의 개인 취향이다. 많은 의사들이 칼(scalpel blade)을 사용하는 것을 선호하는데, CO_2 레이저나 고주파(radiofrequency) 장비를 이용하여 피부를 절개할 수도 있다. 그러나 이러한 장비들은 고가의 장비를 구비해야 하는 것에 비해 장점이 적고 또 원치 않는 조직면(plane)을 절단하지 않기 위해 보다 많은 경험을 요한다.

실제로 Rokshar와 Fitzpatrick의 최근 연구에서 위눈꺼풀성형술에 있어 칼을 이용한 경우와 CO_2 레이저를 이용한 경우에 그 결과에 차이가 없음을 보고하였다. 저자 역시 15번 칼을 사용하는데, 수술 시 피부 절단면이 너덜거리지 않고 깔끔하도록 피판(flap)을 한번에 연속적으로 절개하는 것이 좋다(그림 3.5). 그런 후 피부판(skin flap)을 절제하기 위해 피하면(subcutaneous plane)을 칼(scalpel)이나 가위를 이용하여 박리(sharp dissection)한다(그림 3.6). 국소마취를 이용한 수력분리(hydrodissection)를 하여 자색반(purpura)을 막으면서 피부판을 피하면으로부터 효과적으로 박리할 수 있다. 또한 수술 중 철저히 지혈하여야 술 후 회복기간을 단축시키고 혈종과 같은 합병증을 줄일 수 있다(그림 3.7). 봉합을 위한 피부를 확보하기 위한 피부 밑 박리(underming)는 시행을 하더라도 최소로 해야 한다. 대부분의 의사들은 절개부위를 테이프로 붙이거나(taping) 조직접합제를 사용하기보다는 봉합하는 것을 선호하며 봉합의 방법은 술자마다 다양하다. 진피내매몰봉합(buried intradermal suture)은 조직긴장도(tension) 여부에 따라 시행하며, 대개 6-0 vicryl로 한두번 매몰봉합(buried suture)를 하고, 긴장(tension)이 적다면 필요하지 않다.

표피봉합(epidermal closure)은 대개 6-0 혹은 7-0 nylon,

polypropylene 또는 fast-absorbing gut을 이용한다.

대부분 술자들은 표피에 대해 연속봉합(running suture)을 하고 저자도 6-0 nylon으로 연속봉합하는 것을 선호하나, 일부 술자들은 7-0 polypropylene을 이용하여 표피하연속봉합(running subcuticular suture)을 시행하기도 한다. 약 5일 후 봉합사는 제거한다.

상처 관리 (Wound Care)

반창고는 굳이 계속할 필요는 없다. 바세린(petrolatum) 연고를 사용하고 48시간 동안 가능한 자주 얼음찜질을 하도록 한다. 1주일간은 상체를 어느 정도 세운 채 자고, 무거운 것은 들지 말도록 한다.

진통제로는 acetaminophen을 복용할 수 있는데 aspirin이나 NSAIDs(nonsteroidal anti-inflammatory drugs)는 술 후 출혈을 막기 위해 피해야 한다. 봉합사 제거시 환자 상태를 다시 평가하여야 하는데, 눈꺼풀이 적절히 감기는지, 토끼눈증(lagophthalmos)으로 인해 각막 손상은 있지 않은지 그리고 술 후 생긴 멍(bruise)이나 안와부종의 정도 역시 확인하여야 한다. 림프배출통로(lymphatic channels)가 일시적으로 손상되어 경도의 부종이 생겨 수주간 지속될 수 있고 궁극적으로는 대개 사라질 것임을 환자에게 설명한다.

결론 (Conclusion)

눈꺼풀성형술은 가장 흔히 시행되고 또 가장 효과적인 미용수술 중 하나로, 국소마취하에 안전하게 시행될 수 있다. 적절한 환자 선택과 신중하고 철저한 술 전 계획이 좋은 미용적 결과를 얻고 합병증을 최소화하는데 필수적이다.

위 눈꺼풀성형술의 추가 요령

- 환자에게 예전 사진을 가져오도록 하여 현재의 모습과 비교하는 것이 수술을 계획하고, 눈썹 및 쌍꺼풀선의 적절한 위치를 결정하는데 매우 도움이 된다.
- 눈꺼풀성형술과 함께 레이저 박피술(laser resurfacing)을 시행하고자 할 때에는 박피술로 인해 10~15% 가량 피부가 구축(contracture)되는 것을 감안하여 피부 절제량을 결정하여야 한다.

■ 주사로 인해 혈종과 자색반(purpura)이 생기는 것을 막기 위해 국소 마취 시에는 근육이 찔리지 않도록 너무 깊게 넣지 않고, 한군데만을 찌른 채 주입하여 팽창되게(tumescence) 한 후 가볍게 주물러 주변으로 퍼지게 하는 것이 좋다.

참고문헌

Asken S 1997 Blepharoplasty. In: Coleman W, Hanke CW, Alt T, Asken S (eds) Cosmetic Surgery of the Skin. Mosby-Year Book, St Louis

Baker T, Gordon H 1986 Surgical rejuvenation of the face. C.V. Mosby Company, St Louis, 248–329

Biesman B 2000 Lasers play a useful role in periorbital incisional surgery. Dermatologic Surgery 26:883–886

Coleman W 2000 Cold steel for blepharoplasty. Dermatologic Surgery 26:886–887

Fulton J 1999 The complications of blepharoplasty: Their identification and management. Dermatologic Surgery 25:549–558

4

피부, 근육, 지방을 절제하는 위눈꺼풀성형술

Upper Lid Blepharoplasty With Skin, Muscle, and Fat Excision

Paul S. Collins

서론 (Introduction)

위눈꺼풀성형술을 통해 눈 주위 조직들이 처져(tissue ptosis) 가려져 버린 쌍꺼풀선을 다시 만들어주고, 보기 흉하게 튀어나온 지방(fat protrusion)을 제거할 수 있다.

적응증 (Indications)

위눈꺼풀성형술은 여분의 위눈꺼풀 피부(피부이완증, dermatochalasis)가 있는 경우에 시행할 수 있으며, 눈둘레근의 비대(hypertrophy)나 안와지방의 탈출이 동반되어 안와가장가리(orbital rim)와 눈꺼풀 사이에 있는 위눈꺼풀고랑(sulcus)이 소실될 수 있다. 특히 노인들은 처진 피부에 의해 위쪽이나 바깥쪽 시야가 감소되기도 한다. 눈둘레근 비대나 지방 탈출이 함께 있는 환자에서는 단순한 피부 절제만으로는 환자들이 바라는 회춘의 결과를 얻을 수 없고, 여분의 지방과 근육을 제거함으로 원래의 매끄럽던 위눈꺼풀의 형태를 회복할 수 있다. 피부와 눈둘레근 그리고 안와지방이 단독으로 또는 함께 여분의 위눈꺼풀 조직을 유발한다. 원하는 수술의 결과를 얻기 위해서는 환자의 눈꺼풀이 어떤 상태이고, 이를 교정하기 위해 어느 조직을 얼마만큼 제거해야 할 지를 결정하여야 한다.

주의할 점 (Pitfalls)

이 수술은 미용 목적의 수술이지만 눈꺼풀처짐(lid ptosis)으로 인해 위쪽이나 바깥쪽 시야가 제한이 된다면 치료를 위한 교정 수술(corrective procedure)이 될 수도 있다. 내과적 질환이 의심스러운 경우에는 수술이 가능한지 협진을 의뢰하는 것이 좋으며, 필요하다면 내과적 질환을 먼저 치료해야 하고, 상태가 안정적이라면 눈꺼풀성형술을 고려할 수 있다.

마찬가지로 과거력이나 검사상 필요한 경우 안과 협진을 의뢰하는 것이 좋다. 눈꺼풀성형술이 안과 질환을 악화시키고 합병증을 초래할 수 있기 때문에, 갑상샘안병증, 다발성 경화증, 녹내장 등 시력에 영향을 줄 만한 안과적 질환 여부를 확인하여야 한다. 급성 녹내장은 눈꺼풀성형술의 금기이며, 국소적인 감염이나 피부 질환이 있거나 백내장 수술 등 최근에 눈 주위 수술을 받은 경우에도 수술을 늦춰야 할 것이다. 일부 의사들은 수술 후 합병증이 발생되어 정상 눈 마저 실명될 위험이 있기 때문에 한쪽 눈이 실명된 환자에서는 수술을 꺼리기도 한다.

눈썹의 정상적인 위치는 남자에서는 위쪽 안와가장자리(orbital rim) 높이이고 여자에서는 안와가장자리(orbital rim)보다 살짝 위쪽이다. 눈썹(brow)과 이마가 처지게 되면 눈꺼풀이 처지고 두둑하게 보이는(fullness) 등 눈썹의 위치가 위눈꺼풀에 직접적인 영향을 줄 수 있어, 눈꺼풀피부덮임(hooding)의 주된 원인이 이마와 눈썹 처짐인 경우도 많다, 이마 주름(forehead rhytides) 여부가 눈썹 처짐(brow ptosis) 여부의 좋은 지표(indicatior)가 되며, 이러한 주름들은 무의식적으로 환자가 시야를 확보하기 위해 안와가장자리(orbital rim) 밑으로 처진 눈썹을 이마근을 사용하여 들어올려 생긴 결과이다 이런 경우, 눈꺼풀성형술을 한다 하더라도 눈썹을 제 위치로 올려주지 않는다면(brow lifting) 눈꺼풀피부덮임은 곧 재발할 것이다. 게다가 위눈꺼풀 피부를 제거하는 것 자체가 눈썹을 아래로 잡아 당기는 작용을 하므로 결과적으로 눈썹 처짐이 더 악화될 것이다.

또한 눈꺼풀성형술을 먼저 하고 남아있는 위눈꺼풀피부가 충분하지 않은 상태에서 이차적으로 눈썹올림술(brow lifting)을 시행한다면 위눈꺼풀 피부 부족으로 인해 토끼눈증이 유발되고, 안구가 노출되어(특히 수면 중 악화됨) 건성안과 노출성각막염이 발생할 수 있다.

수술의 한계 (Surgical Limitations)

눈 주위 주름, 특히 눈가주름(crow's feet) 제거는 환자들이 흔히 요구하는 사항이다. 하지만 부분적인 개선은 있을지라도 수술만으로 주름들을 완전히 없앨 수는 없다. 이러한 주름들을 개선하기 위해서는 레이저 박피술이나 화학적 박피술(chemical peels)과 같은 추가적인 시술이 필요할 수 있다(10장 참조). 적절한 수술 계획을 세우기 위해 이마에 대한 철저한 검사가 중요하다. 눈썹 처짐(brow ptosis)이 여분의 위눈꺼풀 피부(upper eyelid redundancy)의 주된 원인일 수 있는데, 심한 눈썹 처짐이 있는 경우에는 눈꺼풀성형술만 하는 것으로는 여분의 위눈꺼풀 피부를 적절히 교정할 수 없고, 이마 조직을 올리고 눈썹 위치를 원위치시키는 눈썹올림술(brow lift)을 시행하여야 한다. 눈꺼풀성형술만으로 안와가장자리(orbital rim)나 안구 자체의 비대칭이나, 가쪽 위눈꺼풀 부위의 눈물샘 처짐이나 비대(hypertrophy)를 교정할 수는 없다. 또 처지고 늘어진 눈꺼풀 조직(ptotic redundant eyelid tissue)으로 인해 비대칭이 감춰져 모르고 지낼 수 있었음을 염두해 두어야 한다. 수술 후 숨겨져 있던 비대칭이 드러나게 되면 환자들은 이를 수술로 인해 발생된 것으로 간주하는 경향이 있기 때문에, 수술 전에 환자들에게 이러한 비대칭들을 반드시 설명하고 기록하여야 한다. 나이가 들며 눈꺼풀올림근(levator palpebrae)이 눈꺼풀판으로부터 부분적으로 떨어지고 피열(dehiscence)되어 나타나는 눈꺼풀처짐(blepharoptosis)에 의해서도 비대칭이 종종 발생하는데, 이런 경우 위눈꺼풀테(eyelid margin)가 각막가장자리(limbus) 아래로 많이 처져 수직 눈꺼풀틈새(palpebral fissure)가 더 작아지게 된다.

하지만 늘어져 덮인 위눈꺼풀 피부로 인해 눈꺼풀처짐(blepharoptosis)이 가려져(mask) 종종 간과된다. 눈꺼풀성형술만으로 눈 주위 모든 주름을 제거할 수는 없다. 이런 주름들의 치료를 위해서는 화학적 박피술(chemical peels)이나 레이저박피술과 같은 부수적인 시술이 필요하다. 이러한 한계들을 수술 전 환자에게 설명하여 수술에 대한 현실적인 기대치를 갖도록 하고 이에 맞는 적절한 시술법을 계획하여야 할 것이다.

수술의 효과와 그 지속기간 (Expected Changes and Duration of Changes)

얼굴에서 눈은 가장 눈에 띄는 부위로 눈꺼풀성형술로 인한 작은 변화도 큰 변화를 초래할 수 있고 이러한 효과는 오랜 기간 지속된다. 눈꺼풀성형술은 여분의 늘어진 조직을 제거하여 피곤해 보이고 실눈 같은 인상을 바꿔 눈이 예뻐지고 커보이는 효과를 낸다.

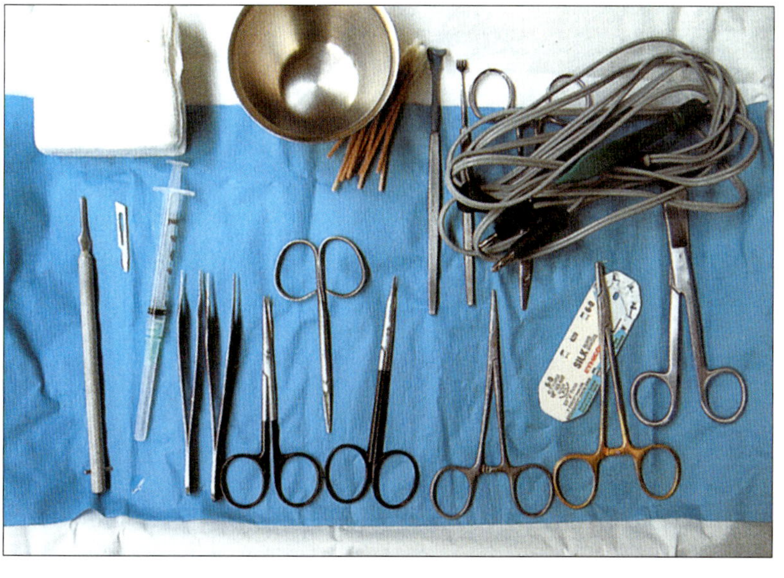

그림 4.1 위눈꺼풀성형술 시 필요한 수술 도구

위눈꺼풀성형술 효과의 지속 기간은 눈썹과 이마근(frontalis muscle)의 안정성(stability)에 따라 결정된다. 나이가 들며 이마가 처져 안와가장자리(orbital rim) 아래까지 내려오게 되면 이전의 눈꺼풀성형술 효과는 감소된다. 안쪽(medial) 안와지방 또한 수술 효과의 지속 기간을 단축시킬 수 있는 요소이다. 상대적을 깊은 해부학적 위치 때문에 안쪽 안와지방은 수술 중 종종 간과되는데, 수술 후 시간이 지나며 보기 흉하게 튀어나와 눈꺼풀성형술의 효과를 감소시키기도 한다.

수술 중 필요한 사항과 도구 및 장비
(Intraoperavie Needs and Special Instruments and Equipment)

Adson 양극 집게(bipolar forceps)를 사용하여 지혈을 할 수 있는 양극 전기소작기(electrosurgical machine)는 철저한 지혈을 위해 필수적인 장비이다. 6-0나 7-0 봉합사를 다룰 수 있는 미세한 바늘잡개(fine needleholder)도 필요하다. 몇 종류의 수술 가위들이 쓰이는데, 비절개박리(blunt dissection)와 조직 정돈(tissue trimming)을 하기 위해 5인치짜리 straight baby Metzenbaum이나 끝이 무딘 blepharoplasty scissors와 눈꺼풀 곡선과 동일한 곡선의 5~6인치짜리 끝이 무딘 curved scissors 등이 유용하게 쓰일 수 있다. 끝이 무딘 당김기(retractors)로 수술 부위를 노출시키고 조직 손상을 최소화할 수 있다.

손상을 적게 주며 조직을 다루기 위해 끝이 긴 봉합집게(suturing forceps)과 미세한 조직집게(fine tissue forceps)이 필요하다. 면봉(Q-tips, cotton-tipped swab)은 출혈을 줄이면서 조직면을 비절개박리(blunt dissection)할 때 편리하다. 또 수술 중 상처 부위를 닦기 위한 멸균생리식염수를 담을 사발(surgical bowl)이 필요하다. 마지막으로 지방을 자르고 전기소작하기 전 지방을 잡을 curved mosquito 물림집게(clamp)가 사용될 수 있다.(저자는 지혈물림집게(hemostat)로 안와지방을 물지 않고, Adson 양극 집게로 지방을 문 채 전기소작을 한 후 지진 부위 위의 지방을 절제한다.) 술자의 경험과 선호도에 따라 6-0 또는 7-0의 견사(silk)나 나일론(nylon) 혹은 prolene 등으로 봉합한다.

위눈꺼풀성형술의 과정
(Upper Eyelid Blepharoplasty Procedure)

위눈꺼풀성형술 시 절제할 조직의 양은 세심한 관찰을 통해 판단한다. 위눈꺼풀주름(superior palpebral fold) 부위에서 쌍꺼풀선(eyelid crease) 위를 덮는 얇고 주름진 여분의 피부를 볼 수 있는데(그림 4.2), 이

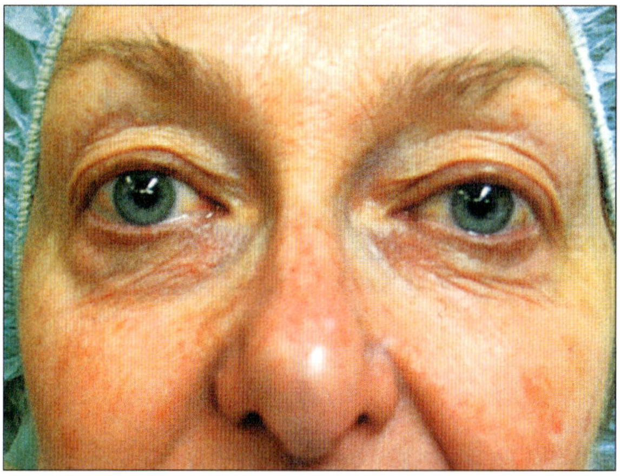

그림 4.2 여분의 위눈꺼풀 조직을 제거하기 위해 위눈꺼풀성형술을 받으려하는 환자 사진

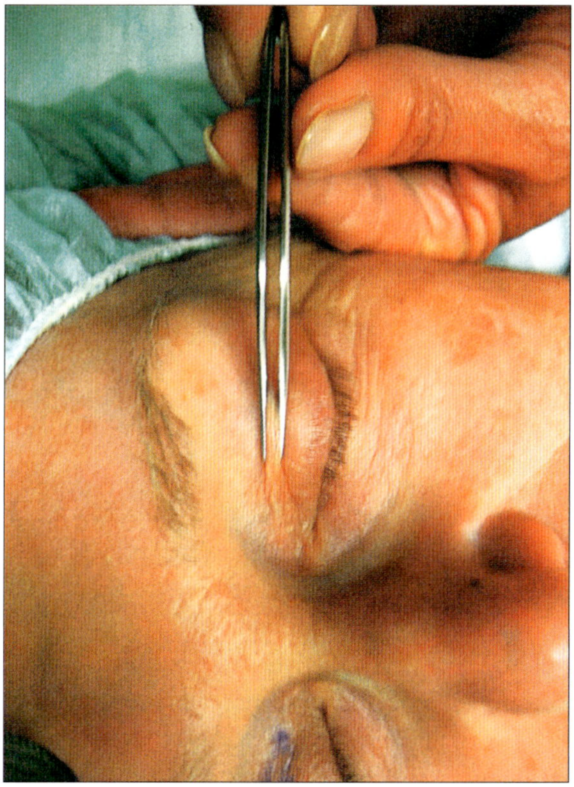

그림 4.3 위눈꺼풀성형술 시 피부 절제량을 가늠해볼 수 있는 한가지 방법. 집게로 여분의 피부를 잡아보아 위눈꺼풀이 살짝 끌려올라가 눈꺼풀틈새가 벌어지는 지점이 최대 피부 절제량이다.

얇은 피부가 위쪽의 두꺼운 피부와 만나는 지점에 위쪽 절개선을 표시한다. 피부 절제량을 정하거나 또는 이를 확인하기 위한 다른 방법으로, 집게(forceps)를 이용하여 위눈꺼풀 피부를 조금씩 늘려 잡아나가다(그림 4.3) 눈꺼풀틈새가 살짝 벌어지거나, 속눈썹이 살짝 위쪽을 향하는(eversion) 지점을 위쪽 절개선으로 표시할 수도 있다(그림 4.4). 위쪽 눈꺼풀판(tarsal plate)은 약 8~11 mm 폭(역주: 한국인은 7~8 mm)으로 이 정도 높이에 눈꺼풀올림근널힘줄이 눈꺼풀판과 눈둘레근 및 피부에 붙어 생기는 쌍꺼풀선(upper eyelid crease)이 위치한다. 쌍꺼풀선의 위치를 파악

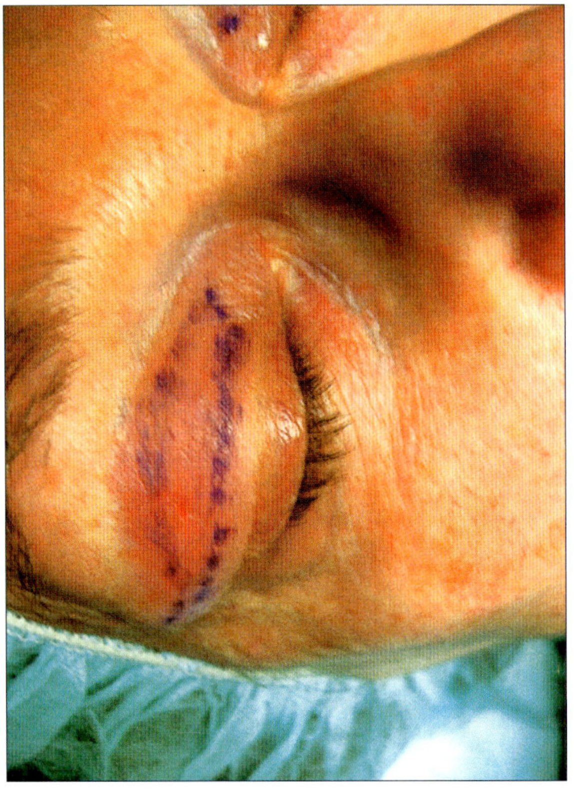

그림 4.4 절제량을 결정한 다음 위쪽 절개선을 도안하고 국소마취제를 주사한다.

하고 표시하는 것은 눈꺼풀성형술 시 아래쪽 절개선을 결정하는 데 중요하다. 잘 형성된 쌍꺼풀선은 다른 많은 불완전함들을 가려줄 수(masking) 있기에 위눈꺼풀성형술 시 쌍꺼풀선은 중요한 요소이다. 타원(ellipse) 형태 쌍꺼풀선의 가장 높은 부위가 동공 바로 바깥쪽에 위치하도록 하는 것이 좋고, 절개 시에는 tarsal plate에서 2~3 mm 위쪽으로 절개선을 가하여 눈꺼풀올림근널힘줄의 손상을 피해야 한다.

대부분의 여성들에게 가장 거슬리는 노화 소견 중 하나가 위눈꺼풀 가쪽피부덮임(lateral hooding)이다. 대개 가쪽피부덮임(hooding)은 가쪽 절개선을 안와가장자리(orbital rim)를 넘어 연장시킴으로써 교정될 수 있다. 이 때 아래쪽 절개선을 원래 있던 쌍꺼풀선보다 낮게 잡지 않는 것이 중요하다. 아래쪽 절개선을 보다 더 높게 잡아 최종 절개선이 S자 모양보다는 평행한 형태가 되도록 하여야 한다. 낮은 절개선은 눈썹과 안와위피부(supraorbital skin)를 아래쪽으로 끌어 당긴다. 최종적인 가쪽 절개 봉합(final lateral incision closure)이 위쪽에 위치할수록 위부분으로부터 더 많은 지지(support)를 받을 수 있어 도움이 될 수 있다. 하지만 가쪽 쌍꺼풀선(lateral eyelid creasing)이 남을 수 있으며, 가쪽 절개선이 얼굴피부까지 연장되면 상처 회복 과정에 있어 빨리 아무는 눈꺼풀 피부와 뚜렷한 대조를 이루고, 가쪽 절개 연장선에 한달 이상 홍반(erythematous)이 지속될 수 있다. 가쪽 눈꺼풀이 안와가장자리(orbital rim)와 합쳐지는

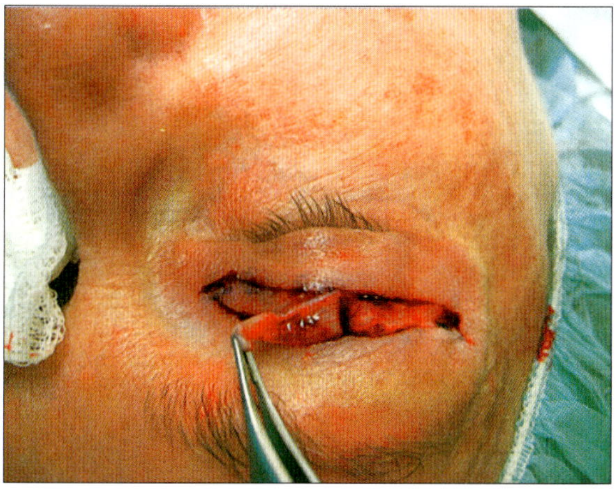

그림 4.5 눈둘레근을 절제한다.

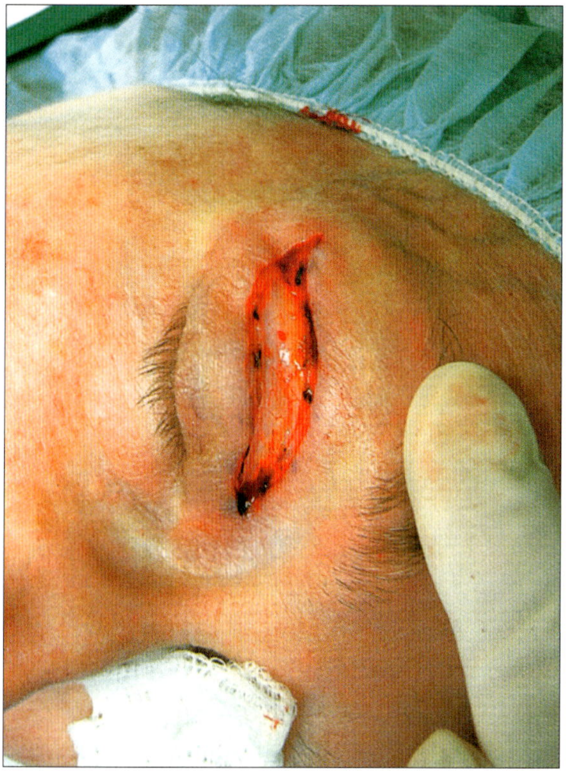

그림 4.6 눈둘레근을 절제한 부위 밑으로 안와지방이 불룩하게 비춰보인다.

부위에 뚜렷한 눈꺼풀고랑(sulcus)이 있는데, 바람직한 가쪽 눈꺼풀은 가쪽피부덮임과 주름이 없고 가쪽 눈꺼풀고랑(lateral eyelid sulcus)의 윤곽이 드러나는 것이다. 눈꺼풀성형술 시 가쪽 중심부 근육을 제거하면 최종 상처 치유 후 눈꺼풀-안와가장자리에 고랑(eyelid-rim sulcus)이 형성된다. 안쪽 절개선은 둥글게(rounded) 도안하여, 안쪽 지방과 근육을 제거했을 때 이 부위의 피부가 자연스럽게 결손 부위를 덮도록 하여야 한다. 피부만 제거하거나 또는 피부와 근육을 동시에 제거할 수도 있는데, 저자는 보통 피부를 먼저 제거하고 밑의 근육을 미세한 이가 있는 집게(fine

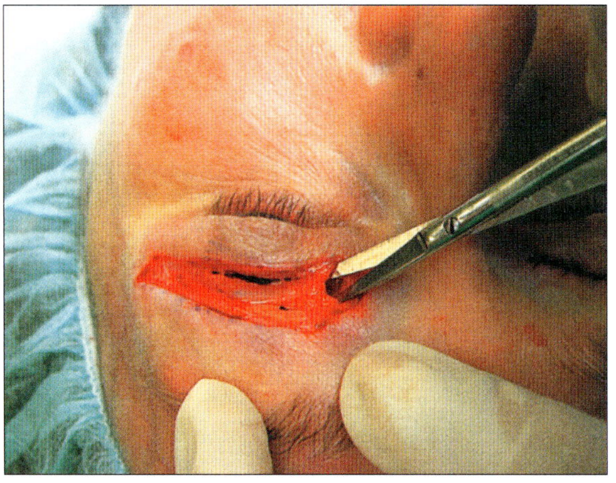

그림 4.7 안와지방을 노출시키기 위해 안와사이막을 통한 비절개박리(blunt dissection)가 필요할 수 있다.

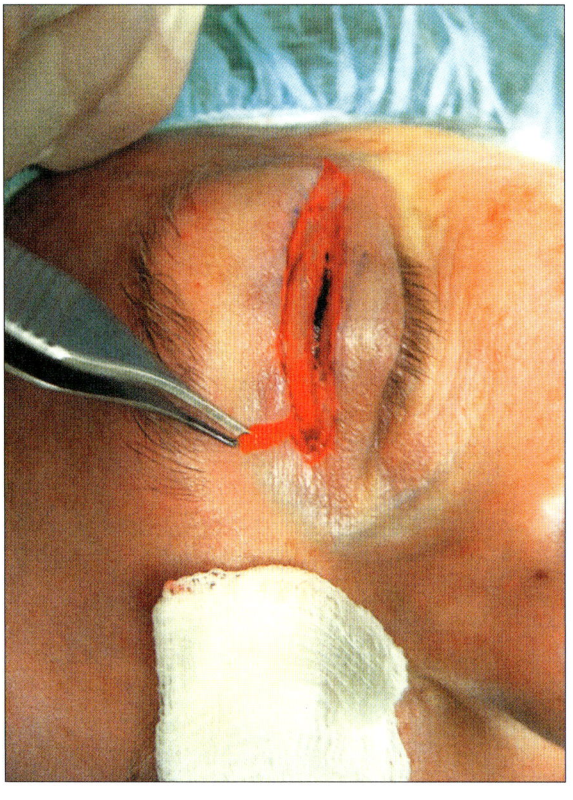

그림 4.8 여분의 지방을 집게와 면봉을 이용하여 주변 조직들과 박리한다.

tooth forceps)로 위로 들어올리며 가위로 제거한다. 이렇게 함으로 밑에 있는 눈꺼풀올림근막에 가할지 모를 손상을 피할 수 있다. 눈꺼풀판(tarsal plate)의 위쪽 경계 바로 위에서 눈둘레근을 5~8 mm 폭의 띠로 제거한다(그림 4.5). 눈둘레근 띠를 제거하여 피부와 밑의 눈꺼풀올림근막 사이에 유착이 일어나도록 한다. 이런 방법으로 눈꺼풀판위고랑(supratarsal sulcus)과 쌍꺼풀선을 보다 선명하게 할 수 있고 자연스러운 눈꺼풀을 만들 수 있다. 남자의 경우에는 여자보다 필요한 피부 및 근육 절제량이 적어, 과도하게 절제하게 되면 여성스런 눈을 만들게 된다. 단지

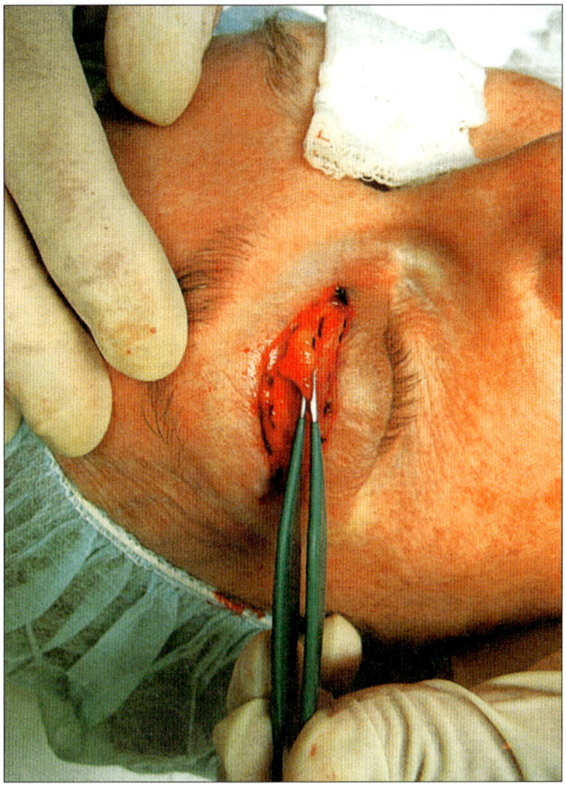

그림 4.9 여분의 안와지방을 양극 소작기 집게로 살짝 잡아당긴 후 그 아래부위를 집게로 꽉 잡아 소작을 한다.

상외측 시야를 가리는 가쪽피부덮임만을 개선하기 원하는 노인 환자에서도 과도한 절제는 필요하지 않다. 눈둘레근을 제거하고 나면 대개 안와지방이 얇은 안와사이막을 통해 불룩하게 비춰보인다.(그림 4.6). 눈을 아래로 보게 한 뒤 아래눈꺼풀을 지긋이 눌러 밀어 올리면 안와사이막밑의 안와지방 윤곽이 더 잘 드러나 보이게 된다. 위눈꺼풀에는 안쪽(medial)과 중앙(central)의 두 개의 안와지방구획(compartments)이 있고, 종종 가쪽(lateral)의 눈물샘 위치에서도 지방이 발견되기도 하는데, 지방 제거 시에는 눈물샘을 제거하지 않도록 주의하여야 한다. 다행히도 눈물샘과 지방조직은 구분하기는 쉬워, 눈물샘 조직은 보다 색이 옅고 하얗고(pale) 양극 소작기로 소작 시 건조되거나(desiccate) 위축(shrink)되지 않는다. 만약 가쪽 눈꺼풀이 두툼한 경우(fullness)에는 피하 근육과 근막(fascia)를 가다듬어(trimming) 부피를 줄임으로 미용적 개선 효과를 도모할 수 있다. 지방 조직을 노출시키기 위해 안와사이막을 박리하는 경우가 있는데(그림 4.7), 밑에 놓인 안와지방이 불확실한 경우 안구를 지긋이 누른 채 눈꺼풀 방향의 90도 각도로 조심스럽게 비절개박리(blunt dissection)를 하면 지방덩어리(fat pads)를 쉽게 노출시킬 수 있다. 여분의 지방을 집게로 살짝 잡아당기며 면봉으로 주변 조직들로부터 분리시킨다(그림 4.8). 안구를 가볍게 눌러 제거해야 할 지방(fat pads)을 두드러지게 하기도 한다. 저자는 지방을 위로 잡아 올려 양극 소작기(bipolar forceps)를 이용하여 지방을

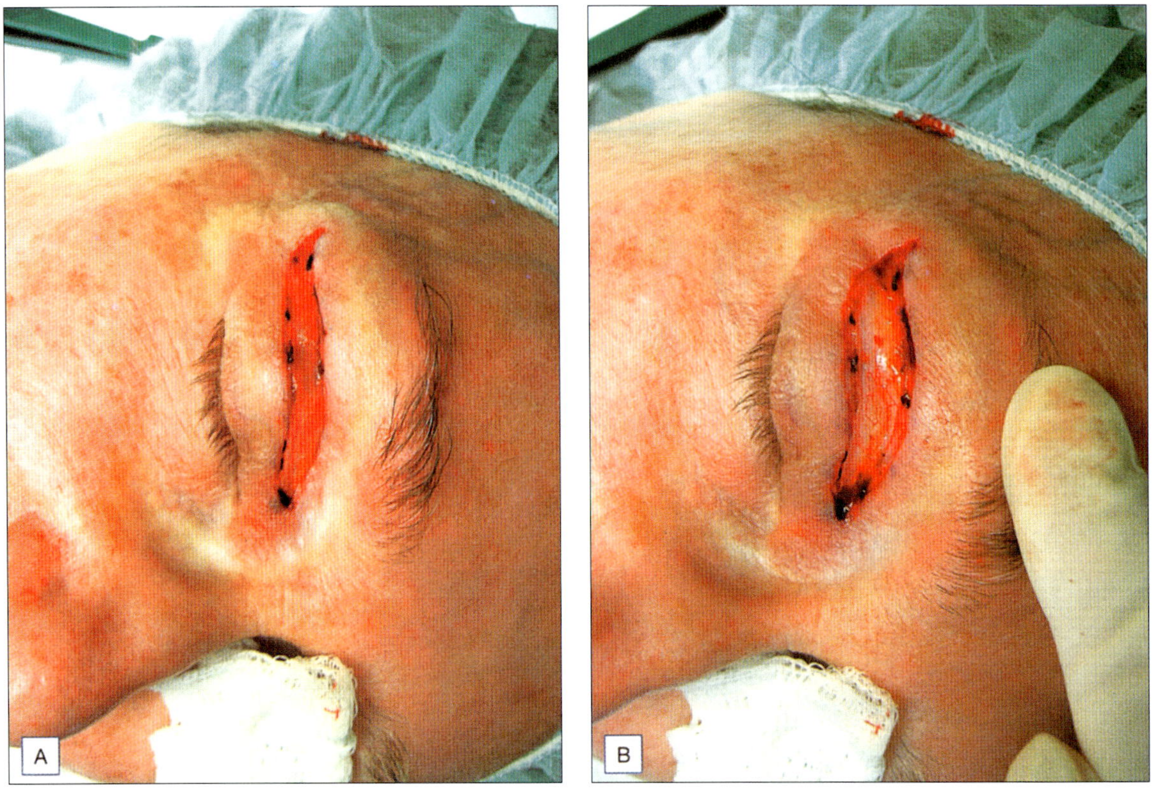

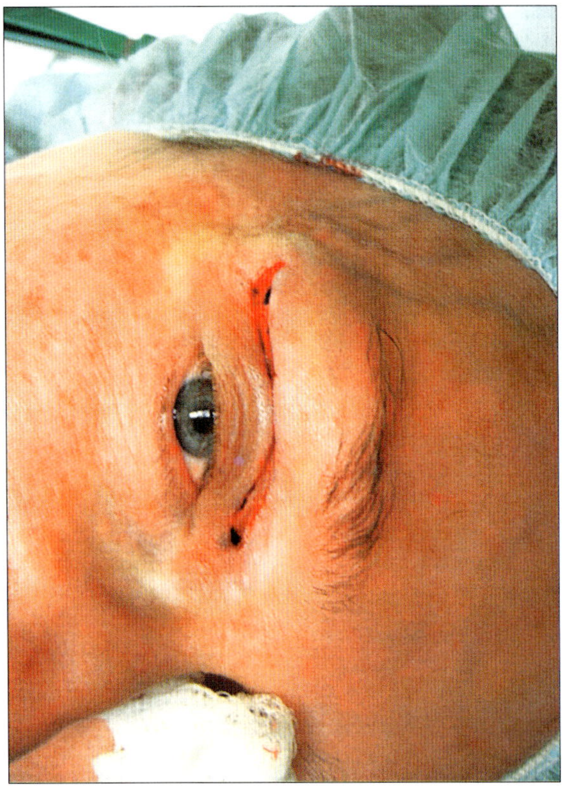

그림 4.10 A, B 그림 4.11 피부를 봉합하기 전 피부와 근육 및 지방 조직을 적절히 제거하였는지 확인을 한다. 환자가 눈을 감은 상태와(그림 4.10 A, B) 눈을 뜬 상태(그림 4.11) 모두에서 이를 평가한다. 윤곽이 매끄러운지 또 절개선 위, 아래 피부가 쉽게 서로 근접(approximation)되는지 확인한다. 조직들과 박리한다.

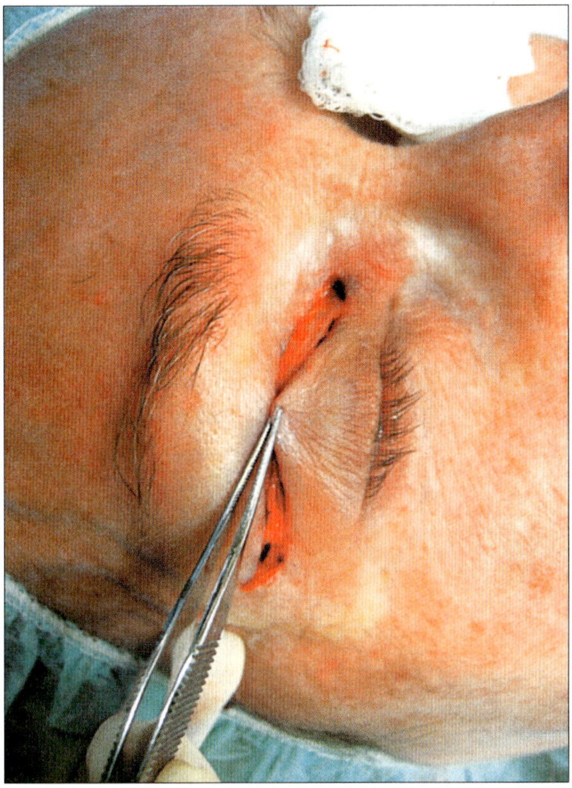

그림 4.12 위눈꺼풀 피부가 적절하게 제거되었는지 확인하는 최종 검사를 시행한다. 집게로 절개된 양쪽 피부의 가장자리를 잡아 다시 근접시켜 보고 혹시 여분이 남지 않는지 확인한다.

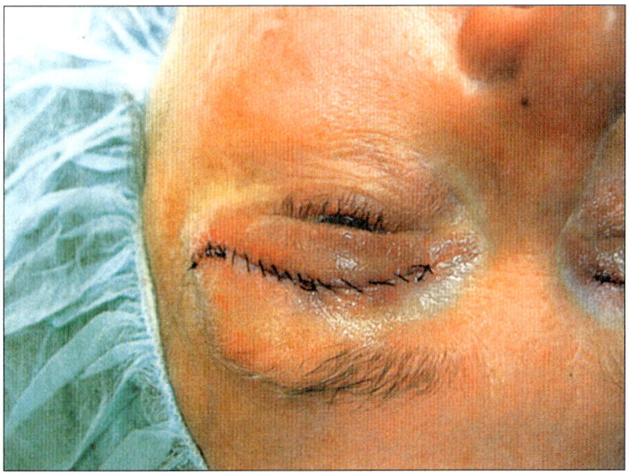

그림 4.13 연속봉합으로 절개선 피부를 봉합한다. 봉합 시 긴장(tension)을 줄이기 위해 흡수성 봉합사를 이용하여 진피봉합을 하기도 한다.

꽉 잡은 후(crush) 소작하는 것을 선호하는데(그림 4.9), 소작하고 눌린 자리 바로 위쪽에서 여분의 지방을 가위로 잘라낸다. 일부 술자들은 지방을 집게로 꽉 잡은 후(clamp) 그 위쪽을 잘라내고 잘리고 남은 부분을 소작한 뒤 물림집게(clamp)를 푸는 방법을 이용하기도 한다. 여분의 지방을 제거하여 위눈꺼풀의 부드러운 윤곽(contour)을 얻고자 하나, 지방을 과도하게 제거할 경우 눈이 꺼져 보이고 쇠약해 보이게 된다. 차라리 지방을 덜 제거한 경우에는 추가 교정이 쉽게 가능한 반면 과도하게 제거한 경우에는 그렇지 않다는 것을 항상 명심해야 한다. 안쪽 안와지방 탈출이 술 전 검사에서 확인되었던 경우에는 이를 제거해 주는 것이 좋다. 마찬가지로 다시 한번 안구를 지긋이 누르면 안쪽 구석에서 지방이 불룩하게 밀려나오게 된다. 또 같은 방법으로 안쪽 지방이 충분히 제거되었는지도 확인해 볼 수가 있다(중앙 안와지방을 제거하고는 안쪽 안와지방을 제거한 것으로 오인하는 경우가 종종 있다.). 안쪽 지방은 종종 막성 조직(membranous tissue)으로 쌓여 있는데 지방 조직을 빼내기 위해서는 반드시 이 막성 조직을 잘라줘야 한다. 안쪽 지방은 중앙 지방에 비해 색이 보다 하얀 것이 특징이다. 지방과 근육의 적절한 제거량을 정확히 가늠하는 것은 수술의 성공을 넘어(the artistry behind successful blepharoplasty) 예술적 성과이다. 조직을 너무 과도하게 제거하면 쇠약해 보이는 인상이 되며(cachectic appearance), 또 충분히 제거하지 않으면 환자의 만족도가 떨어지게 된다. 세심한 술 전 상담과 평가가 성공적인 수술에 필수적이며, 수술의 목표는 자연스럽고 부드러운 위눈꺼풀의 윤곽을 얻는 것이다.

대부분의 출혈은 눈둘레근에서 발생하는데, 이를 철저히 지혈한 후에 피부를 봉합해야 한다. 저자는 적당량의 위눈꺼풀 조직이 제거되었는지를 최종적으로 평가하는데(그림 4.10, 4.11), 여자 환자의 경우에는 눈꺼풀 피부를 잡아당겨 보았을 때 절개선의 위, 아래 눈꺼풀 피부가 포개어지지 않는 것이 이상적이다(그림 4.12). 안와사이막과 눈둘레근은 봉합할 필요가 없으며, 피부 봉합은 저자의 경우 안쪽에서부터 6-0 또는 7-0 견사(silk)(이에 대한 알레르기가 없는 경우)나 나일론을 이용하여 맞물림(interlocking) 봉합 또는 연속(running)봉합을 한다.

하지만 절개된 단면을 정확하게 맞추기 위해서 가쪽 절반 절개선은 단속봉합을 해야 할 경우도 있다(그림 4.13). 봉합을 마친 후 1~2mm의 토끼눈증(lagophthalmos)은 흔히 나타날 수 있는데, 이는 부종과 눈둘레근의 부분적인 마비로 인한 것으로 시간이 지나면 사라진다. 사실(indeed) 젊은 여성에서 젊고 여성스러운 눈꺼풀을 만들고자 할 때에는 이 정도의 토끼눈증은 거의 나타난다. 수술이 끝나면 결막구석(conjunctival fornix)에 고여 있는 피와 조직파편(debris)을 씻어낸다. 항생제 연고를 결막구석에 넣고 젖은 거즈로 눈꺼풀을 살짝 덮어 스며나오는(oozing) 피를 흡수하고 수술 부위를 마르지 않게 한다.

수술 후 관리 (Postoperative Care)

- 안정
- 잘 때는 상체가 어느 정도 올라가도록 하여 눕기
- 냉찜질
- 무거운 것을 들거나, 힘쓰지 않기
- 항생제 안연고 사용
- 봉합사 제거 후 24시간 동안 눈 화장 금지

의사의 책임 (Physician Responsibility)

눈 주위에 대한 완벽한 해부학적 지식과 발생 가능한 합병증 및 그 원인에 대한 이해는 기본적인 사항이다. 또 철저한 술 전 검사를 하고 필요하다면 수술 전 다른 과 진료를 의뢰해야 한다. '훌륭한 결과'(excellent result)와 '그런대로 괜찮은 결과'(fair result)의 차이는 불과 몇 mm 차이로 인해 나타나므로 수술은 섬세하게 이루어져야 한다. 박리 후 철저히 지혈을 하면 멍이 들고 회복이 지연되는 것(delayed healing)을 막을 수 있다. 부종과 육아종, 흉터 형성 등을 유발할 수 있으므로 수술 부위에는 면봉이나 거즈에서 나오는 부푸러기가 없도록 해야 한다.

아래 눈꺼풀판(lower lid flap)에 부종이나 울혈(accumulation of fluid and blood)이 심하면 구축(contracture)이 생겨 눈꺼풀겉말림(ectropion)이 발생할 수 있다. 또한 혈철소(hemosiderin)가 침착되면(deposition) 보기 흉한 색소 침착이 생길 수 있다.

수술 전 손 닦기도 잘 해야 하는데, 각막을 자극하며 뿌옇게(clouding) 하는 것으로 알려진 Hibiclens 소독제(chlorhexidine gluconate)가 눈에 닿지 않도록 주의해야 한다. 안구뒤혈종(retrobulbar hematoma)을 유발하는 출혈은 수술 후 첫 수시간에 가장 흔히 발생하며, 아래 눈꺼풀성형술에서 위험성이 더 높은 것으로 알려져 있다. 일단 발생하였다면 상처 봉합을 풀어 다시 열고, 만약 안와사이막을 봉합하였다면 이를 풀어 즉시 감압해야 하며, 모든 출혈 부위를 찾아 철저히 지혈하여야 한다.

실명 등의 심각한 합병증을 막기 위해 시력과 동공반사를 수시로 검사하고 필요한 경우 응급 수술을 준비하여야 한다. 이와 같은 심한 출혈의 위험성은 수술 후 수시간이 지나면 급격히 줄어 든다.

수술 전 정보 리뷰 (Pre-operative Information Review)

환자에게 진료에 대한 개요를 미리 알려주는 것이 좋다. 수술 방법과 예상되는 결과, 회복 절차, 수술 후 관리 등에 대해 반복하여 설명한다. 다음은 환자들에게 나누어주는 안내문의 내용이다.

눈꺼풀성형술 (Eyelid Surgery)

눈꺼풀성형술이란 무엇인가요?

눈꺼풀성형술(쌍꺼풀수술)은 여분의 눈꺼풀 피부와 지방을 제거하는 수술이며, 위눈꺼풀과 아래눈꺼풀 모두에서 시행할 수 있습니다. 눈은 얼굴의 중심이기 때문에 눈꺼풀성형술은 모든 미용 수술 중에서도 가장 극적인 효과를 볼 수 있는 수술입니다. 피곤하고 나이 들어 보이게 하는 처진 피부와 불룩한 지방을 제거할 수 있으며, 처진 위눈꺼풀 피부를 제거함으로 가려졌던 시야를 개선할 수 있습니다.

눈꺼풀성형술로 기대할 수 있는 효과는 무엇인가요?

나이가 들며 위눈꺼풀 피부가 처지고 늘어져 눈의 위쪽을 덮음으로 위쪽과 바깥쪽 시야를 가리게 됩니다. 또한 지방 탈출로 인하여 눈꺼풀이 불룩하게 보이고 눈 위, 아래에 붓고 처진 살이 나타나게 됩니다. 눈꺼풀성형술은 이러한 과도한 지방과 피부를 제거하여 교정하게 됩니다. 하지만 이 수술로 눈 아래 주름은 부분적으로 개선될 수 있겠지만, 눈가 주름(crow' s feet)은 개선되지 않습니다.

개인의원에서 수술할 수 있나요? 아니면 종합병원으로 가야 하는건가요?

이 수술은 개인의원에서도 할 수 있는 수술입니다. 마취 또한 전신마취나 호흡저하를 유발할 수 있는 수면마취("twilight anesthesia")를 특별히 요하지 않으며, 국소마취에 진정제나 진통제를 병행하게 됩니다. 대개 환자는 국소마취제 주사 시에만 통증을 느끼는 정도입니다.

수술 시간은 얼마나 걸리나요?

수술은 2~3시간 정도 소요됩니다. 수술 직후부터 걷고 활동할 수는 있으나, 수술 중 사용한 진정제 등의 약으로 인해 다소 어지럽고 졸릴 수 있으며 똑바로 걷기 힘들 수도 있기 때문에, 수술 당일에는 집까지 운전을 해주고 수술 후 24시간 동안 곁에서 지켜봐 줄 보호자가 있는 것이 좋습니다. 수술 후에는 당분간 힘을 쓰거나 허리 아래로 고개를 숙이는 것은 출혈 및 멍의 발생 위험이 있으므로 절대 피해야 합니다.

이 수술은 노인에게서만 시행되나요?

80대뿐만 아니라 30대 또한 눈꺼풀성형술의 대상이 될 수 있습니다. 다만 사람들마다 노화의 속도에 차이가 있으며 또 노화로 나타난 변화에 대해 받아들이는 정도가 각기 다를 수 있습니다. 의사와 상의하여 수술의 적정성과 가장 좋은 수술 방법에 대해 상의하시기 바랍니다.

수술 후 통증이 있나요?

수술 후에 심한 통증은 없습니다. 하지만 수술 후 첫 48-72시간 동안은 활동을 제한하고 안정을 취해야 합니다. 이렇게 함으로 멍의 발생을 최소화하고 불편감을 줄일 수 있습니다. 또한 수술 직후부터는 머리를 심장보다 항상 위쪽으로 가게 하여야 부기가 덜 생깁니다. 수술 후 며칠 동안은 눈 가장자리에 어느 정도 아린 느낌이 가능하며, 타이레놀과 같은 진통제를 복용하시면 이런 불편감은 줄일 수 있습니다.

언제쯤 업무 복귀와 운동이 가능한가요?

격렬한 일이 아닌 경우 4~5일 내에 업무에 복귀할 수 있습니다. 또 산보와 같은 심하지 않은 운동은 7일 이후부터 가능합니다. 달리기나 자전거 타기 등의 운동은 보통 2주 후부터 할 수 있습니다.

최종적인 형태로 자리잡기까지 얼마나 시간이 걸리나요?

수술 직후부터 개선 효과는 볼 수 있겠지만 최종적인 형태가 되기까지는 수개월이 소요됩니다. 멍이 먼저 없어지고 부기가 점차 소실되는데, 절개선 부위의 부기는 수 주간 지속될 수 있으며 종종 수개월이 지나야 사라지기도 합니다. 눈 화장은 수술 후 7일 내에는 시행하지 않는 것이 좋습니다.

눈이 이상하게 보이지는 않을까요?

수술의 목적은 외모를 개선하고자 함입니다. 수술 후 부기와 멍이 사라지고 초기 회복 기간이 지나면 나이에 비해 더 젊어 보이고 생기 있어 보일 것입니다.

회복 기간 동안 어떤 일이 생기나요?

대개 멍은 어느 정도 생기며, 사라지는 데에는 수 주가 소요됩니다. 위눈꺼풀을 수술했더라도 시간이 지나며 중력의 영향으로 멍이 점차 아래눈꺼풀로 내려와 두드러져 보일 수 있습니다. 부기도 대개 심하지는 않지만 흔히 발생하며 절개 부위에서 가장 눈에 띄게 나타납니다.

상처가 감염되지 않고 잘 낫도록 항생제 연고를 매일 아침, 저녁으로 절개 부위에 발라야 합니다. 눈꺼풀의 근육들이 수술 후 며칠 동안에는 힘이 약해져 있기 때문에 주무시는 동안 눈이 덜 감길 수 있습니다. 따라서 취침 직전 눈 보호용 안연고를 반드시 눈에 넣어 주무시는 동안 노출된 각막이 말라 손상되어 통증이나 불편감이 유발되지 않도록 해야 합니다.

다만 안연고를 넣게 되면 연고 성분에 의해 일시적으로 시야가 흐려 보일 수 있습니다. 수술 후 몇 주간은 눈에 건조감과 이물감이 느껴질 수 있습니다. 또 수술 후에는 늘어진 피부가 눈을 가리지 않아 눈이 더 커져 보이고, 먼지나 꽃가루 등도 눈에 더 잘 들어갈 수 있습니다.

하지만 이러한 불편감은 대부분 곧 적응이 되며 인공눈물 안약을 사용하며 눈을 자주 깜박임으로써 더 빨리 적응할 수 있겠습니다. 수술 후 첫 주에는 왠지 피곤하고 힘든 것처럼 느끼실 수 있는데, 이는 우리 몸이 전신의 에너지를 수술 부위의 회복에 집중하며 발생하는 자연스러운 현상입니다. 가볍게 샤워하거나 머리 감는 것은 수술 다음날부터 할 수 있습니다.

어떤 합병증들이 발생할 수 있나요?

가장 심각한 합병증은 눈뒤출혈로 대개 수술 후 첫 12~24시간 동안 발생하며, 심한 안구 통증(eye pain)과 시력저하, 구역 등의 증상이 나타날 수 있습니다. 이는 눈꺼풀 수술부위의 심부에서 출혈이 지속되어 발생합니다. 이런 경우 즉시 병원으로 오시거나 연락하여야 합니다. 만약 출혈이 지속된 채 방치될 경우 영구적인 시력 소실을 초래할 수도 있습니다.

이러한 합병증의 가장 흔한 원인은 아스피린이나 NSAID 계통(ibuprofen 등)의 약물들로 평소 이런 약들을 복용해왔던 경우에는 출혈이 조장되어 지혈이 잘 안되게 됩니다. 수술 후 어느 정도의 멍은 생길 수 있으며, 중력의 영향으로 인해 점차 아래눈꺼풀에 더 두드러지게 됩니다.

출혈과 멍의 추가 발생을 막기 위해 수술 후 적어도 2일, 가능하다면 4일까지는 안정을 취하며 신체 활동을 피하는 것이 좋겠습니다. 또한 흡연을 하게 되면 회복이 더뎌지고 멍이 더 잘 생기는 경향이 있습니다. 눈 주위의 감각이 다소 무뎌질 수 있는데 이는 시간이 지나며 회복될 것입니다.

수술 부위의 감염은 장비의 소독, 항생제의 사용 그리고 눈꺼풀 자체의 왕성한 혈액 순환으로 인해 그리 흔하지는 않지만 가능한 합병증입니다. 드물게 수술 시 사용하는 약물에 대해 알레르기 반응이 나타날 수도 있습니다.

눈꺼풀성형술의 효과는 얼마나 지속되고, 추가적인 수술이 필요한가요?

눈꺼풀성형술은 여러분을 다시 젊어 보이게 할 것이고, 그 효과가 수 십 년간 지속될 수도 있겠습니다. 하지만 노화를 평생, 완전히 막을 수 있는 방법은 없습니다.

수술을 위해 무엇을 준비해야 하나요?

안전을 위해 수술 전 전신 검사가 필요하며, 만약 최근에 안과 검사를 시행한 적이 없다면 눈 상태와 시력을 검사해야 합니다. 아스피린이나 NSAID계통의 소염진통제는 수술 3주전부터 중단하여야 하며 음주는 1주 전부터 중단하여야 합니다. 흡연은 상처 회복에 필요한 혈액 공급을 줄이게 되므로, 수술 전, 후로 며칠간 중단하여야 합니다.

그리고 수술 전날 숙면을 하셔야 불안감과 불편감을 줄이고 회복을 촉진하게 됩니다. 수술 당일에는 집까지 운전해 줄 보호자가 있어야 하며, 또 수술 후 24시간, 가능하다면 48시간 동안에는 조용히 안정을 할 수 있도록 보호자가 곁에서 간병을 해주는 것이 좋습니다. 이렇게 안정을 하게 되면 멍을 최소화하고 회복 기간을 단축시킬 수 있습니다.

5 심한 가쪽피부덮임을 교정하기 위한 위눈꺼풀성형술

Upper Lid Blepharoplasty With Maximal Hooding Correction

Sortin Eremia, Mark A. Willoughby

서론 (Introduction)

환자들이 수술을 원하는 주된 원인 중 하나가 위눈꺼풀의 가쪽 피부가 늘어져 덮여 나타나는 '피곤하고 슬퍼 보이는 인상'을 개선하기 위해서이다. 이러한 **가쪽피부덮임**(lateral hooding effect)은 경도(mild)에서 심한 정도(severe)로 다양하게 나타날 수 있으며, 상외측 시야를 가려 치료를 요하기도 한다. 나이가 들며 위눈꺼풀에 여분의 피부(skin redundancy)가 나타나 보이는데, 여기에는 크게 두 가지 요인이 관여한다.

위눈꺼풀 피부 자체가 탄력(elasticity)을 잃고 늘어나는 눈꺼풀피부이완증(dermatochalasis)(그림 5.1, 5.2)으로 인해 여분의 피부가 실제로 발생할 수 있는데, 이는 유전적 원인으로 이른 나이에서부터 눈꺼풀피부이완증이 발생하는 일부 예외적인 환자를 제외하고는 여분의 피부가 보이는 주된 원인이 대개 아니다. 60세 이하 환자에서 여분의 위눈꺼풀 피부가 보이는 가장 주된 원인은 눈썹 처짐(brow ptosis)때문이다(그림 5.3, 5.4). 고정되어있는 위눈꺼풀 조직 위로 눈썹이 처지게 되면 여분의 피부가 생기게 된다. 여분의 피부가 눈꺼풀피부이완증(dermatochalasis)으로 인한 것이든 눈썹 처짐(brow ptosis)으로 인한 것이든 아니면 두 가지 모두로 인한 것이든 간에, 늘어진 여분의 피부는 첫 번째로 접하게 되는, 자연적으로 형성된 경계선 부위에 걸쳐지고 이를 덮게 되는데(overhang), 위눈꺼풀의

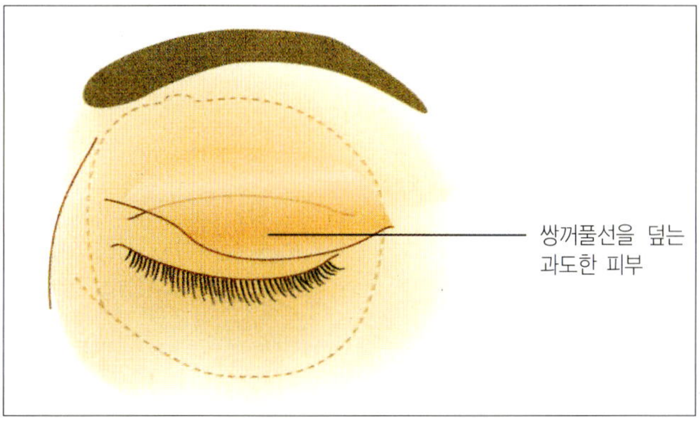

그림 5.1 눈꺼풀피부이완증(dermatochalasis): 눈썹이 처진 경우에 나타나는 가성 여분의 피부("pseudo" redundancy)와 달리, 정상 눈썹 위치에서도 실제로 여분의 피부(skin redundancy)가 있다.

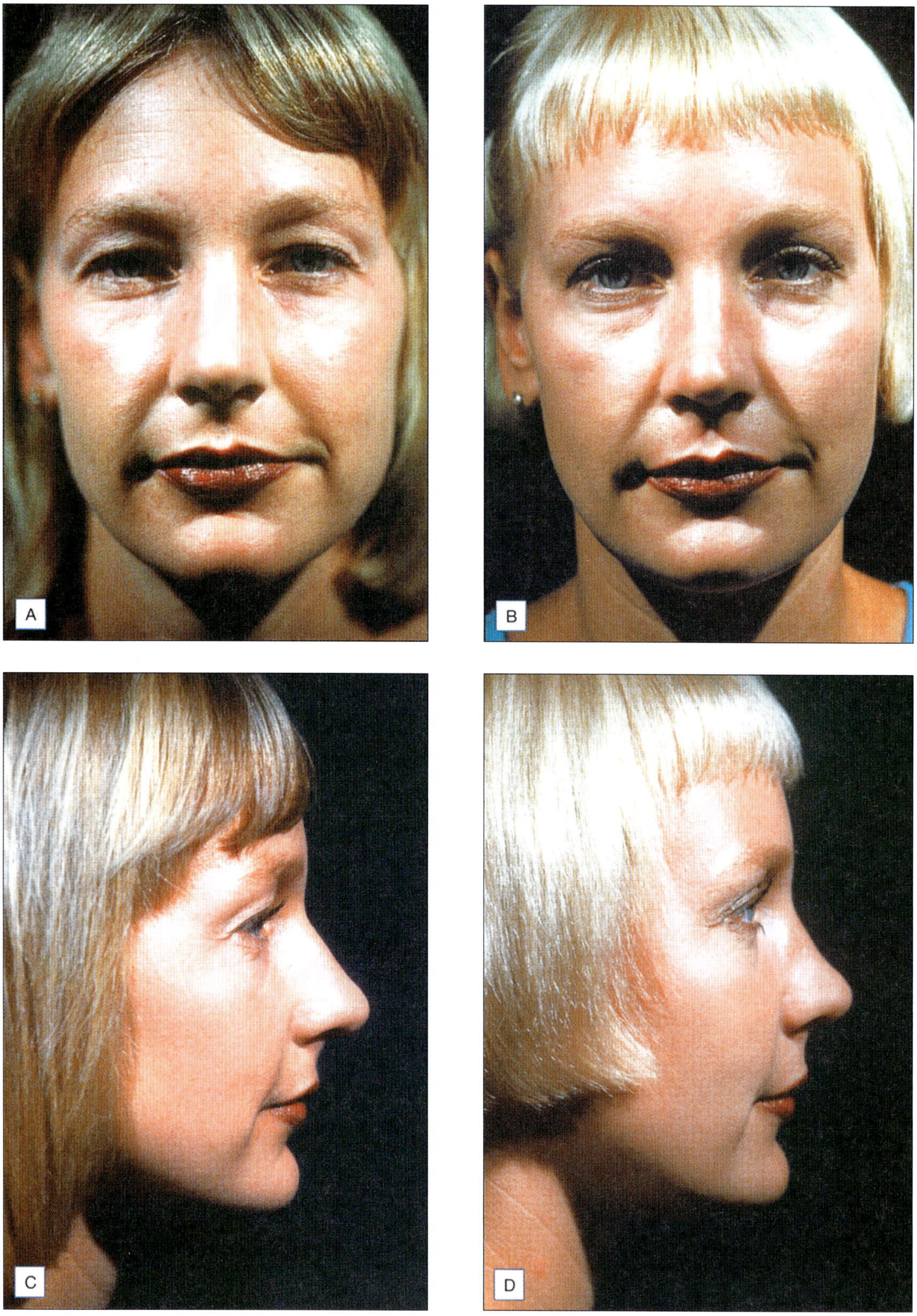

그림 5.2 (A–D) 순수하게 눈꺼풀피부이완증(dermatochalasis)이 있는 26세 여성, 위눈꺼풀성형술(upper lid blepharoplasty) 전, 후의 전면 및 측면 사진

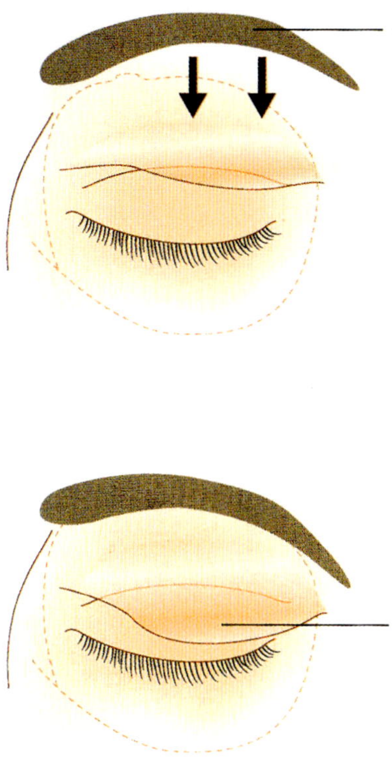

그림 5.3 눈썹처짐(brow ptosis): 눈썹이 내려오면 눈썹과 눈꺼풀 사이의 피부가 더 좁아진 부위에서 밀집되어 여분의 피부("redundancy")가 두드러져 보인다. 사실 어느 정도 진짜 피부이완증(dermatochalasis)이 있는 노인 환자들에서 조차, 위눈꺼풀의 여분의 피부(redundant upper lid skin)로 흔히 진단되고 수술을 받는 경우의 대부분이 대개 눈썹처짐으로 인한 가성 여분의 피부("pseudo" redundancy)이다. 이러한 경우 눈꺼풀 피부를 과도하게(aggressive) 절제하는 것은 해부학적으로 올바른 해결 방법은 아니다.

안쪽눈구석(medial canthus)과 가쪽눈구석(lateral canthus)사이에서는 쌍꺼풀선(superior palpebral crease(SPC))(그림 5.5)이 이러한 경계선의 역할을 하게 된다. 쌍꺼풀선(SPC)은 위눈꺼풀 피부, 눈둘레근, 안와사이막과 위눈꺼풀올림근널힘줄(levator aponeurosis)이 합쳐진(fusion) 유착면에 생기는데(그림 5.6), 그 높이와 모양은 인종간의 차이 속에 유전적인 요소가 더해져 결정된다. 대부분의 동양인에서는 쌍꺼풀선이 거의 존재하지 않거나 3-5 mm의 높이로 낮게 나타나는데, 이것은 서양인에 비해 안와사이막과 눈꺼풀올림근널힘줄사이에 위치하는 안와지방이 보다 더 아래까지 내려와 있기 때문이다. 아래까지 내려와 위치한 안와지방으로 인해 피부-눈둘레근-안와 사이막 복합체(complex)와 눈꺼풀올림근널힘줄 사이에 유착이 생기지 못한 채 속눈썹선 근처까지 내려와서야 결국 합쳐지게 되어 쌍꺼풀선(SPC)이 낮게 형성된다.

쌍꺼풀선은 사실 눈을 뜨게 하기 위해 위눈꺼풀을 잡아당기는 눈꺼풀올림근의 반복적인 수축에 의해 형성되는 주름선으로, 이것이 늘어진 여분의 피부에 대해서는 벨트와 같은 경계선으로 작용하여 그 위로 여분의 피부가 덮이게 된다. 대부분의 백인과 흑인들에게서 쌍꺼풀선은 8~14 mm 정도의 높이로 나타난다. 하지만 같은 높이의 쌍꺼풀선이라 하더라도 눈이 작은 경우에는 더 크게 보이므로 수술 시 눈 크기에 따른 높이의 조절이 필요할 것이다. 쌍꺼풀선이 높으면(higher crease) 피부가 늘어져 덮을 때 완

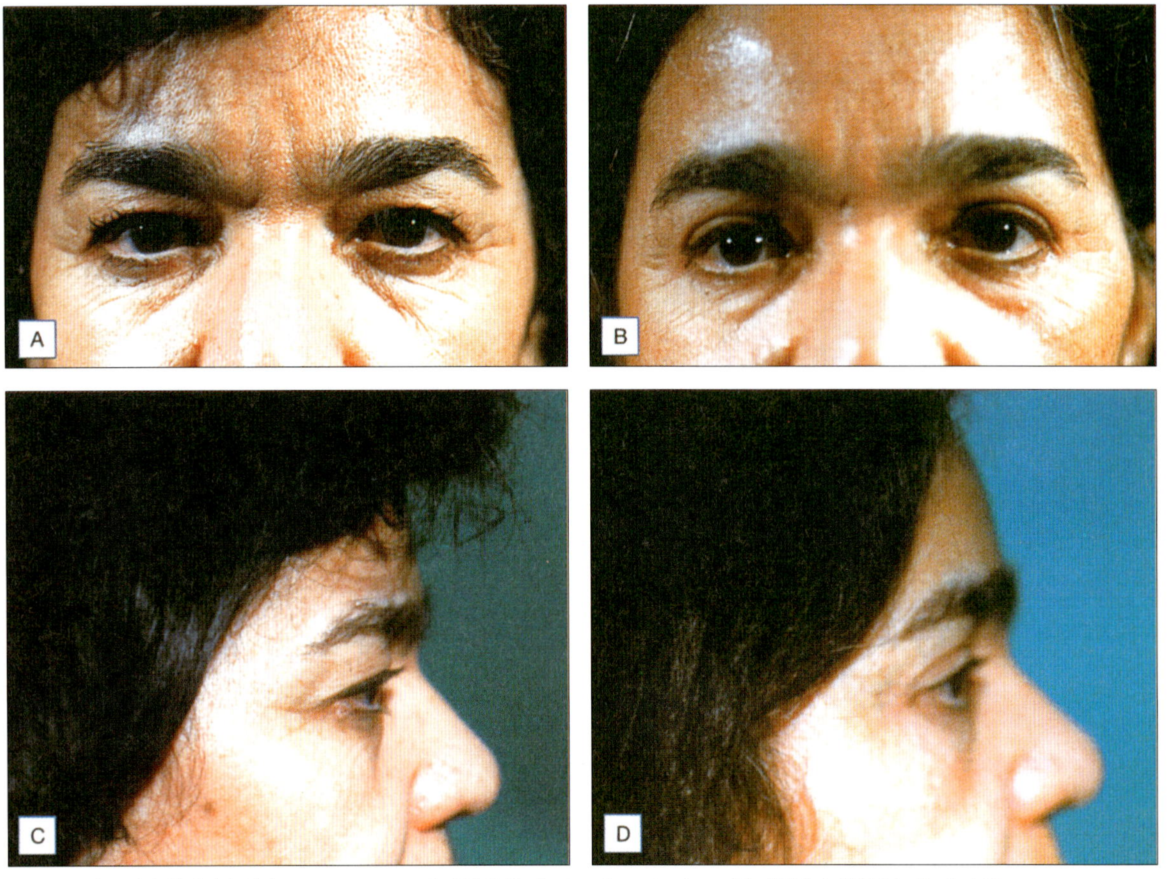

그림 5.4 (A–D) 눈썹처짐이 있어 arcus marginalis의 골막하 박리(subperiosteal release)를 시행한 눈썹올림술 전, 후 사진

충 효과를 더 얻을 수 있다(그림 5.7). 속눈썹선과 쌍꺼풀선 사이 부위를 **위눈꺼풀대**(upper lid platform)라 하는데, 여성들이 아이쉐도우(eye shadow) 화장을 하는 부위이기도 하며, 미용적 관점에서 이 위눈꺼풀대(upper lid platform)는 어느 정도 드러나 보이는 것이 바람직하다.

쌍꺼풀선의 높이가 12~14 mm인 경우 8 mm의 여분의 피부가 덮여도 4~6 mm 가량의 위눈꺼풀대(platform)가 여전히 보이게 되지만, 마찬가지 8 mm의 여분의 피부더라도 쌍꺼풀선의 높이가 8~9 mm인 경우에는 덮인 피부 주름의 경계가 바로 속눈썹선 위치에 놓여지고 위눈꺼풀대(platform)는 보이지 않게 될 것이다.

쌍꺼풀선은 위눈꺼풀을 가로지르는 직선이 아니다. 모양은 다양하지만 대개 초승달 모양(crescent-shaped)으로 일반적으로 동공 중심에서 그 높이가 가장 높고, 가쪽(lateral)은 다소 낮아 최대 높이의 60~90%이며, 안쪽(medial)은 더 낮아 종종 최대 높이의 50% 이하가 된다.

동양인의 눈을 가진 일부 환자들은 쌍꺼풀선이 가쪽으로 가도 그 높이가 유지되거나 오히려 높아지기도 해서 쌍꺼풀선이 가쪽을 향해 위로 경사지어 보이기도 한다(그림 5.6C). 높이나 모양에 관계없이 쌍꺼풀선(SPC)

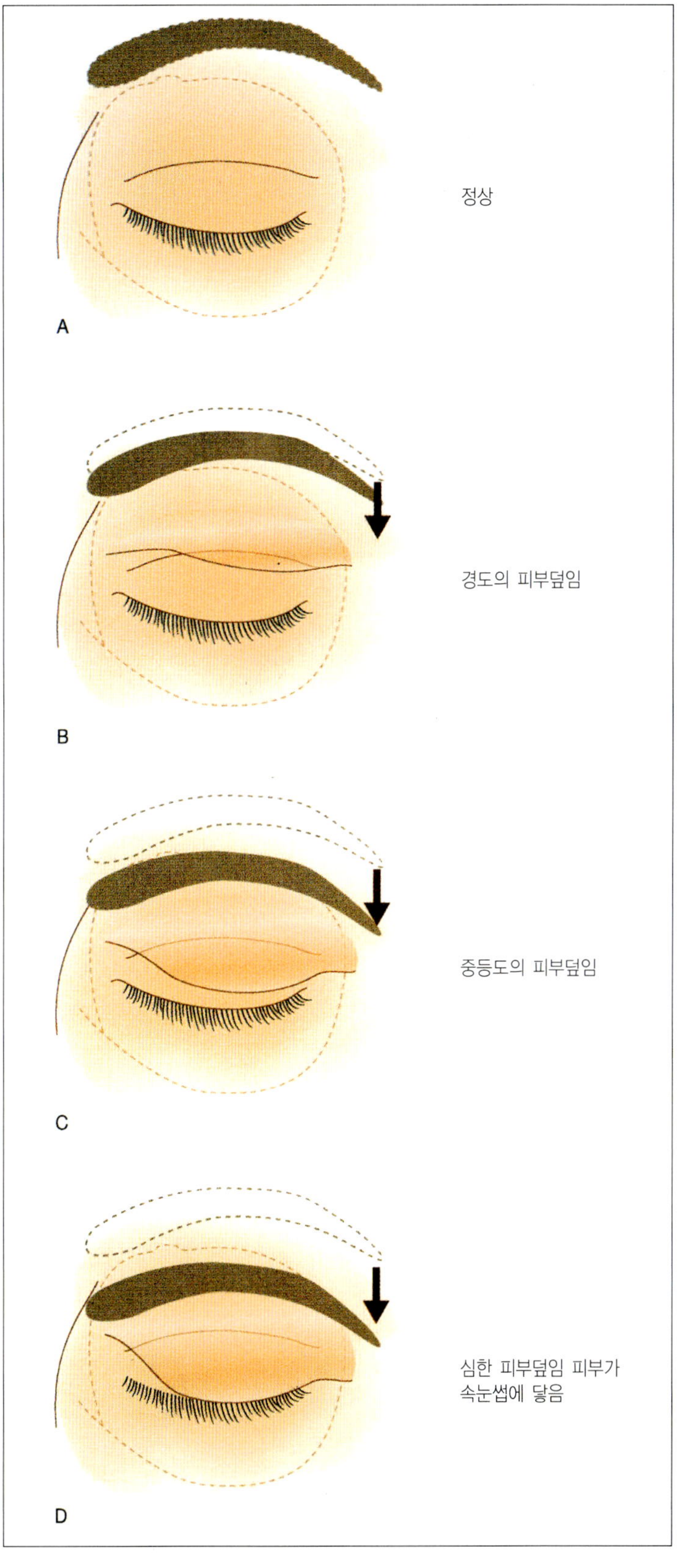

그림 5.5 (A) 눈썹의 정상 위치. 위눈꺼풀고랑(upper lid sulcus)의 윤곽과 쌍꺼풀선(upper lid crease)이 뚜렷하고 위눈꺼풀대(upper lid platform) 전체가 보인다. (B) 경도의 눈썹처짐은 눈꺼풀고랑이 일부 사라지고 쌍꺼풀선을 2-3 mm의 피부가 덮어 위눈꺼풀대(platform)를 살짝 가리게 된다. (C) 중등도의 눈썹처짐은 눈꺼풀고랑이 더욱 소실되고 쌍꺼풀선을 4-8 mm의 피부가 덮어 위눈꺼풀대(platform)의 상당부분을 가리게 된다. (D) 심한 눈썹처짐은 눈꺼풀고랑이 완전히 소실되고 쌍꺼풀선을 9-10 mm의 피부가 덮어 속눈썹에 걸쳐 있기도 하고 종종 눈꺼풀테 너머까지 처져 있기도 하다.

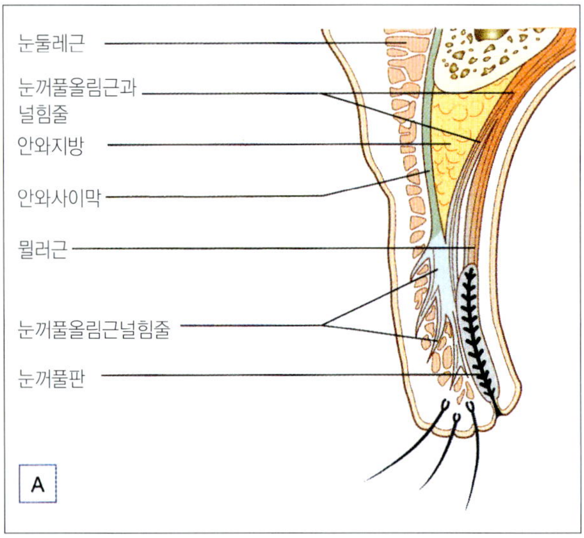

그림 5.6 쌍꺼풀선(SPC)의 형성(formation)과 해부학적 변이(variations): (A) 형성 (B) 쌍꺼풀선 높이의 변이에 대한 해부학적 기초 (C) 쌍꺼풀선 형태의 변이

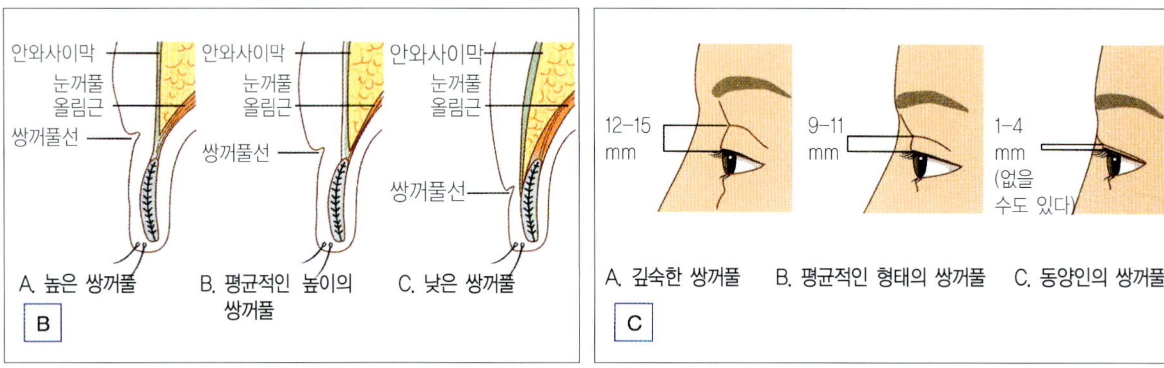

은 가쪽눈구석 레벨에서 갑작스럽게(roughly) 끝나게 되고 여분의 피부에 대한 쌍꺼풀선의 경계선(barrier) 역할도 이 부위에서 끝나게 된다(그림 5.8A). 그 바깥쪽에서의 경계선(barrier) 역할은 가쪽눈구석(lateral canthus)에서 안와가장자리(orbital rim)를 향해 살짝 위로 경사져 생기는 주름선(crease), 즉 **가쪽눈구석주름(lateral canthal crease)(LCC)**이 담당하게 되는데, 가쪽눈구석 부위에서 이들 두 경계선의 높이 차이, 즉 쌍꺼풀선(SPC)의 끝 지점 높이에 비해 가쪽눈구석주름(LCC)의 시작 지점 높이가 너무 낮아(drop), 이 두 지점 사이의 여분의 피부가 아래로 경사지며(down slant) 늘어지게 되어(collapse), 가쪽피부덮임(lateral hood effect)이 발생한다(그림 5.8B). 가쪽피부덮임(lateral hooding)을 교정하는 가장 합리적이며 해부학적인 접근은 그 원인을 교정하는 것이다. 〈p.58〉 눈썹처짐(brow ptosis), 특히 가쪽눈썹처짐(lateral brow ptosis)이 주된 원인이라면 눈썹올림술(brow lift)을 통해 눈썹을 보다 위쪽으로 재위치시키는 것을 먼저 고려하여야 한다. 보툴리눔 독소, 절삭형(ablative) 또는 비절삭형(nonablative) 박피술(resurfacing), 고주파를

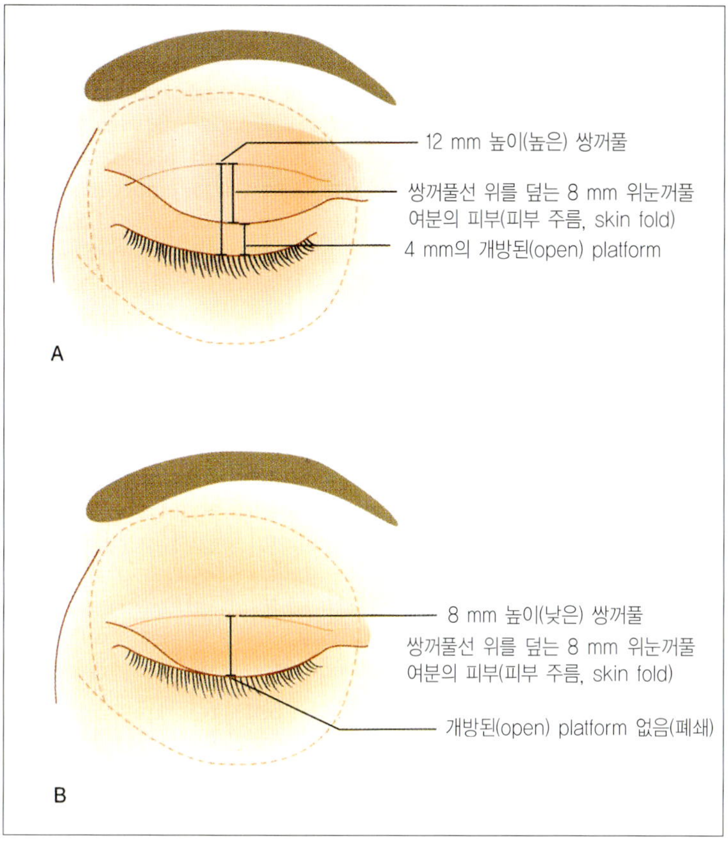

그림 5.7 (A, B) 높은 쌍꺼풀선의 장점들: 12 mm 높이의(상대적으로 높은) 쌍꺼풀선 위로 8 mm 여분의 피부가 덮이면 4 mm의 개방된(open) 위눈꺼풀대(platform)가 남는다. 8 mm 높이의(낮은) 쌍꺼풀선 위로 8 mm 여분의 피부가 덮이면 개방된 위눈꺼풀대는 없고 50-90%의 위눈꺼풀대 면적(platform surface)를 소실하게 된다.

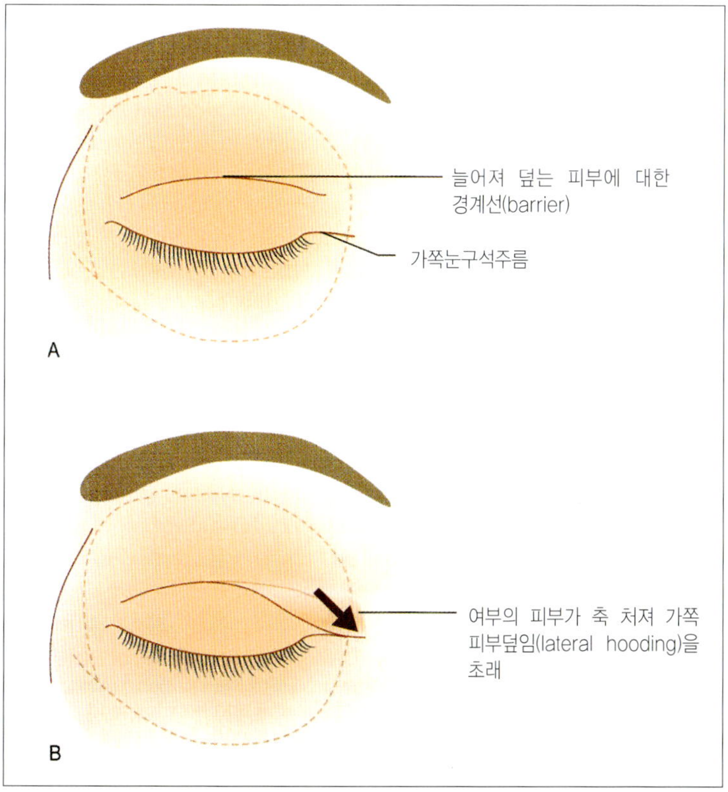

그림 5.8 (A, B) 쌍꺼풀선(SPC)과 가쪽눈구석주름(LCC)의 경계선 효과(barrier effect): 쌍꺼풀선은 가쪽눈구석 레벨의 수 mm 위에서 끝나고 따라서 쌍꺼풀선을 덮는 여분의 위눈꺼풀 피부에 대한 쌍꺼풀선의 경계선 효과(barrier effect)도 여기에서 끝난다. 보다 가쪽 부위에서의 경계선의 역할은 쌍꺼풀선의 끝지점보다 수 mm 아래인 가쪽눈구석 자체에서 시작하는 가쪽눈구석주름(LCC)이 담당한다. 이 때 쌍꺼풀선의 끝지점과 가쪽눈구석주름의 시작지점 사이의 높이 차이로 인해 이 부위의 피부가 아래로 축 처져 가쪽피부덮임(lateral hooding)을 초래한다.

이용한 피부강화법(tightening)법(Thermage, Thermage Inc., Hayward, CA) 등도 일부에서는 어느 정도 도움이 될 수 있지만, 대부분 효과가 충분하지 않아, 많은 환자들이 보톡스(Botox)(Allergan Inc., Irvine, CA)의 반복 비용이나 상대적으로 고가인 비절삭(nonablative) 치료의 불확실하고 실망스런 결과들로 인해 더 이상의 치료 자체를 망설이게 된다. CO_2 레이저 박피술로 이마를 탱탱하게 하고 눈썹을 끌어 올려 처진 위눈꺼풀 피부를 위로 당길 수 있지만, 위험성과 함께 어렵고도 긴 회복 과정으로 인해 적용이 제한적이다. 내시경(endoscopic)이나 관상절개(coronal)를 이용한 눈썹올림술(brow lifting)이 결과를 가장 잘 예측할 수 있고 또 해부학적으로 눈썹을 원위치시키며 심한 가쪽피부덮임(lateral hooding)을 교정할 수 있는 방법이지만, 이러한 침습적인 수술에 대해서는 환자들이 주저하는 경향이 있다.

이보다 덜 침습적인 눈꺼풀경유 눈썹올림술(transpalpebral browpexy)은 저자들의 견해로는 효과가 적고 결과 예측이 어려운 방법이다. 위눈꺼풀 피부 자체로만 보자면 레이저 박피술을 이용하여 여분의 피부량을 줄이는 것 이외에 또 다른 대안은 여분의 피부를 잘라내는 것이지만, 너무 과도하게 눈꺼풀 피부를 절제하면 끔찍한 결과가 초래될 수 있어,

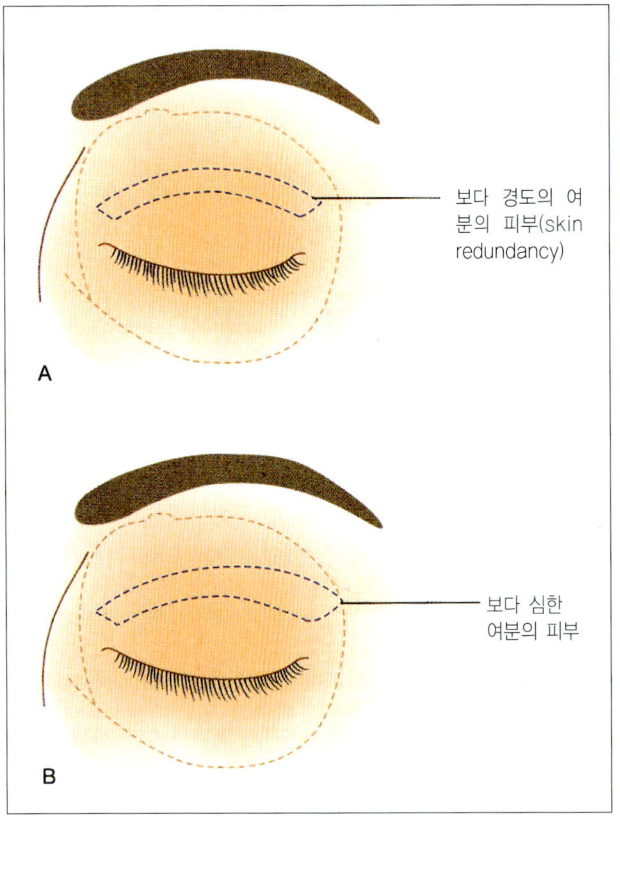

그림 5.9 전통적인 위눈꺼풀 피부 절제 도안. (A) 보다 경도의 여분의 피부(skin redundancy) 경우. (B) 보다 심한 여분의 피부 경우. 아래쪽 절개선은 형태에 관계없이 기존의 쌍꺼풀선을 따르고 기존의 쌍꺼풀선 끝 위치에 따라 가쪽눈구석에 얼마나 가깝게 근접할 지 또는 가쪽 쌍꺼풀선을 얼마나 낮게 할지가 결정된다. 가쪽눈구석을 지나 바깥쪽으로 연장할 경우 전통적으로는 가쪽 안와 가장자리를 넘지 않는 것으로 알려져 있다.

눈이 덜 감겨 토끼눈증(lagophthalmos)과 노출성 각막염(exposure keratitis)이 생길 위험뿐 아니라 처져 있던 눈썹을 더욱 아래로 잡아 끌어내리는 결과가 초래된다. 또 이를 교정한다고 위눈꺼풀 피부를 과도하게 제거한 후 다시 눈썹올림술(brow elevation)을 시행하게 되면 눈꺼풀 피부 부족으로 인한 토끼눈증(lagophthalmos)이 더욱 악화될 것이다.

경도 또는 중등도의 가쪽피부덮임(lateral hooding)일지라도 이를 교정하지 않고 남긴다면 위눈꺼풀성형술의 만족도를 떨어뜨리게 된다. 여분의 피부가 가쪽눈구석(lateral canthus)을 덮는 것은 매우 흔한 소견이지만 많은 환자들이 앞서 기술한 여러 이유로 위눈꺼풀성형술 이외에 추가 시술을 원하는 경우가 많지 않아 전통적인 위눈꺼풀성형술에서는 기본적인 피부 절제에 추가하여 가쪽의 피부를 뿔(cone) 모양으로 절제하여 가쪽피부덮임(lateral hooding)을 교정하고자 해왔다(그림 5.9).

전통적이고 기본적인 형태의 눈꺼풀성형술에서 피부 절제의 아래쪽 절개선은 기존의 쌍꺼풀선(SPC)을 따르는데, 더러 가쪽으로 가며 너무 낮아져 가쪽눈구석 위 4-5 mm까지 내려오기도 한다. 따라서 가쪽 위눈꺼풀 피부가 늘어져 있는 환자에서는 아래쪽 절개선을 가쪽안와가장자리(lateral orbital rim)를 향해 위쪽으로 꺾어 올려 도안하는 것이 좋다.

전통적인 도안법은 절개선을 따라 흉터가 눈에 띌 우려로 인해 가쪽안와가장자리를 넘지 않도록 해왔는데, 그러나 이러한 보수적인 피부 절제만으로는 가쪽피부덮임(hooding)을 적절하게 교정할 수 없고 환자의 만족도가 떨어지게 된다. 전통적인 도안법대로 가쪽의 아래쪽 절개선을 낮게 만든 채 피부덮임을 해결하려면 가쪽 피부를 많이 절제해야 하는데 이런 경우 일단은 피부덮임(hooding)이 감소하겠지만, 결과적으로는 가쪽 눈썹을 아래로 더 끌어 당기는 효과를 유발한다. 이로 인해 시간이 지나며 가쪽눈썹처짐이 더 진행하면 여분의 피부가 가쪽 눈꺼풀대(platform)를 하외측으로 경사진 형태(늘어진 S자 형태)로 덮게 되어 보기가 흉하게 될 것이다.

이것은 이전 수술 시 가쪽눈구석 레벨에서 여분의 피부에 대해 경계선(벨트) 역할을 해 줄 쌍꺼풀선이 너무 낮게 설정되어 여분의 피부를 제대로 완충해주지 못하기 때문에 이 부위에 피부가 더 쉽게 덮여 발생하는 것이다. 수술 시 원래의 쌍꺼풀선(SPC)과 가쪽 절개 도안선 사이에 이루는 각이 작을수록(예각일수록) 이 부위에 피부가 더 쌓이게 되어 가쪽피부덮임(lateral hooding)의 교정이 덜 되거나 결국 이를 악화시키게 된다.

눈썹올림술(brow lifting)과 같은 다른 시술을 원하지 않는 환자들에게서 가쪽피부덮임(lateral hooding) 문제를 해결하기 위해 저자는 1980년대 후반 이래로 위눈꺼풀 피부 절제 도안을 변형하여 사용해왔고, 시간이 지나며 가쪽피부덮임의 심한 정도에 따라 가쪽 절개에 대한 기준(criteria)을 만들게 되었다. 앞서 기술한대로 높은 쌍꺼풀선은 여분의 피부을 완충해 주는 경계선(벨트)의 역할을 한다. 저자의 방법의 기본적인 개념은 가쪽

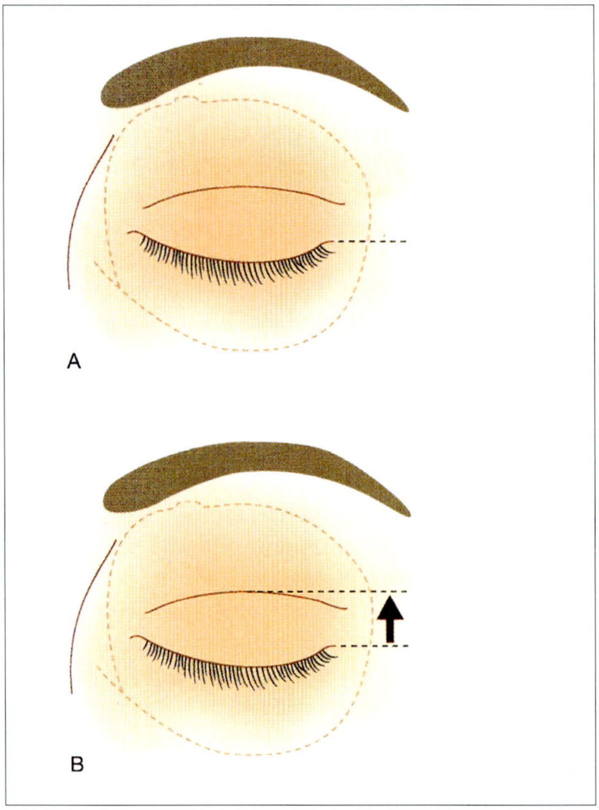

그림 5.10 (A, B) 새로운, 높은 경계선을 만드는 개념. 피부 절제 예정선의 아래쪽 절개선을 만들 때 원래 쌍꺼풀선을 끝까지 따라가지 않고 원래 쌍꺼풀선의 정점과 가쪽 끝지점 사이에서 분리하여 도안한다. 최종적인 쌍꺼풀선 흉터는 새롭게 더 높은 경계선을 만들게 되어 원래 쌍꺼풀선의 끝지점과 가쪽눈구석 레벨에서의 다음 경계선인 가쪽눈구석주름 사이에 있던 가쪽피부처짐(collapse)을 제거하게 된다.

절개선을 의도적으로 높게 잡아 상대적으로 높은 가쪽 경계선을 만들고 또 이 선이 쌍꺼풀선(SPC)과 연속되게 이어지도록 하는 것이다(즉 높은 쌍꺼풀선(SPC)의 적절한 경계선 효과를 가쪽까지 계속 유지하는 것이다). 이렇게 하면 쌍꺼풀선 흉터가 높게 자리잡은 가쪽 경계선으로 연장되게 된다(그림 5.10, 5.11). 가쪽피부덮임(lateral hooding)을 교정하기 위해서는 가쪽의 경계선을 원래의 쌍꺼풀선의 바깥쪽 절반 부위 중 한 군데에서 원래 쌍꺼풀선의 정점 높이와 비슷한 높이로 시작하여 눈썹의 끝 지점까지 이 높이보다 낮아지지 않도록 하며 도안하여야 한다. 가쪽으로 연장된 경계선을 높게 설정할수록, 이 부위에서의 피부 절제량을 최소화하고 피부를 보존할 수 있어, 결과적으로 눈썹을 아래로 잡아당기는 효과 또한 최소화할 수 있다. 이렇게 하여 10 mm 높이의 가쪽 연장선을 만들면 그 위로 여분의 피부가 3~5 mm 정도 덮여도 가쪽눈구석부위가 충분히 열린 형태를 띠게 된다(그림 5.7, 높은 쌍꺼풀선의 개념과 장점 참조). 원래의 쌍꺼풀선이 가쪽 끝 지점에서 높이가 너무 낮아져 가쪽눈구석에 매우 가까워지는 경우가 종종 있으므로, 적절한 높이를 얻기 위해서는 아래쪽 절개 도안선을 원래 쌍꺼풀선의 가쪽 끝 지점보다 이전 부위에서 분리하여 도안하여야 한다. 분리되는 지점은 원래의 쌍꺼풀선의 높이와 가쪽피부덮임(lateral hooding)의 정도에 따라 결정되지만 눈꺼풀테 위로 최소한 8~9 mm(역

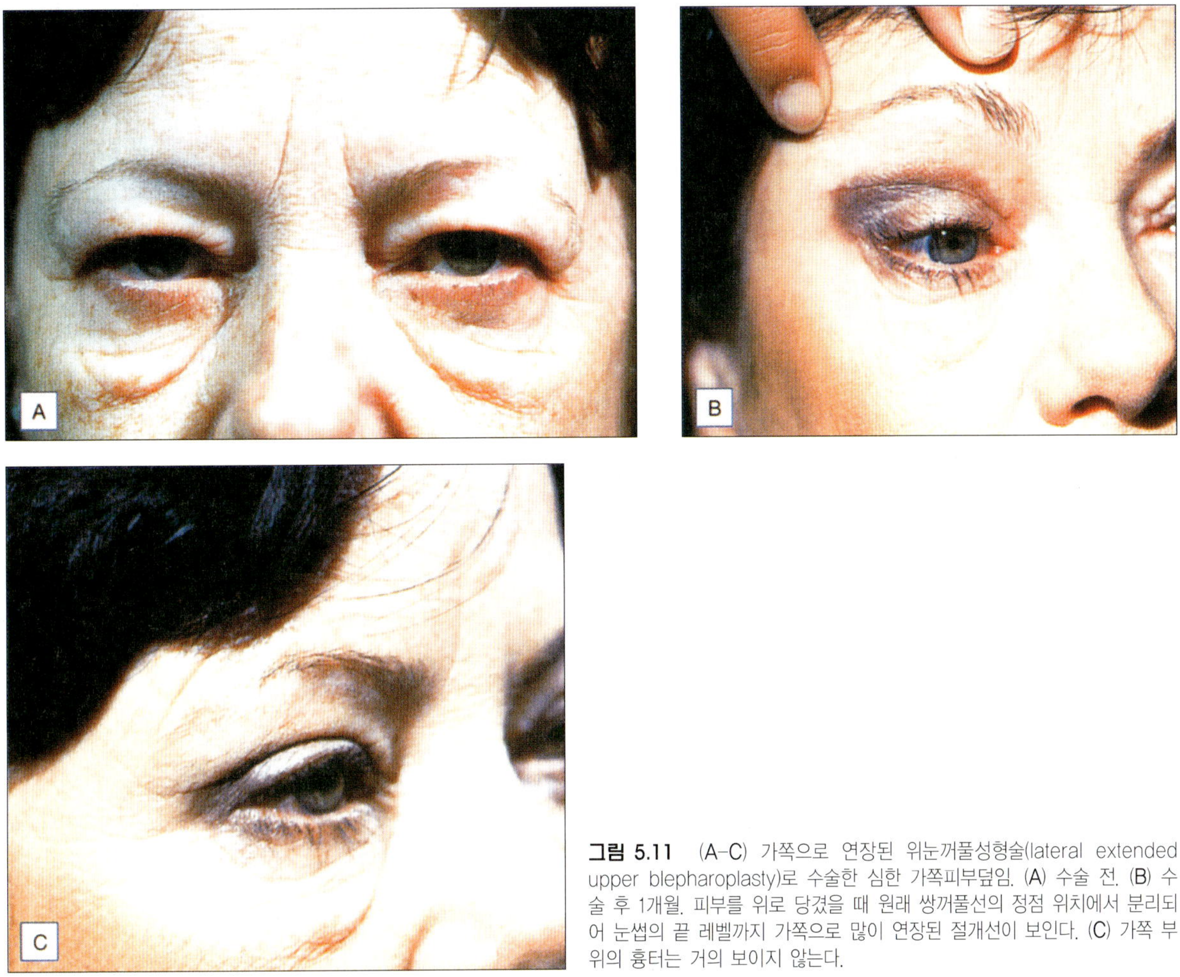

그림 5.11 (A–C) 가쪽으로 연장된 위눈꺼풀성형술(lateral extended upper blepharoplasty)로 수술한 심한 가쪽피부덮임. (A) 수술 전. (B) 수술 후 1개월. 피부를 위로 당겼을 때 원래 쌍꺼풀선의 정점 위치에서 분리되어 눈썹의 끝 레벨까지 가쪽으로 많이 연장된 절개선이 보인다. (C) 가쪽 부위의 흉터는 거의 보이지 않는다.

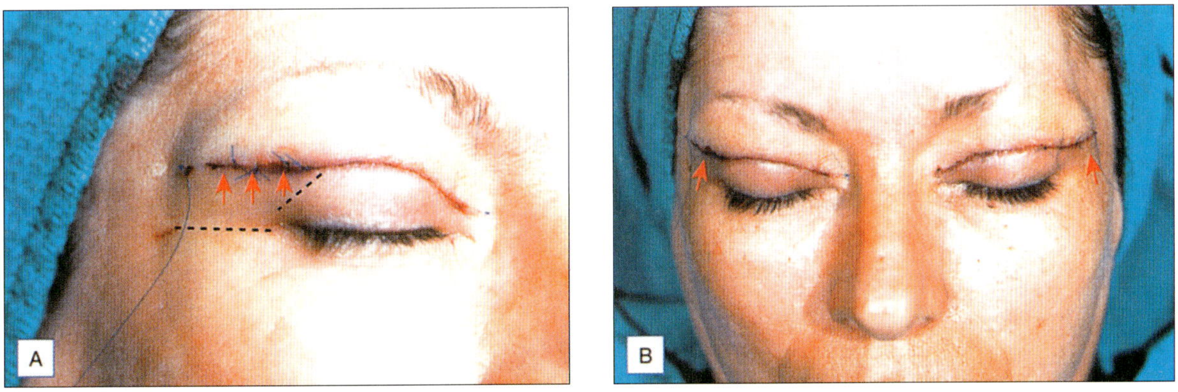

그림 5.12 (A, B) 절개선 도안. 가쪽눈구석 레벨에서 절개선의 높이와 절개선이 어떻게 바깥쪽으로 향하는지 그리고 눈썹의 끝 지점과 가쪽눈구석주름(lateral canthal crease)의 가상 연결선 중간 지점에서 절개선이 끝나는 것을 볼 수 있다. 결과적으로 생기는 흉터가 새로운 경계선이 된다(빨간 화살표들); 한편 가쪽피부덮임을 조장했던 예전의 경계선도 보인다(검은 점선).

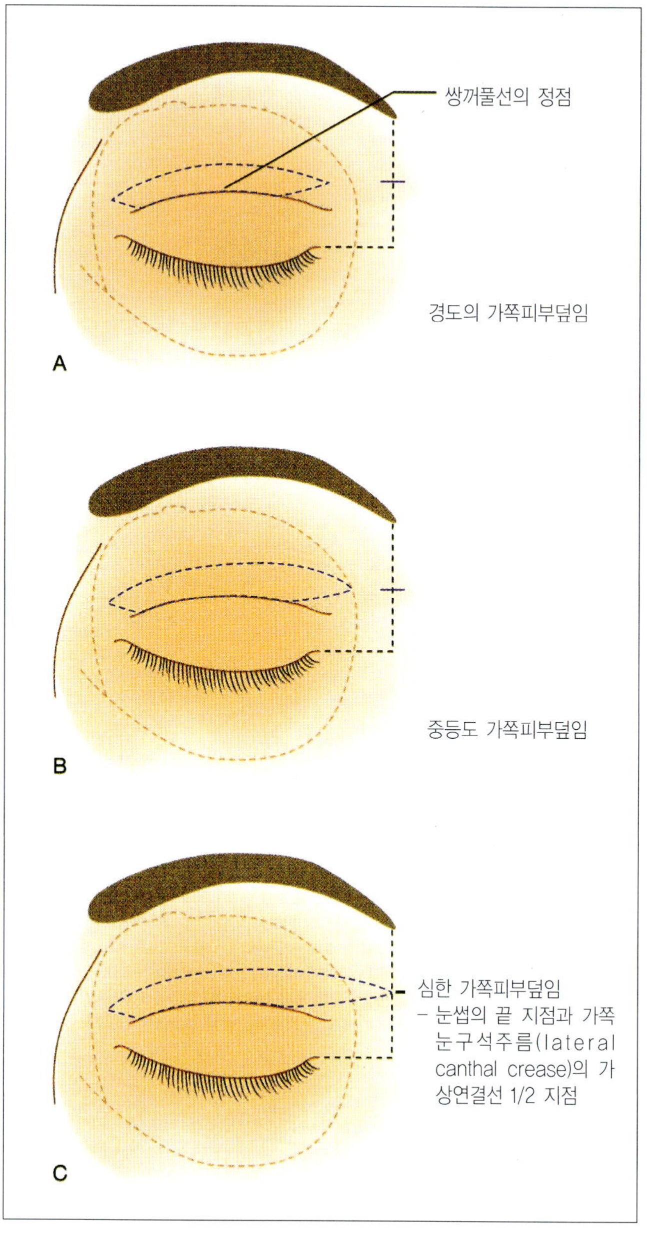

그림 5.13 가쪽피부덮임을 교정하기 위한 가쪽 피부 절개선 도안. (A) 경도의 가쪽피부덮임. (B) 중등도 가쪽피부덮임. (C) 심한 가쪽피부덮임

주: 한국인은 6~7 mm?) 높이의 지점이어야 하고, 아주 심한 경우에는 10~13 mm(역주: 한국인은 8~10 mm?)까지 높아질 수도 있다. 한편 가쪽 연장선의 끝 지점은 눈썹의 끝과 가쪽눈구석주름(lateral canthal crease)의 가상 연결선의 중간 지점이며(그림 5.12), 연장선의 경사도는 피부덮임(hooding)이 적을수록 더 위쪽으로 향해 기울어지고, 반면 피부덮임(hooding)이 심할수록 가쪽 연장선이 쌍꺼풀선의 정점(최대 높이) 근처에서 시작되어 거의 편평한, 완만한 경사를 갖게 된다. 저자의 경험을 정리하자면 기존의 쌍꺼풀선에서 새로 도안하는 아래 절개선의 가쪽 연장선

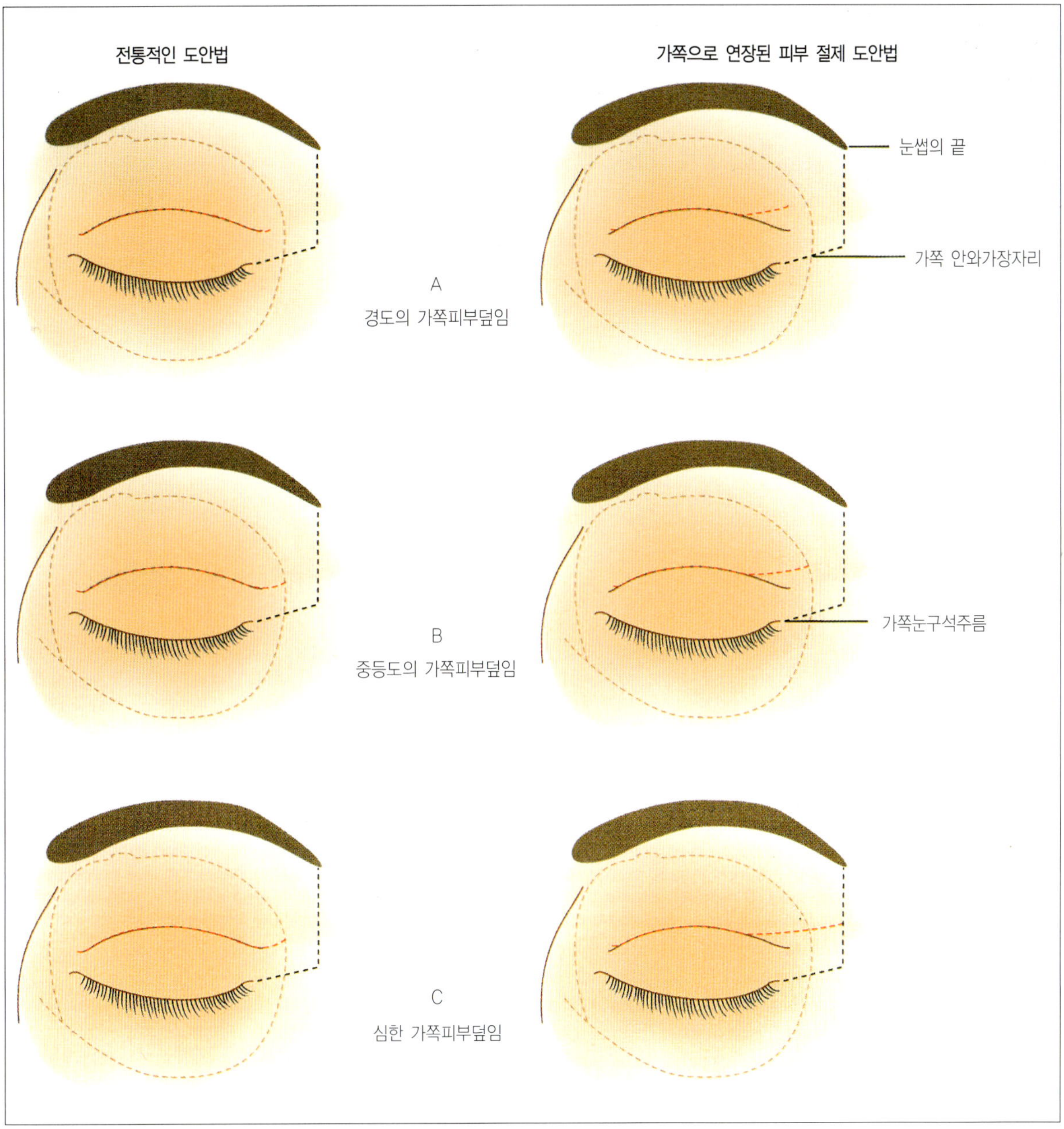

그림 5.14 "전통적" 도안법과 가쪽으로 연장된 피부 절제(laterally extended skin excision) 도안법("Eremia" 도안법)의 위눈꺼풀성형술 흉터 비교. (A) 경도의 가쪽피부덮임. (B) 중등도 가쪽피부덮임. (C) 심한 가쪽피부덮임

이 어디에서 시작하건 간에, 연장선의 형태와 흉터를 감추기 위해 고려할 때 바람직한 끝 지점은 눈썹의 가쪽 끝과 가쪽눈구석주름 사이의 중간 부위이다(그림 5.13, 5.14). 흉터가 보이는 것에 대한 두려움은 잘못 알려진 것이다. 남은 여분의 피부가 흉터를 적당히 덮어 가려줄 것이다(그림 5.15, 5.16). 더군다나 가쪽 절제를 눈둘레근 말고 피부에만 국한하여 시행한다면 경계선의 역할을 할 적당한 흉터는 형성되고, 비록 흉터를 덮을 여분의

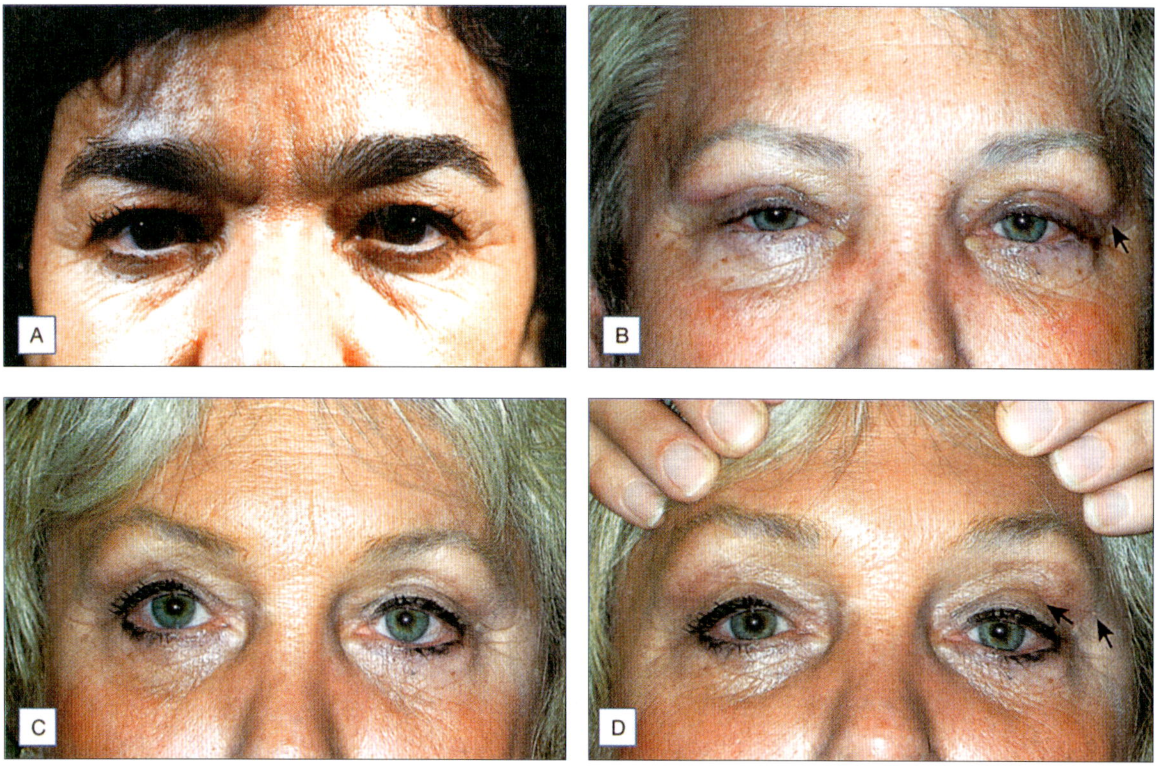

그림 5.15 정면 사진

피부가 없다 하더라도 수개월이 지나면 흉터가 거의 안보일 정도로 희미해지게 된다. 지난 15년동안 수백명의 환자들이 이러한 가쪽으로 연장된 눈꺼풀성형술 절개법(lateral extended blepharoplasty incision)으로 매우 만족스러운 결과를 얻었으며 흉터가 보인다거나 인상이 부자연스럽다고 불평한 경우도 없었다. 저자는 2003년 1월 미국미용수술학회(American Academy of Cosmetic Surgery) 학술대회에서 이와 같은 개념과 수술방법, 결과를 발표한 바 있다. 최근 Har-Shai와 Hirshowitz는 13년 동안 301명의 백인 환자들에게서 높은 쌍꺼풀선과 함께 안와가장자리(orbital rim)를 넘고 심지어 눈썹의 가쪽 끝을 넘는 연장선으로 수술을 하여 흉터가 남지 않고 별다른 문제 없이 매우 만족스러운 결과를 얻었다고 보고하여 이 방법의 안전성을 확인해주었다. 2003년 5월 Widgerow는 59명의 환자를 대상으로 유사한 개념이지만 가쪽 안와사이막앞 눈둘레근(preseptal orbicularis oculi muscle)을 절제하는 방법에 대한 결과를 보고하였다. 경험이 많은 술자들은 가쪽피부덮임(lateral hooding)을 교정하기 위해 위눈꺼풀 절개선을 직관적으로 어느 정도씩 변형할 것이다.

그러나 많은 술자들이 특히 어두운 피부색의 IV~V형 피부타입(phototype)의 환자에서 눈에 띄는 흉터에 대한 두려움으로 충분히 높게

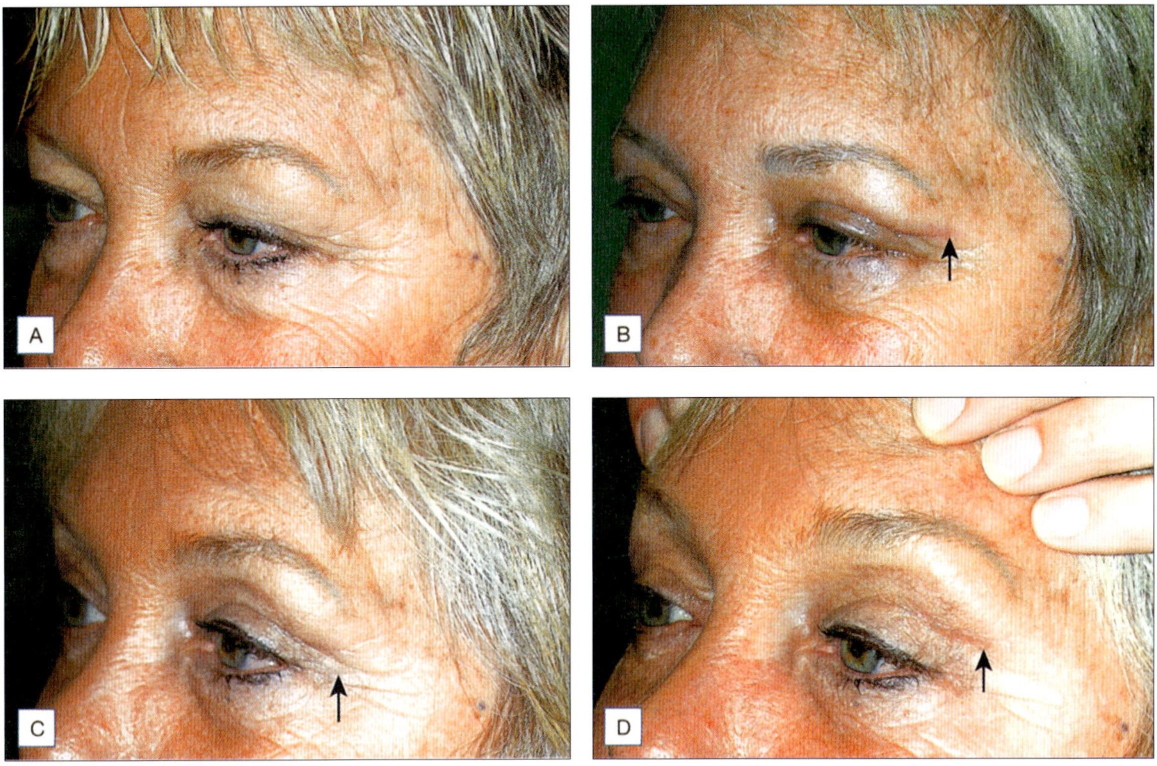

그림 5.16 3/4 측면 사신. (A) 수술 전. (B) 수술 후 6일째. (C, D) 수술 후 2개월째. B와 D에서 원래 쌍꺼풀로부터 분리되어 가쪽 안와가장자리를 넘어 높게 연장된 절개선이 높은 경계선(barrier)을 형성한 것을 보여준다. C에서 보수적인 피부 절제로 인해 남은 여분의 피부가 살짝 흉터를 덮어 감춰주는 것을 볼 수 있다. 또한 B에서 수술 후 6일째, 절개선 위치를 볼 수 있다. (D) 수술 후 2개월째, 피부를 들어 올려 흉터의 양상과 이것이 경계선으로서 작용하는 것을 확인하여 보여준다; 화살표는 원래의 쌍꺼풀선으로부터 분리된 절개선 흉터가 높게, 가쪽으로 연장된 선을 이루는 것을 가리킨다. 남은 피부가 흉터를 덮어 C에서 흉터는 보이지 않는다. A의 수술 전 모습과 비교할 때 C에서는 가쪽 눈꺼풀대(platform)가 많이 개방되어 보이는 것을 알 수 있다.

또 가쪽안와가장자리를 넘어 충분히 바깥쪽으로 연장하는 것을 주저할 것이다. 문헌상의 보고는 없었지만, 연장선을 충분히 길게 하는 눈꺼풀성형술을 직관적으로 시도하였던 일부 술자들이 만족스럽지 못한 흉터를 경험해보았을지 모른다. 만약 그렇다면, 이는 아마도 근육을 절제해서이거나(이는 불필요하고 흉터를 두드러지게 한다), 가쪽 연장선의 경사를 너무 아래쪽을 향하게 하거나(down slant)(슬퍼보이는 눈이 된다), 과도한 피부 절제(눈썹을 아래로 잡아당기고 부자연스러운 눈꺼풀고랑(sulcus appearance)을 만들 수 있다)때문일지 모른다. 봉합 방법도 또한 흉터를 줄이는 데 중요한데, 이는 뒷부분에 다시 설명할 것이다.

Har-Shai의 논문에서는 일부 까다로운 환자들이 가쪽 흉터에 대해 불만을 제기했던 경우가 있었다. 하지만 저자의 초기 및 최종 흉터에 대한 경험과 다양한 환자들에 대한 경험으로는 매우 긍정적이었다. 가쪽 연장 절제나 아니면 앞서 언급했던 몇 가지 대안이 될 수 있는 다른 시술들에 대해 설명을 듣고 결국 방법을 선택하는 것은 궁극적으로는 환자일 것이다.

환자 평가 (Patient Evaluation)

눈꺼풀성형술을 원하는 환자의 동기는 매우 다양하다. 구체적인 불편사항(complaints)을 호소하면서 현실적인 기대치를 갖고 있는 환자들이 일반적으로 가장 좋은 대상군이다. 환자들이 호소하는 불편함은 위, 아래 눈꺼풀의 주머니처럼 두둑하게 처진 살(bag)과 눈 주변의 주름, 눈 밑 다크써클, 눈썹 처짐, 피부 늘어짐과 시야 장애까지 다양하다. 이번 장에서는 위눈꺼풀과 이마에 주안점을 두고 살펴보고자 한다. 위눈꺼풀에 얼마나 많은 여분의 피부가 있는지 특히 가쪽눈구석 부위를 잘 살펴보아야 하는데, 피부 과다(excess skin)와 눈썹 처짐을 구분해야 한다. 눈꺼풀 피부에 대해 보다 더 정확히 살펴보기 위해 이마를 손으로 끌어 올려 눈썹을 정상적인 위치에 위치하도록 하고 이 상태에서의 눈꺼풀의 피부덮임 정도를 살펴본다. 정상적으로 눈썹은 안와가장자리(orbital rim) 내지 바로 위에 위치하여야 한다. 눈가 피부, 특별히 가쪽피부덮임(lateral hooding)의 정도는 반드시 기록하고 환자와 이에 관해 미리 상의하여야 한다. 또 기존의 쌍꺼풀선의 높이와 형태, 전반적인 모양을 파악한다. 일반적으로 서양인의 쌍꺼풀선 평균 높이는 동공 중심 레벨에서 속눈썹 위 8~14 mm(역주: 한국인은 남자 6~7 mm , 여자 7~8 mm) 정도이다. 위눈꺼풀주름(upper lid fold) 역시 살펴보는데, 대개 젊은 환자들은 쌍꺼풀선 위로 매우 적은 양의 피부만이 덮여져 있다. 나이가 들고 또 눈썹 처짐이 있다면 위눈꺼풀주름이 더 조장될 것이다. 위눈꺼풀고랑(superior sulcus) 또한 확인하는데, 젊은 환자들에서 눈꺼풀고랑은 특징적으로 편평하거나 꺼진 형태이지만, 위눈꺼풀 피부 자체가 점점 늘어나며(progressive stretching) 눈꺼풀피부이완증(dermatochalasis)이 진행되면 눈꺼풀 고랑이 사라지기도 한다.

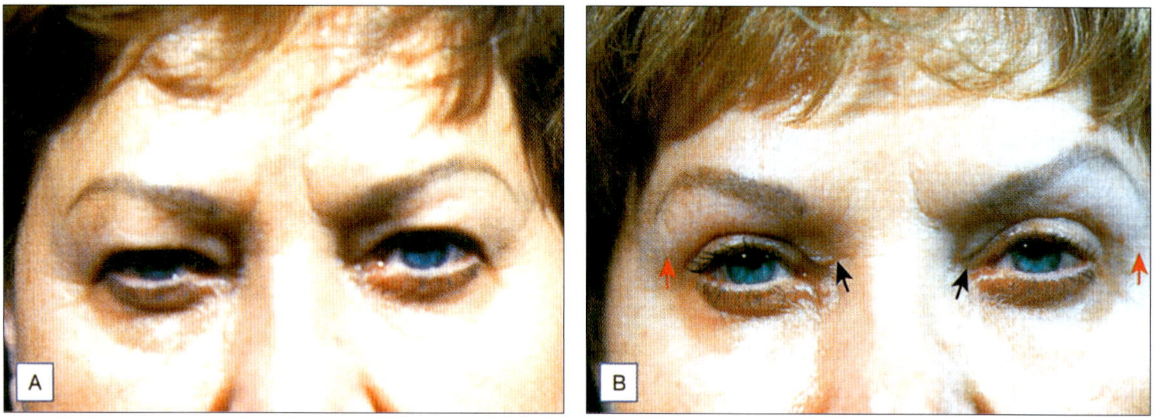

그림 5.17 (A) 수술 전 모습. (B) 수술 후 1달째. 피부 절제의 안쪽 끝이 살짝 위로 올라간 것을 볼 수 있다(검정 화살표). 또한 환자가 눈썹을 치켜뜨는 경향이 있는 왼쪽 눈에서만 가쪽 연장선의 흉터가 희미하게 보이고 있다. 눈썹 위치가 정상에 가까운 오른쪽 눈에서는 흉터 위로 피부가 살짝 덮여 흉터가 보이지 않는다(빨간 화살표).

반면 마른 노인 환자들에서는 안와지방 위축(fat atrophy)으로 인해 종종 깊은 눈꺼풀고랑(deep superior sulcus)을 볼 수도 있다. 양쪽의 대칭성 역시 점검해야 하는데, 비대칭은 대부분 양쪽의 눈썹 처짐 정도의 차이에 의하며 간혹 한쪽 이마올림근(frontalis muscle)의 비대(hypertrophy)로 인한 기능적인 차이일 수도 있다. 한쪽 눈썹 위에 더 깊은 주름은 기능적인 비대칭을 가진 환자들에게서 종종 볼 수 있으며, 이를 환자에게 설명하고 기록해 놓아야 한다. 한편 위눈꺼풀처짐(안검하수)에 의한 비대칭은 반드시 알아두어야 하는데, 눈꺼풀성형술 시 눈꺼풀처짐(안검하수) 교정을 함께 시행할 수 있으므로 이에 대한 수술 전 진단을 놓치면 안 된다. 마지막으로 눈둘레근의 두께와 안쪽(nasal) 및 중앙(central) 지방 탈출 여부를 확인한다. 가쪽(lateral) 지방으로 오인될 수 있는 눈물샘탈출(ptotic lacrimal gland)이 있는지도 살펴보아야 한다. 눈둘레근의 기능은 눈꺼풀을 감게 하는 것이며 이를 과도하게 절제하면 수술 후 토끼눈증(lagophthalmos)을 유발할 수 있다. 안쪽 지방은 다소 깊이 위치하여 수술 시 확인이 보다 어려울 수 있어 경험이 없는 의사라면 제거하기 힘들 수 있다. 전통적인 방법의 단순 위눈꺼풀성형술로만으로 모든 불편함을 개선할 것으로 기대하는 환자들이 많은데, 최선의 결과를 위해서는 가쪽으로 연장된 눈꺼풀성형술과 함께 필요하다면 다른 보조적인 수술이나 시술을 해야 하는 경우가 있다. 만약 환자가 보조적인 다른 치료를 원하지 않는다면 현실적인 기대치와 수술의 한계를 미리 알도록 하는 것이 중요하다.

절개법 및 수술에 대한 계획
(Planning the Incisions and Operation)

환자를 똑바로 앉힌 후, 위눈꺼풀 절개선의 윤곽을 가는 도안펜으로 그린다. 이 때 점선으로 그리는 것이 실선보다 덜 번지며, 환자로 하여금 눈을 1~2분간 감고 있도록 하여 잉크가 마르도록 한다. 국소마취제를 주사할 때 도안선이 두껍게 번져 원래의 위치를 알아보기 힘들어질 수 있어 주의한다. 특히 안쪽 1/3 부위에서는 아래 절개 도안선보다 1 mm 이상 낮게 절개하거나, 위 절개 도안선보다 1 mm 이상 높게 절개만 하여도 좋지 못한 결과를 초래할 수 있다. 아래 절개선을 먼저 도안하는데, 원하는 쌍꺼풀선의 높이에서, 안쪽 끝 지점부터 그려 나간다. 눈물언덕(lacrimal caruncle) 레벨에서는 2~3 mm 정도를 위로 꺾어 그리는 것이 좋은데(그림 5.17), 만약 안쪽눈구석을 향해 곧게, 너무 낮게 그리면 안쪽의 흉터가 두껍고 눈에 띄게 되어 교정하기 힘들어질 수 있으며, 더 나아가 흉터가 수축하여 작지만 보기 흉한 물갈퀴모양변형(web-like deformity)을 유발할 수 있다. 이러한 문제를 살짝 위로 꺾어 절개하는 것으로 피할 수 있다. 아

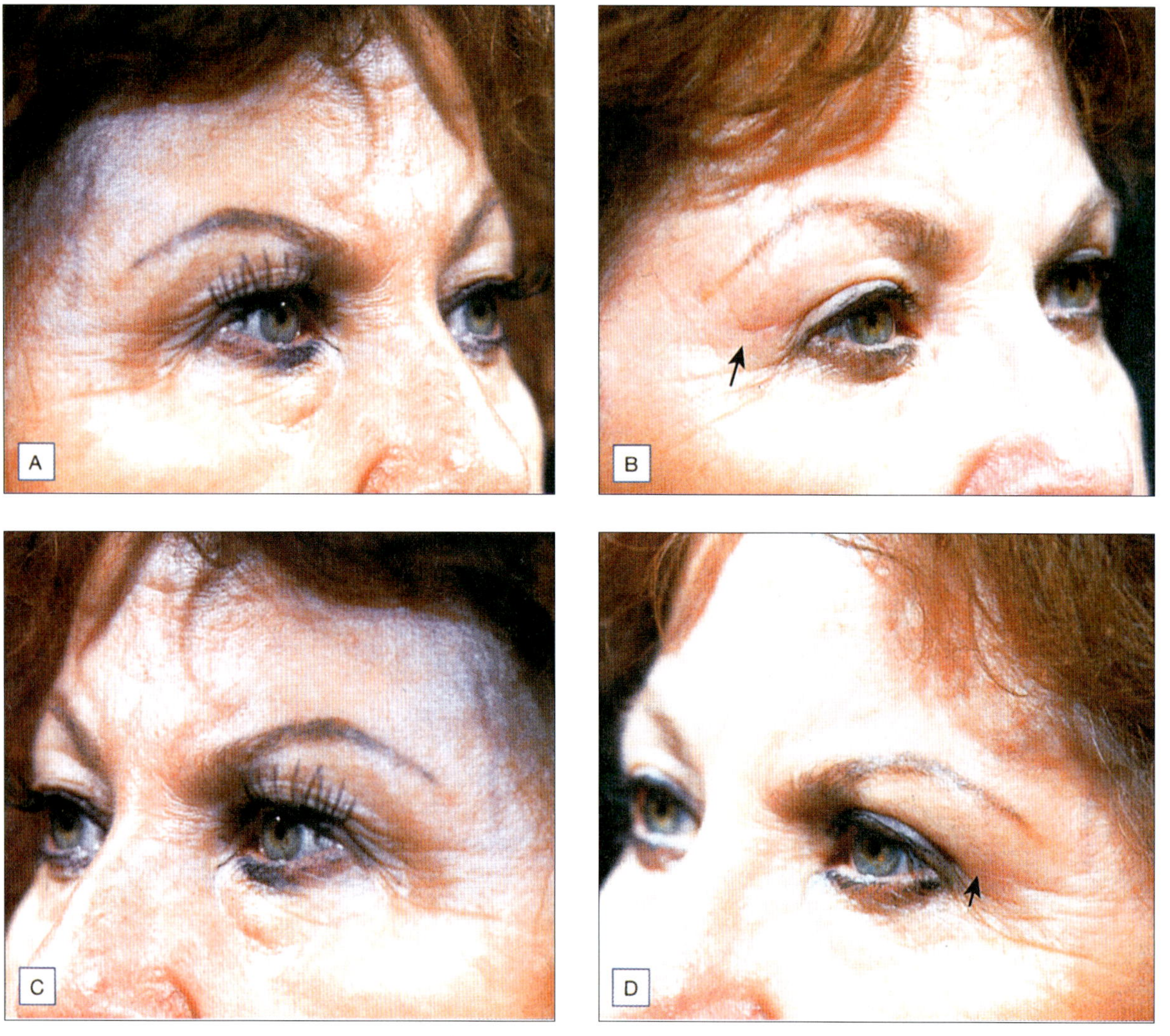

그림 5.18 (A–D) "가쪽으로 연장된 피부 절제 도안법"("Eremia" 도안법)으로 수술한 심한 가쪽피부덮임. (A, C) 수술 전 모습. (B, D) 수술 후 1년째. 희미하게 거의 보이지 않는 가쪽 흉터(화살표)와 자연스러우면서도 상당히 개선된 인상을 볼 수 있다.

래 절개선의 안쪽은 대부분 원래의 쌍꺼풀선을 따르면 된다. 간혹 한 개 이상의 선들이 보일 수 있는데, 이런 경우에는 눈썹을 살짝 끌어 당긴 채 눈을 몇 차례 감았다 떴다 하도록 하면 원래의 주된 쌍꺼풀선을 확인하는 데 도움이 된다. 앞서 기술한대로 백인의 평균 쌍꺼풀선의 높이는 속눈썹 위로 8~12 mm이다(역주: 한국인은 6~8 mm). 피부 절제를 안 하는 경우에는 절개선이 원래의 쌍꺼풀선보다 낮으면 안되며, 이는 이중 쌍꺼풀선(double fold)이 형성될 수 있기 때문이다. 여자 환자에서 만약 원래의 쌍꺼풀선이 낮다면(전체 눈 크기에 따라 8~10 mm, 한국인은 5~6 mm), 가쪽피부덮임(lateral hooding)이 심하지 않다 해도 저자는 일반적으로 아래쪽 절개선을 원래 쌍꺼풀선보다 1~2 mm 정도 높게 잡으며, 가쪽 1/3 부위는 특히 높게 한다. 가쪽 아래 절개선이 가쪽눈구석 위로 6 mm 보다

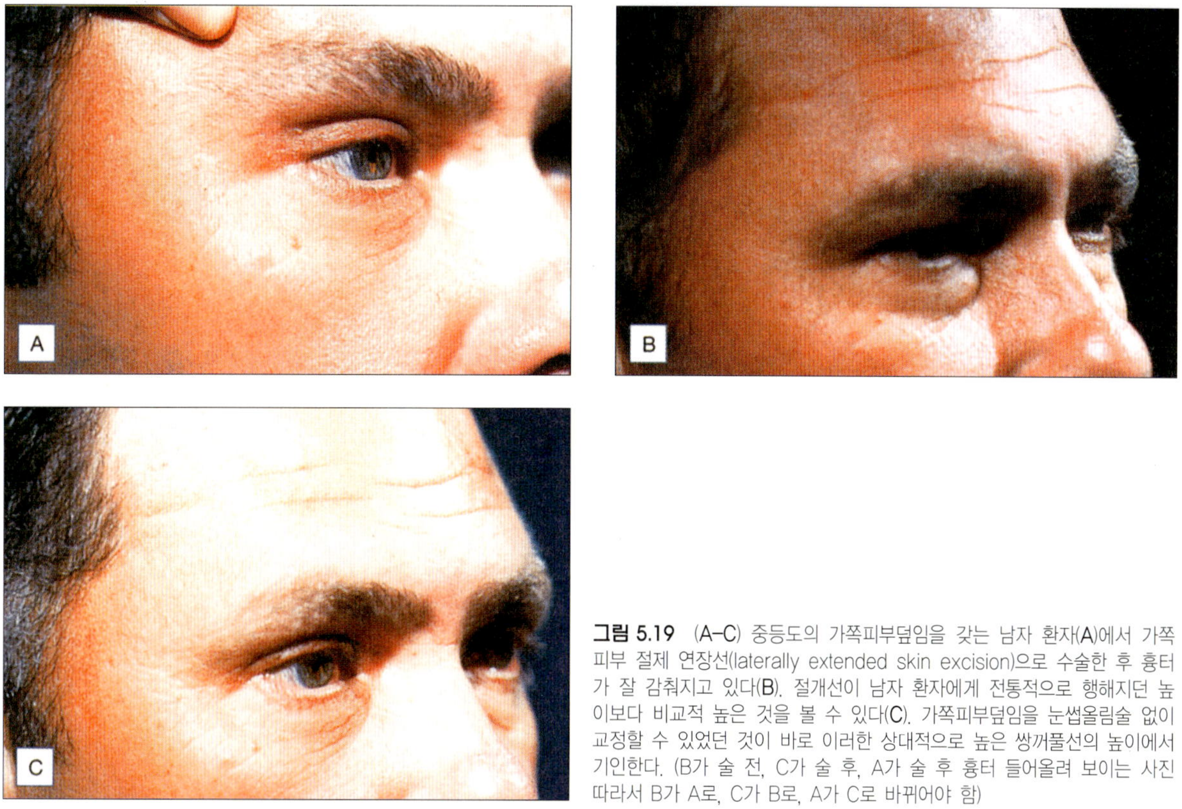

그림 5.19 (A–C) 중등도의 가쪽피부덮임을 갖는 남자 환자(A)에서 가쪽 피부 절제 연장선(laterally extended skin excision)으로 수술한 후 흉터가 잘 감춰지고 있다(B). 절개선이 남자 환자에게 전통적으로 행해지던 높이보다 비교적 높은 것을 볼 수 있다(C). 가쪽피부덮임을 눈썹올림술 없이 교정할 수 있었던 것이 바로 이러한 상대적으로 높은 쌍꺼풀선의 높이에서 기인한다. (B가 술 전, C가 술 후, A가 술 후 흉터 들어올려 보이는 사진 따라서 B가 A로, C가 B로, A가 C로 바뀌어야 함)

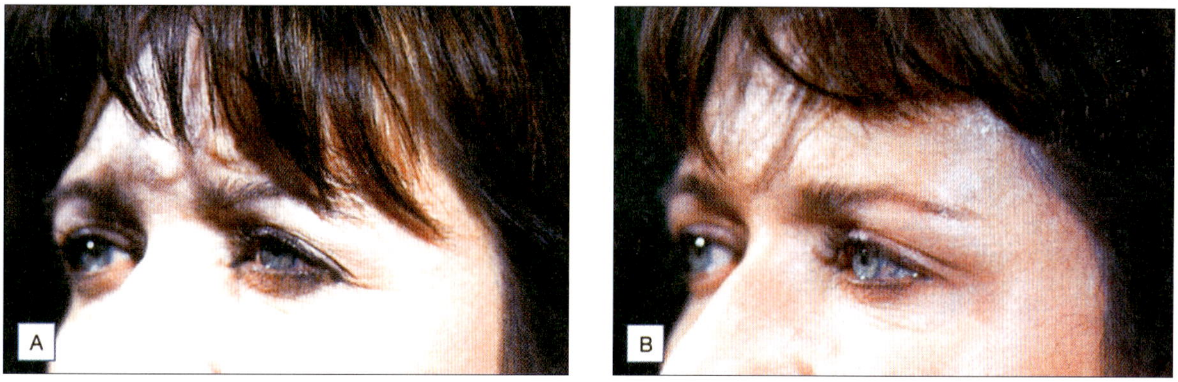

그림 5.20 (A) 수술 전 모습. (B) 수술 후 1년째. 현저한 눈썹처짐이 동반된 심한 가쪽피부덮임이 가쪽 안와가장자리를 지나 바깥쪽으로 연장된 새로운 경계선을 만들어 효과적으로 교정되었다. 가쪽눈구석을 지나서까지 눈꺼풀대(platform)가 개방되어 보여지는 시원한 인상의 눈으로 개선되었다.

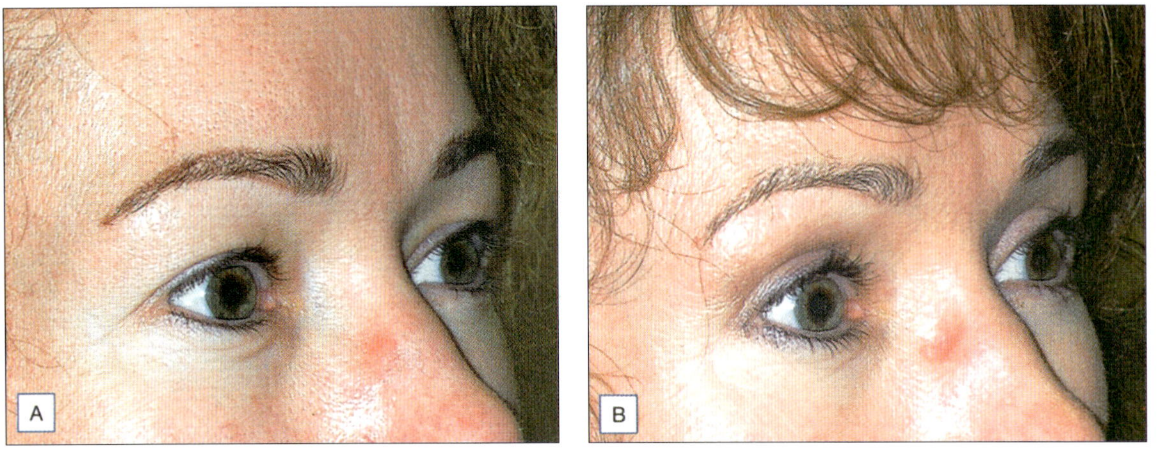

그림 5.21 (A, B) 경도의 가쪽피부덮임이 있는 여자 환자의 수술 전(A)과 Eremia 도안법의 위눈꺼풀성형술 후 모습(B). 비교적 두꺼운 위 눈꺼풀 피부에, 원래 쌍꺼풀선이 낮았음에도 눈에 띄는 흉터가 거의 남지 않았다.

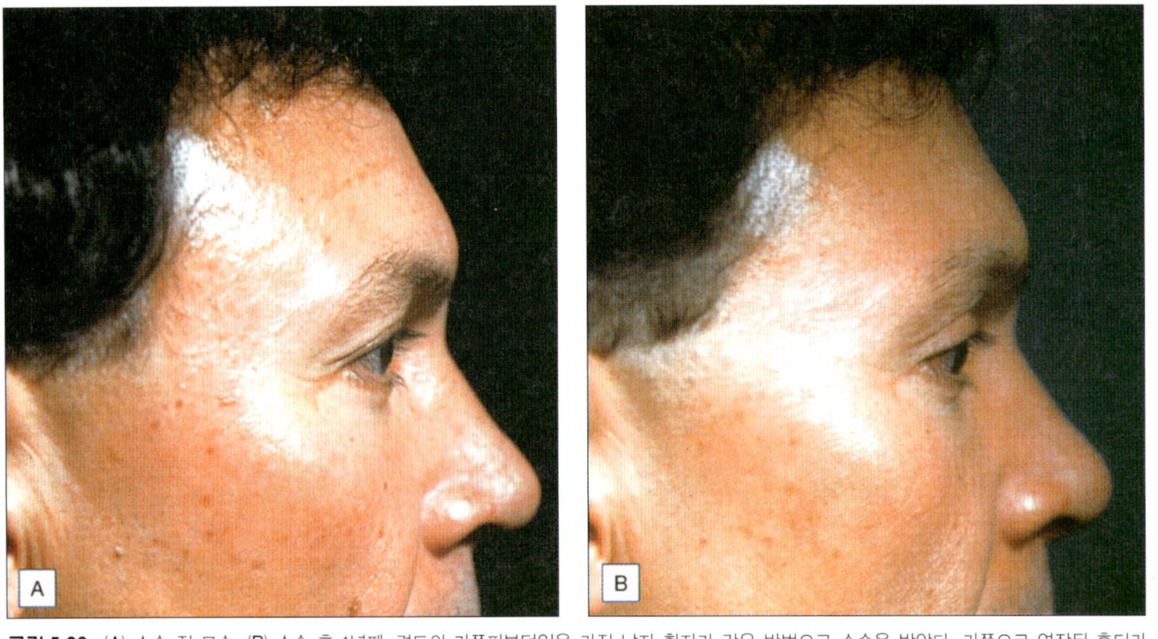

그림 5.22 (A) 수술 전 모습. (B) 수술 후 1년째. 경도의 가쪽피부덮임을 가진 남자 환자가 같은 방법으로 수술을 받았다. 가쪽으로 연장된 흉터가 거의 눈에 띄지 않는다.

낮으면 안 되는데, 만약 원래 쌍꺼풀선이 가쪽눈구석쪽으로 갈수록 그 높이가 낮아져 최저한계높이인 6 mm에 다다른다면, 이 지점에서 가쪽 절개선을 원래의 쌍꺼풀선과 분리하여 위쪽으로 향하게 도안하여야 가쪽의 눈꺼풀대(upper lid platform)이 열린(open) 채 보이게 된다(그림 5.13A, 5.14A). 앞서 기술한대로 저자는 가쪽피부덮임을 교정하기 위해서 원래 쌍꺼풀선의 모양과 피부덮임의 정도를 함께 감안하여, 심한 경우 정점(apex) 근처 부위에서 절개선을 원래 쌍꺼풀선과 분리하여 도안한다(그림 5.13B,C; 5.14B,C). 한편 위 절개선은 눈썹 아래로 최소한 10~12 mm 떨

수술의 구성 요소들		
마취	1:100,000 에피네프린이 섞인 1% 리도카인 피하주사	경구복용/근육주사 진정제(sedation) 추가 가능
절개	15번 수술칼	절개시 피부를 단단히 잡아당김
피부 절제	끝이 무딘 Stevens tenotomy 가위	피부 절제시 눈둘레근은 그대로 둔다
근육 절제	3-5 mm 제거, 남은 아래쪽의 근육 부위를 양극 소작기로 소작하여 유착을 유발(inferior bipolar fixation)	기능 유지를 위해 보수적으로 절제
안와사이막	위쪽에서, 전체 길이만큼(open sky) 절개	눈꺼풀올림근널힘줄 손상 주의
지방 절제	안구를 지긋이 누르면 지방이 돌출	양극 소작기 집게(bipolar forceps)로 제거(trim off technique)
봉합	6-0 Prolene으로 표피하 연속봉합 (running subcuticular sutures)	가쪽에 1-2개 단속봉합 (interrupted, simple, lateral sutures)
수술 후 관리	첫 24시간 냉찜질, 3-5일간 항생제	수술 후 5-7일째 봉합사 제거

Box 5.1 수술의 구성 요소들

어져 도안하여야 한다. 위눈꺼풀 피부 절제에 있어서는 필요한 최소한의 양만을 보수적으로 절제할 것을 권한다. 안쪽의 절개선은 너무 안쪽 깊이 절개가 들어가서는 안되며, 이 부위에서의 피부 절제 역시 항상 보수적으로 시행하여야 한다. 반면 가쪽의 절개선은 가쪽피부덮임(lateral hooding)이 있다면 적어도 가쪽안와가장자리(lateral orbital rim)까지 이어져야 하며, 가쪽피부덮임이 심한 경우에는 안와가장자리(orbital rim)를 넘어 5~9 mm 더 연장되기도 한다(그림 5.3, 5.14 참조)(그림 5.18). 위 절개선은 안쪽에서 시작하여 원래 쌍꺼풀선의 정점 레벨 정도까지 상외측 방향으로 진행한다. 정점을 지나면 가쪽피부덮임이 덜한 경우에는 약간 아래 방향으로 경사지게 하고 심한 경우에는 거의 평행하도록 하여 가쪽 끝까지 도안한다. 최종적으로 남는 쌍꺼풀선 흉터의 경사는 정점까지 상외측을 향하고, 가쪽을 원래 쌍꺼풀선을 따라 절개하면 가쪽의 최종적인 쌍꺼풀선 흉터가 정점보다 1~2 mm 낮아져, 가쪽이 아래를 향하는 쌍꺼풀선으로 형성되고 슬퍼 보이는 인상을 만들 수 있다. 이를 방지하기 위해서는 정점 이후의 쌍꺼풀선 흉터가 편평하거나 위를 향하도록 해야 한다.

저자의 견해로는 특히 가쪽피부덮임이 있는 환자에서는 쌍꺼풀선 흉터가 안쪽에서 가쪽으로 보았을 때 전체적으로 위를 향하는 경사가 되도록 하여야 한다(그림 5.19). 속눈썹에서 눈썹 사이 거리의 1/3 이상의 피부를 절제하지 말라는 "1/3의 법칙(Rule of Thirds)"를 항상 명심하여야 한다. 집게(Green fixation forceps)(Miltex Inc., Germany)로 도안한 절제선의 몇 군데 지점을 집어 보아 피부 절제 예정량이 너무 과하지 않은지 확인할 수 있는데, 눈꺼풀틈새가 살짝 벌어지며, 속눈썹이 약간 위쪽을 향하는(eversion) 정도가 적당하며, 눈을 편안하게 감기 위해서는 적어도 20 mm 이상의 위눈꺼풀 피부가 필요하다.

일반적으로 눈둘레근과 안쪽, 중앙지방의 절제도 보존적인

위눈꺼풀성형술 시 국소마취와 진정제 프로토콜(local plus sedation protocol)

- Triazolam 0.25~0.50 mg 경구, 빠른 효과 발현을 위해서 설하 투여
- 선택 사항: Butorphenol 1~2 mg, diphenhydramine 25~50 mg 근육주사
- 도안, 소독, 수술포
- 1:100,000 에피네프린이 섞인 1% 리도카인을 한쪽 눈에 3 cc씩
- 30 게이지 주사침 사용하여 천천히 피하 주사
- 노출된 지방 구획에 직접 추가 마취 주사

Box 5.2 위눈꺼풀성형술 시 국소마취와 진정제 프로토콜

Butorphanol tartrate (Stadol)

- phenathrene 계열 합성 아편유사작용제-대항제(opioid agonist-antagonist) 진통제(analgesic)
- 유일하게 등록된 정맥주사 마약(only a scheduled IV narcotic); 남용/중독 적음
- 근육주사 후 30~60분 후 최대 효과 발현; 3~5시간 효과 지속
- 초기 용량으로 2 mg 근육주사; 필요 시 2~2.5시간 후 1~2 mg 추가
- 호흡 억제 적음(대항제: naloxone(Narcan))
- meperidine보다 혈압 저하, 구역/구토 적음
- dyphenhydramin(Benadryl)과 같은 진통제 근육주사와 병용 가능

Box 5.3 Butorphanol tartrate (Stadol)

Triazolam (Halcion)

- 0.25~0.50 mg 경구/설하 투여
- 단기작용성(short-acting) benzodiazepine 계통의 수면제(hypnotic)
- benzodiazepines 계통약 중 기억상실(amnesia) 효과 최대
- 반감기 1.5~5시간; 소변으로 배출
- 최대 초기 용량(maximaum single dose as started) = 0.5 mg
- 과다 투여(overdose)의 증상 발현 시작: 2 mg (최대 용량의 4배)
- 과다 투여 시 대항제인 flumazenil (Romazicon) 사용

Box 5.4 Triazolam (Halcion)

필수 도구

- 미세한 이가 있는(fine-toothed) Adson 집게, 0.3 mm 이가 있는 MicroAdson 집게 (Storz Instrument Co., Germany)
- short, curved, blunt-tipped Stevens 또는 Westcott Tenotomy 가위
- Castroviejo 형태의 smooth, curved 바늘잡개(needle holder) (Storz Instrument Co., Germany)
- Surgitron Dual Frequency 4 MHz (Ellman International Inc., Oceanside, NY), 미세침(fine-tipped electrode)
- SILVERGlide (Silverglide Surgical Technologies Inc., Boulder, CO), "늘어 붙지 않는" 양극 집게("nonstick" biploar forceps)
- Green 고정집게(fixation forceps) (Miltex Inc., Germany)

Box 5.5 필수 도구

(conservative) 수준으로 시행하는 경향이 있는데, 저자들은 과하게 절제할 경우 푹 꺼지고 들어가 보이게 되는 중앙지방의 경우 필요한 최소한의 양만 제거하되 안쪽지방은 상대적으로 적극적으로(aggressive) 절제하는 경향이 있다. 수술 전 신중하게 평가하여 적응증이 되는 경우에는 돌출된 안쪽지방을 놓치거나 남겨두지 말고 충분히 절제하여야 한다.

가쪽피부덮임의 양은 경도, 중등도, 심한 정도로 나누어 평가하는데, 상당량의 가쪽피부덮임이 있는 환자가 추가적인 눈썹올림술(brow-lifting procedures)을 원하지 않을 경우에 한해 가쪽으로 절개선을 더 연장한다(extended lateral incision). 이러한 가쪽 절개 연장선은 가쪽 피부까지 이어지는 높은 경계선을 만들어 가쪽피부덮임을 해소하고자 시행된다(그림 5.20). 눈썹처짐에 대해 과도한(aggressive) 피부 절제는 처진 눈썹을 더욱 아래로 끌어 당기므로 해결책이 아니며, 더욱이 교정하기도 어려운 매우 안 좋은 미용적 결과를 초래한다.

가쪽피부덮임이 있으면 아래 절개 도안선을 원래 쌍꺼풀선의 정점과 가쪽 끝 지점의 사이에서 분리하여 도안을 하는데, 경도에서 중등도의 가쪽피부덮임(그림 5.21, 5.22)이 있는 경우에는 원래 쌍꺼풀선의 정점과 끝 지점 사이의 1/3-2/3 위치에서 분리하도록 한다.

가쪽피부덮임이 심할수록 분리 지점이 보다 더 안쪽이 되어, 아주 심한 경우에는 정점 근처가 될 것이며, 가쪽 절개 연장선의 끝 지점은 안와가장자리를 넘어 눈썹 끝 레벨까지 간다. 이에 대한 자세한 설명은 앞에서 기술한 바 있다. 또 가쪽 피부 절제선 끝 지점의 높이는 눈썹 끝과 가쪽눈가주름(lateral canthal crease)의 가상 연결선의 대략 중간 정도이다.

이는 전통적인 눈꺼풀성형술의 도안법과 비교할 때 절개선의 높이는 더 높지만 피부를 더 적게 절제할 수 있어 보존적(conservative)인 피부 절제가 가능하고, 결과적으로 형성되는 쌍꺼풀선은 안쪽에서 바깥쪽으로 가며 전반적으로 위를 향하는 방향이 될 것이다.

한편 가쪽눈구석을 지나서는 피부만 절제하고 눈둘레근은 제거하지 않는 것이 좋은데, 이렇게 하면 최종적으로 남는 흉터가 눈에 띄지 않으면서도 가쪽피부덮임을 교정할 수 있는 충분한 유착을 만들 수 있다.

수술 (The Operation) (Box 5.1)

저자의 경우 모든 눈꺼풀성형술을 국소마취하에 temazepam(Halcion)이나 lorazepam(Ativan)을 경구로 단독 사용하거나 butorphanol tartrate(Stadol)와 diphenhydramine(Benadryl) 근육주사와 함께 사용하여 시행한다. 저자들은 90% 이상의 눈꺼풀성형술에서 다음의 마취 프로토콜(protocol)을 사용한다(Box 5.2~5.4).

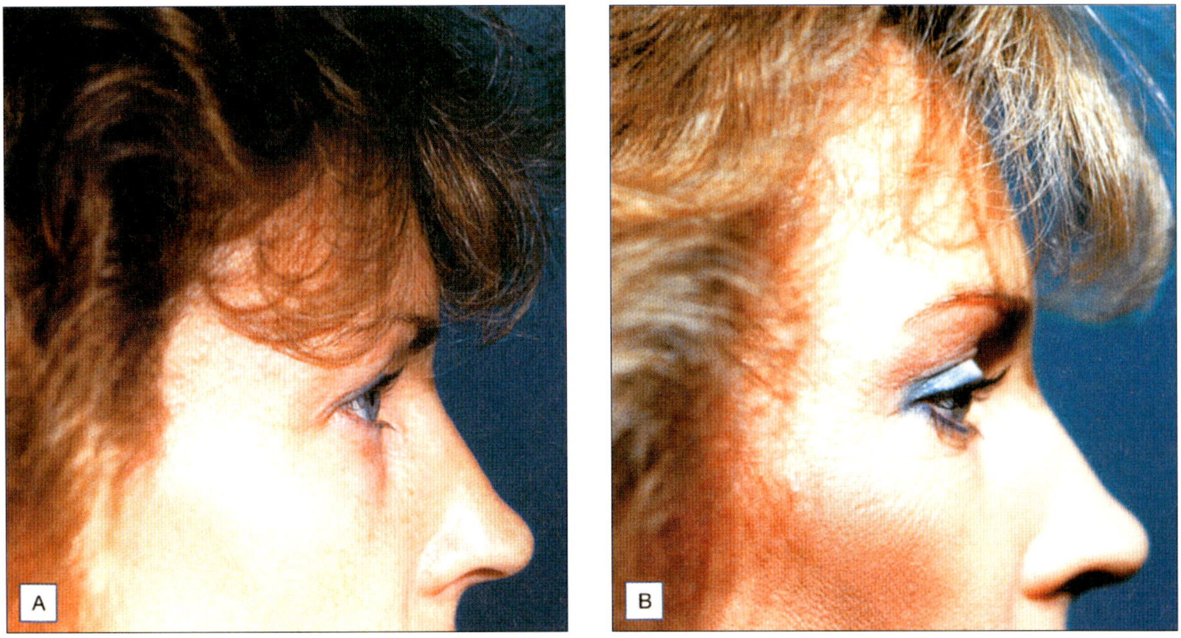

그림 5.23–26 Progressively increasing levels of lateral hooding treated with the Eremia upper blepharoplasty design described in this chapter. (5.23A, 5.24A, 5.25A, 5.26A) Pre-operative appearance. (5.23B, 5.24B, 5.25B, 5.26B) postoperative results.

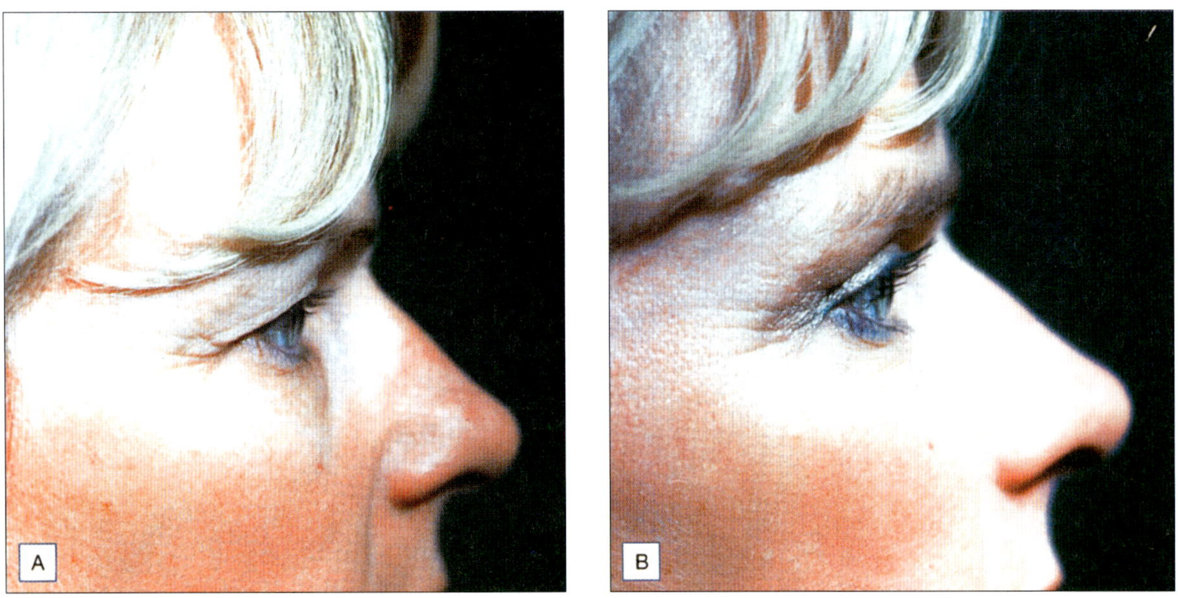

그림 5.24

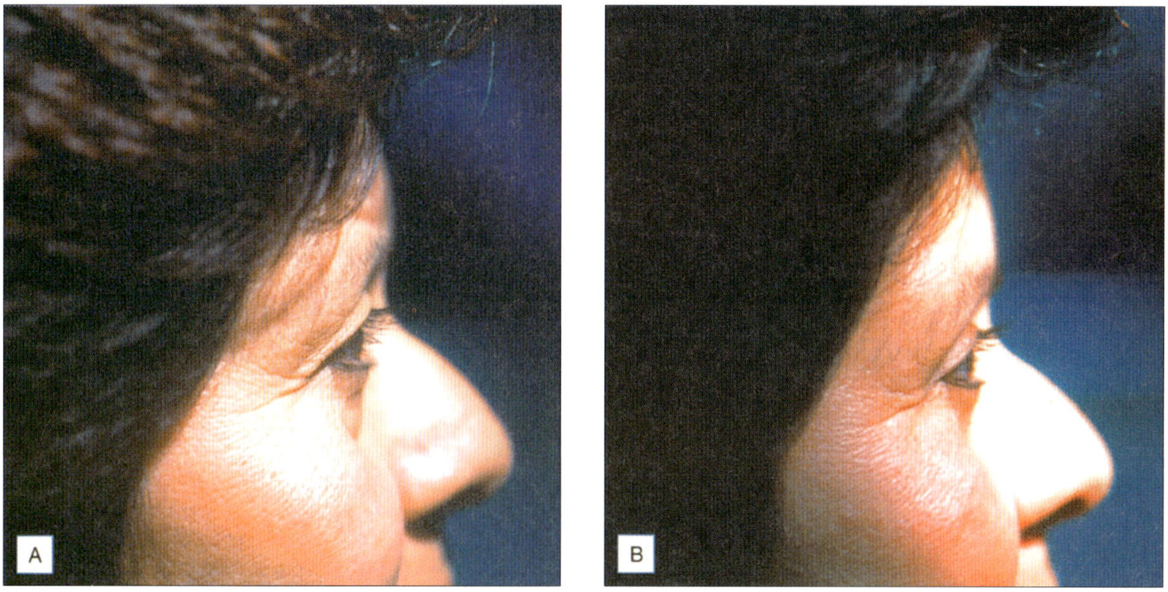

그림 5.25

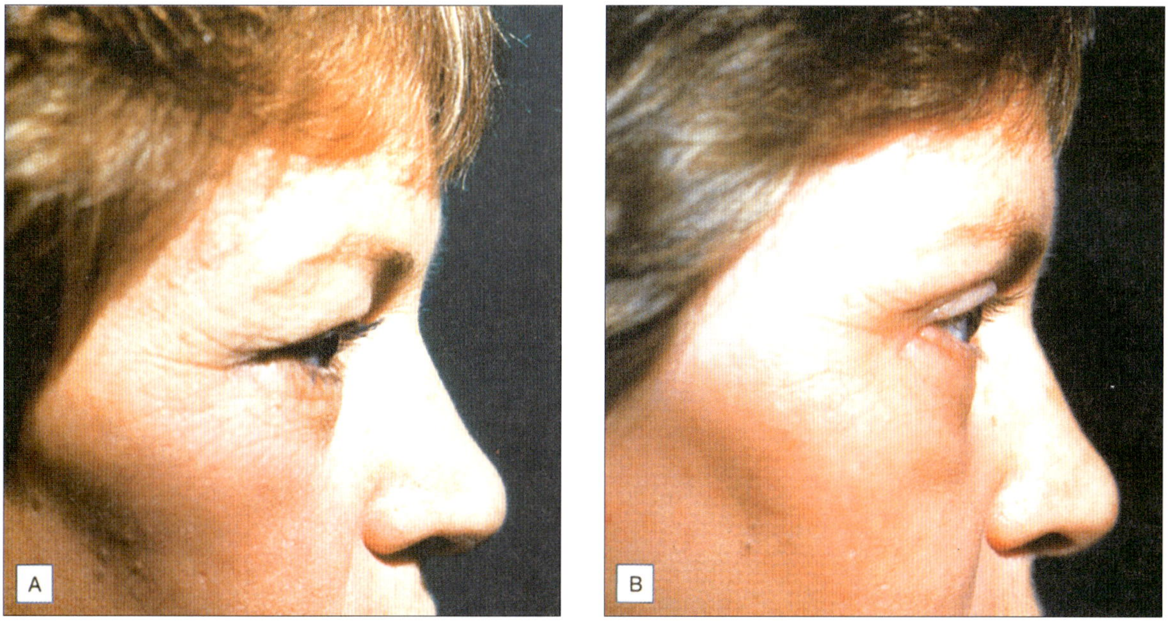

그림 5.26

triazolam 0.25~0.50 mg을 초기용량으로 경구 단독 투여하거나 butorphanol tartate 1~2 mg과 diphenhydramine 25~50 mg을 근육주사로 병행하여 국소마취제 주사 전에 투여하며 추가 용량의 진정제(sedatives)는 필요하지 않다.

butorphanol tartate는 합성 아편류 작용제-길항제 진통제(synthetic opoid agonist-antagonist analgesic)이고 유일하게 등록된 정맥주사 마약(only a schedule IV narcotic) 이다. butorphanol tartate 2 mg은 모르핀(morphine) 10 mg이나 Demerol 80 mg에 해당한다. butor-phanol tartate의 최대 효과는 30~60분에 나타나 3~4시간 동안 그 효과가 유지된다.

호흡 억제와 구역(nausea)이 대부분의 아편유사약물(opioids)보다 적게 유발되고, 혈압 저하(hypotension)나 배뇨 장애(urinary retention)가 1% 이하로 적게 발생한다. Triazolam은 단기 작용성(short acting) benzodiazepines 계통의 수면제(hypnotic)이다.

반감기가 1.5~5시간이며 과다 투여(overdose)의 증상은 2 mg 이상 시 나타날 수 있다. 저자는 기억 상실(amnesia)의 효과가 뛰어나 lorazepam과 같은 다른 benzodiazepines 계통 약들보다 이 약을 선호한다. 1:100,000 에피네프린이 섞인 1% 리도카인(lidocaine) 3 cc를 피부 절제 예정 부위에 주사한 후 15번 수술칼(scalpel)을 사용하여 피부 절개를 한다. 4 MHz의 고주파 수술기(electrosurgical unit)(Ellman Surgitron Dual Frequency, Ellman International Inc. Oceanside, NY)에 가는 침(fine-wire electode)을 장착하여 절개모드(cutting mode)로 사용하거나, 다이아몬드수술칼(diamond scalpel)을 단독으로 또는 CO_2 레이저를 달아 피부를 절개할 수도 있다(Box 5.5).

저자들은 0.1~0.2 mm로 spot 크기가 작더라도 CO_2 레이저는 조직 파괴로 인해 상처 회복을 더디게 하고 흉터에도 영향을 미칠 수 있어 선호하지 않는다. 피부 절제 시 출혈이 가장 큰 문제인데, 지혈을 할 때에는 눌어붙지 않는 미세한 양극 집게(nonstick fine-point bipolar forceps)를 끼운 고주파 수술기(radiofrequency electorcoagulation)를 사용하는 것이 가장 좋다.

피부를 절개한 후에는 짧고 끝이 무딘 curved tenotomy 가위(curved, short, blunt-tipped tenotomy scissors)로 피부를 밑에 있는 눈둘레근과 박리를 한다. 눈둘레근의 출혈 부위는 미세한 양극 소작기(fine-point bipolars)로 지혈을 한다.

그런 후 저자들은 안와가장자리 아래로 안쪽 끝에서 가쪽눈구석 근처까지 눈둘레근의 위쪽 절개선을 양극 소작기로 미리 훑어 대략의 윤곽을 표시해 두고 출혈을 줄이고자 한다. 눈둘레근이 두껍고 구분이 잘되는 경우 tenotomy 가위를 이용해 눈둘레근을 3~5 mm의 작은 피판(flap) 형태로 밑의 안와사이막과 박리하며 들어올린다.

아래 절개선 부위의 아래쪽 눈둘레근을 tenotomy 가위로 제거할 때에는 수술 조수(assistant)에게 눈꺼풀을 당기도록 한 상태에서 하는 것이 좋은데, 안와사이막과 눈꺼풀올림근널힘줄이 눈둘레근과 함께 절제되어 눈꺼풀처짐이 발생하는 것을 막기 위해서이다. 잘리고 남은 아래 부위의 눈둘레근은 양극 소작기로 지혈을 하는데, 저자의 견해로는 이런 방법을 통한 섬유화가 안와사이막을 거쳐 눈꺼풀올림근널힘줄까지 영향을 미쳐 쌍꺼풀선을 형성하는데 도움이 될 것으로 생각된다.

한편 앞서 설명한대로 가쪽눈구석을 넘어서는 눈둘레근을 절제하지 않는 것이 좋다. 다음으로, 안와사이막을 전체 길이를 따라, 높게, 안와가장자리 레벨 바로 아래에서 절개하여 안와지방을 노출시킨다. 지방을 제거하는 경우 절제하기 전 각각의 지방 구획(compartment)에 직접 마취 주사를 추가하는 것도 좋다. 지방 절제 시 눌어붙지 않는 양극 집게(nonstick bipolar forceps)를 이용하면 좋다.

미세한 이가 있는 Adson 집게(fine-toothed forceps)로 지방을 살짝 위로 잡아당긴 채 양극 집게(bipolar foceps)로 절제하고자 하는 위치의 지방을 꽉 잡고 전기소작을 하면 지혈과 함께 절단을 할 수가 있다. 소량의 지방은 또한 간단하게 지져 소작할 수 있다. 절개하였던 안와사이막은 다시 봉합하지 않는다.

마지막으로 환자에게 눈을 떠보도록 하여 눈꺼풀올림근기능상태를 점검하는 것이 좋다. 저자들은 피부 봉합 시 P-1 바늘이 달린 6-0 polypropylene(Prolene, Ethicon Inc.)으로 표피하연속봉합(running subcuticular suture)를 하고 5~6일 뒤 봉합사를 제거한다. 가쪽눈구석을 지난 부위에 한두개의 단속봉합(interrupted suture)를 한다.

표피하봉합(subcuticular suture)은 1주일이 지나도 Prolene 봉합사를 잡아당기면 쉽게 제거할 수 있으며, 일반적인 연속봉합(running suture) 시 흔히 나타나는 미립종(milia)이 거의 발생하지 않아, 초기에 보이는 상처 양상은 물론 최종적인 흉터와 가쪽 절개 연장선(laterally extended incision)이 눈에 띄지 않도록 하는데 도움이 된다.

표피하봉합을 처음 하기 전에는 어느 정도 연습이 필요하며, 2~2.75배 수술용 루뻬(loupes)(Surgitel Co.)를 착용하고 Castroviejo 형태의 curved, smooth jaw 바늘잡개(needle holders)와 0.3 mm이가 있는 Micro-Adson 집게(Storz Instrument Co., Germany)와 같은 미세 도구(fine instruments)들을 사용하면 훨씬 쉽게 할 수 있을 것이다.

저자들이 가쪽피부덮임을 교정하기 위해 가쪽 절개 연장선(extended lateral incision)을 시행한 위눈꺼풀성형술 150예를 살펴보면, 주로 I-V 형 피부의 여자 환자들이었는데, 합병증도 없었고 흉터가 문제가 된 환자 또한 없었다(그림 5.23~5.26 수술 전 및 수술 후 사진).

참고문헌

Alster TS, Bellew SG 2004 Improvement of dermatochalasis and periorbital rhytides with a high-energy pulsed CO_2 laser: a retrospective study. Dermatologic Surgery 30:483–487

Carraway CH 2003 Combining blepharoplasty with upper eyelid ptosis correction. Aesthetic Surgery Journal 23:59–62

Chie ES, Baker DC 2003 Endoscopic brow lift: a retrospective review of 628 consecutive cases over 5 years. Plastic and Reconstructive Surgery 112:628–633

Fitzpatrick R, Geronemus R, Goldberg D, Kaminer M, Kilmer S, Ruiz-Esparza J 2003 Multicenter study of noninvasive radiofrequency for periorbital tissue tightening. Lasers in Surgery and Medicine 33:232–242

Goldberg RA 2003 Preventing blepharoplasty related ocular surface problems. Aesthetic Surgery Journal 23:300–303

Har-Shai Y, Hirshowitz B 2004 Extended upper blepharoplasty for lateral hooding of the upper eyelid using a scalpel-shaped excision: a 13 year experience. Plastic and Reconstructive Surgery 113:1028–1035

Huilgol SC, Carruthers A, Carruthers JD 1999 Raising eyebrows with botulinum toxin. Dermatologic Surgery 25:373–375

Hwang K, Kim DJ, Chung RS, Lee SI, Hiragqa Y 1998 An anatomical study of the junction of the orbital septum and the levator aponeurosis in Orientals. British Journal of Plastic Surgery 51:594–598

Karabulunt AB, Tumerdem B 2001 Forehead lift: a combined approach using subperiosteal and subgaleal dissection planes. Aesthetic Plastic Surgery 25:378–381

Miedziak AI, Gottsch JD, Iliff NT 2000 Exposure keratopathy after cosmetic CO_2 laser skin resurfacing. Cornea 19:846–848

Miller TA 2003 Lateral subcutaneous brow lift. Aesthetic Surgery Journal 23:205–210

Persichetti P, De Lella F, Delfino S, Scuderi N 2004 Adipose compartments of the upper eyelid: anatomy applied to blepharoplasty. Plastic and Reconstructive Surgery 113:373–378

Shorr N, Goldberg RA, McCann JD, Hoenig JA, Li TG 2003 Upper eyelid skin grafting: an effective treatment for lagophthalmos following blepharoplasty. Plastic and Reconstructive Surgery 112:1444–1448

Troilus C 2004 Subperiosteal brow lifts without fixation. Plastic and Reconstructive Surgery 114:1595–1603

Widgerow AD 2003 Upper blepharoplasty with lateral segmental orbicularis excision. Annals of Plastic Surgery 50:447–449

Zarem HA 2004 Browpexy. Aesthetic Surgery Journal 24:368–372

6

내시경 눈썹 거상술

Endoscopic Brow Lifting

Robert C. Langdon

서론

내시경이마거상술은 얼굴 윗부분의 노화를 개선시키는 효과가 오래 갈 수 있는 최소절개 수술법이다. 머리카가락선 뒤 다섯 군데의 작은 절개로 내시경과 수술기구들을 들어갈 수 있게 한다. 시술은 적은 양의 진정제와 국소마취, tumescent 용액을 사용해서 가능하다. 눈썹을 아래로 내리게 하는 미간의 근육은 직접적으로 근육을 자르거나 운동신경을 잘라내서 영구적인 효과를 얻을 수 있다. 아래로 처진 연부조직의 적당한 움직임을 위해 박리와 깊은 조직에 부착된 인대를 느슨하게 해 주는 것이 필요하다.

이마에서는 골막하(뼈 바로 위) 박리가 유용하다. 측두부에서는 심측두근막 위로 박리가 필요하다. 박리는 표층측두근막으로 지나가는 안면신경 측두분지의 손상을 피하기 위해 심층근막 위로 하여야 한다.

연부조직의 박리가 끝난 후에는 미간쪽의 눈살근(procerus)과 저미근(depressor supercilli)을 제거해 주어야 한다. 미간을 찌푸리는 것은 눈둘레근과 눈썹주름근(corrugator)의 연결부위와 눈둘레근의 머리쪽 부분을 잘라 줌으로서 개선될 수 있다. 또한 눈썹주름근, 눈살근, 저미근으로 가는 말단신경을 차단해 줄 수도 있다. 바깥쪽의 이마부위와 측두부위의 박리가 끝나면 두피는 헐거워진 상태(suspend)가 된다.

바깥쪽 이마부위에서는 인체에서 분해되는 Endotine device를 전두골에 드릴로 구멍을 내어 고정할 수 있다. 골막 위의 모든 연부조직은 endotine의 뾰족한 끝에 고정되고 올려지게 된다. 측두부의 절개는 피부를 포함한 표층의 조직층과 함께 표층근막을 거상하기 위해 사용된다. 측두부의 고정봉합은 심측두근막 머리부위(cephalad)에 고정하게 된다. 연부조직들은 2-3주 이내에 강하게 재부착이 되며 오래 지속된다. 내시경 이마거상술 후에 처진 눈썹과 위눈꺼풀이 위로 올라가게 된다. 미간의 근육을 잘라내고 신경을 차단 함으로서 미간의 주름은 펴지게 된다. 수평이마 주름도 이마근의 이차적인 이완으로 많이 좋아지게 된다. 환자가 이마를 위로 들어 올리려 하는 힘은 처진 눈썹이 올라가 있음으로 감소하게 된다.

적응

눈썹이 처져 있고 눈꺼풀피부이완증이 있거나 미간의 주름이 심하고 눈가에 까마귀발 모양의 주름이 있고 이마에 주름이 있는 얼굴노화의 경우에 적응이 된다. 환자는 보톡스 주사를 맞는 것 대신 수술 후에 효과가 오래가는 시술을 원할 수 있다.

이마에 깊은 주름은 윗부분의 시야를 가리게 하는 처진 눈썹을 들어올리기 위해 이마근을 사용함으로서 생기게 된다. 보톡스 주사는 일시적으로 이마 주름을 좋아지게 할 수 있으나 시술 후에 눈썹이 오히려 더 처지게 될 수 있다. 그러나 내시경 이마거상술은 이마의 주름을 없애고 눈썹 처짐을 교정할 수 있다.

해부학

안와와 측두부오목(fossa)을 포함한 얼굴뼈의 해부학적 구조는 그림 6.1에 기술된 바 있다. 측두부오목은 측두근육이 위치하는 바깥 얼굴뼈의 함몰 부위다. 측두부오목의 앞쪽은 바깥 안와부위이며 전두골의 가장 아래 부분과 광대뼈의 전두돌기(frontal process)로 구성되어 있다. 이마와 측두부 피판이 위로 들어 올려질 수 있기 위해서는 깊은 조직과 얕은 조직 사이에 있는 여러 연결조직들이 제거되어야 한다.

이러한 접합부위는 측두능인대(temporal crest ligament); conjoint tendon, orbital ligament, 눈구석앞인대(pre-canthal ligament)등이다(그림 6.2). 이마와 측두부로 박리가 이루어져야 하고 상대적으로 혈관이 없는 곳으로 하도록한다. 이마의 바깥부분을 만져보면 약간 융기된 부분이 있는데 이것이 이마와 측두부를 나누는 이정표이다.

이 융기선 바로 내측이 fixation zone 이며 중요한 이정표가 된다(그림 6.2). 이것을 따라 표재성근건막(SMAS)이 전두골의 골막과 융합하게 된다. Fixation zone은 상외측의 안와연을 따라서 가게 되고 관상봉합(coronal suture)까지 뻗어있게 된다. 이곳의 넓이는 약 6 mm이다.

Fixation zone 안쪽의 표재성근건막은 전두근과 모상건막(galea)으로 되고 바깥쪽으로는 표층측두근막이 된다. 측두부오목에는 측두근이 있게 되며 저작기기능을 담당하고 있다(그림 6.2).

측두근은 측두부 fossa 의 바닥에 부착하고 있으며 관골궁 깊은 곳으로 통과해서 하악골의 coronoid 돌기에 부착한다. 측두근은 심측두근막으로 덮여 있게 된다. 표재성근건막은 이마에서 전두근과 OOM(모상건막층)과 연결되어 있고 측두부에서 표층측두근막으로 표현될 수 있다.

측두근과 심측두근막이 측두능(temporal crest)을 따라 전두골의 골막

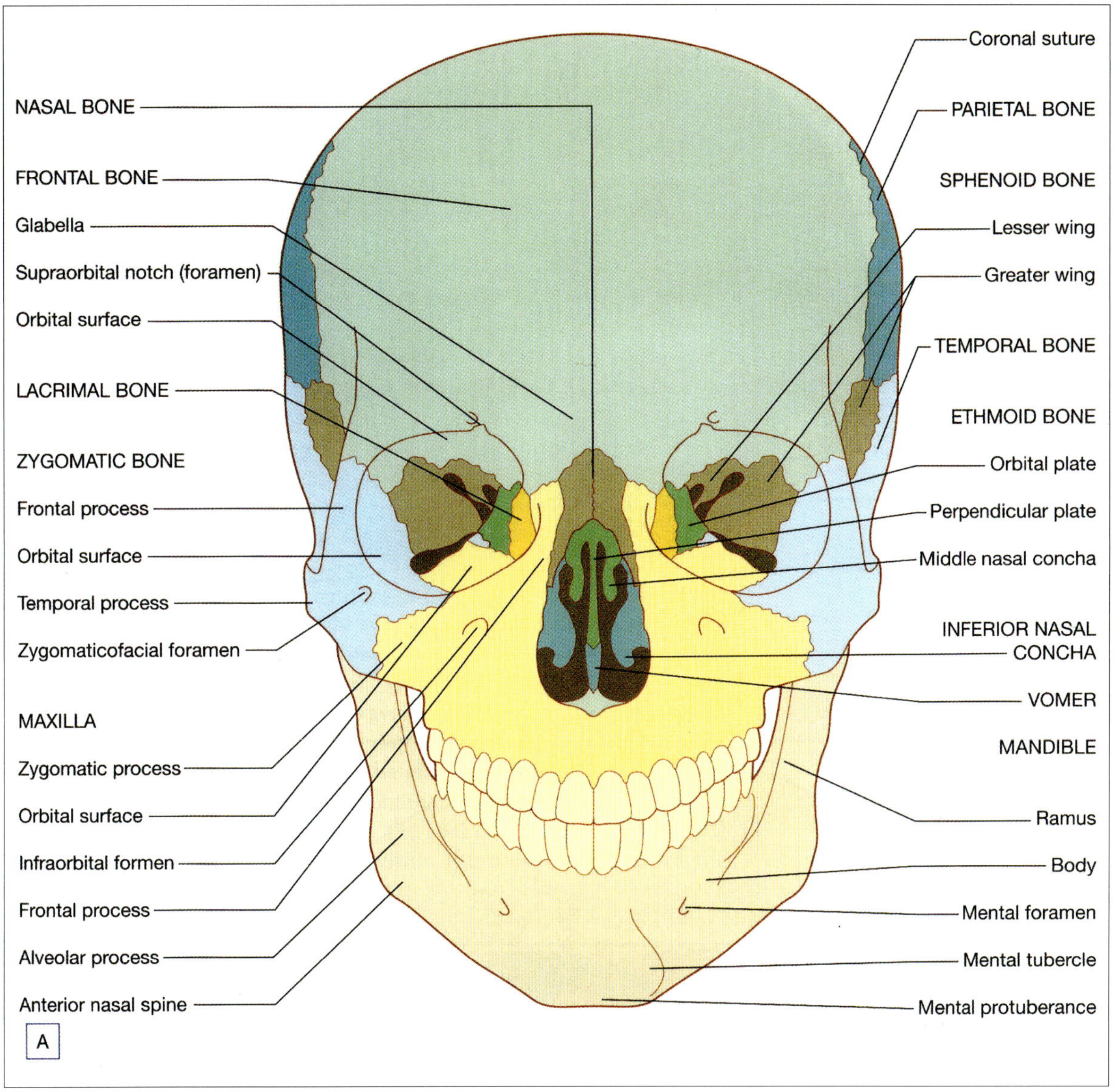

그림 6.1 앞이마, 측두부, 안와의 뼈 구조

과 인대로 부착되어 있다.

Fixation zone의 아래쪽 끝(안와의 상외측)에는 안와인대가 있고(그림 6.2) 이것이 안와가장자리(전두골)의 골막과 연결되어 있다. 이 지점에서, 표재성근건막의 표층으로, 단단히 표재성근건막과 부착되어 있는데, 이곳이 눈썹의 진피가 있는 곳이 된다. 표재성근건막과 진피사이의 이러한 관계가 안와인대가 제거되었을 때 눈썹이 위로 올려지는 것이 가능하게 한다.

광대뼈의 전두돌기 윗부분, 즉 안와가장자리의 바깥쪽이, 바로 눈구석 앞인대이며, 광대뼈의 골막과 위에 있는 표재성근건막사이에 연결조직의 결합이다. 이인대가 안와사이막과 연결되어 있고 (둘 다 심층 모상건막의

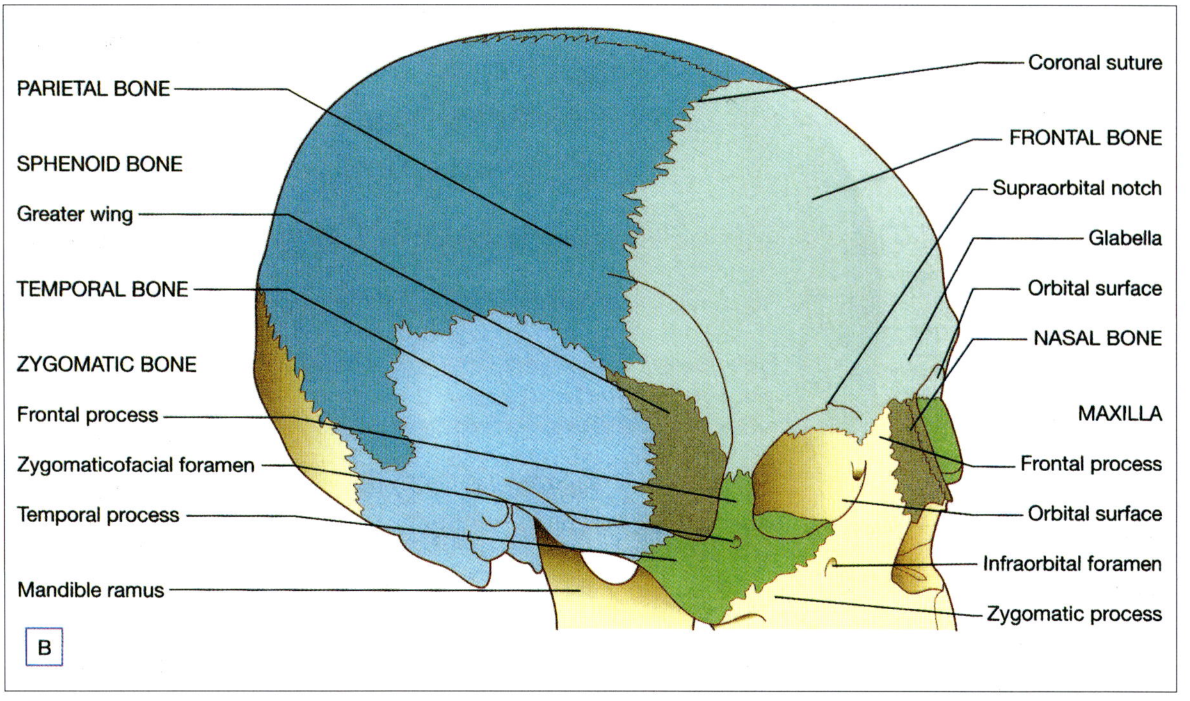

그림 6.1 계속

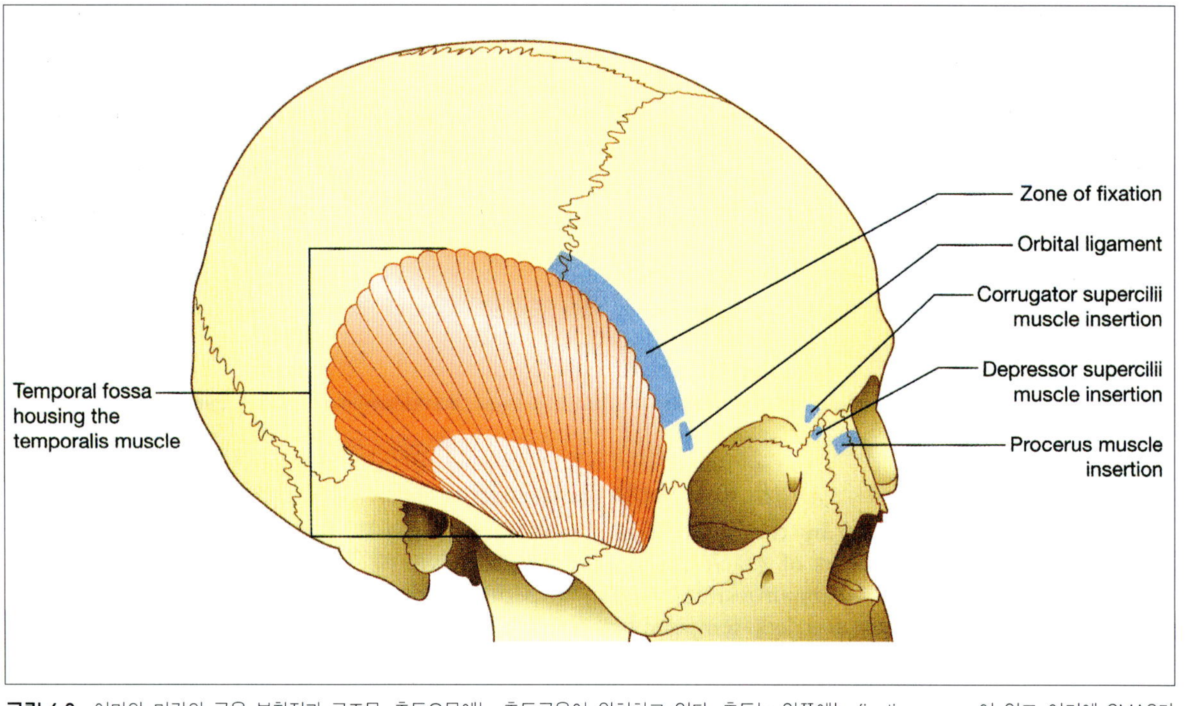

그림 6.2 이마와 미간의 근육 부착점과 구조물. 측두오목에는 측두근육이 위치하고 있다. 측두능 안쪽에는 fixation zone 이 있고 여기에 SMAS가 전두골의 골막에 붙게 된다. 안와인대가 상외측의 골막위 SMAS에 단단히 붙어 있다. 눈썹주름근(corrugator supercilli), 저미근(depressor supercilli), 눈살근(procerus)등이 뼈에 붙어 있는 것을 보여준다.

구성성분이다) 안와사이막을 광대의 앞쪽면에 부착시키게 된다.

눈구석앞인대는 광대의 골막에 부착하고 있고 안쪽으로는 안와사이막과 연결되어 있으며 표층으로 표층측두근막과 연결되어 있다. 표층측두근막과의 연결부위가 이마거상술에서 바깥쪽 이마를 들어올리기 위해서 약해져야 한다. 눈구석앞인대는 바깥구석인대보다 표층에 있으며 안와내에서 눈꺼풀판을 광대뼈의 안와표면에 부착시키게 된다(안와의 bony lateral edge; 그림 6.3). 이마에서 광범위한 박리는 피가 나지 않는 골막하로 안전하게 이루어져야 한다.

측두부에서(측두근 위) 박리는 심측두근막 위로 한다. 이마거상술을 하는 동안 손상을 피해야 하는 가장 중요한 구조물은 안면신경의 측두분지들이다. 이 신경들은 이마근과 미간근육의 운동조절을 담당한다.

이런 신경들의 손상은 보통 일시적이지만(수주간) 이마근의 마비를 초래하여 이마거상술의 효과를 떨어뜨릴 수 있다. 측두부에서 측두분지 신경들은 세개의 표층 측두근막들 중의 가장 얕은층으로 지나간다.

측두분지 신경의 손상을 피하기 위해서 측두부에서 박리는 측두근막의 깊은층 바로 위로 해야 한다. 측두근막의 깊은층을 확인하기 위하여 나이프로 근막을 절개하여 보면 바로 아래에 붉은색의 근육이 보이게 된다.

또 다른 손상을 입을 수 있는 신경은 안와위신경의 깊은 분지이다. 90%에서 안와위신경은 뚜렷하게 보이지 않고 안와위구멍(supraorbital foramen)이나 안와위패임(supraorbital notch)으로부터 나온다.

10%에서 안와위 신경혈관다발에서 분리되어 안와위패임 바깥쪽 위 1-2cm 위치에서 구멍으로 나오게 된다. 이마 아래 부분에서 골막하 박리는

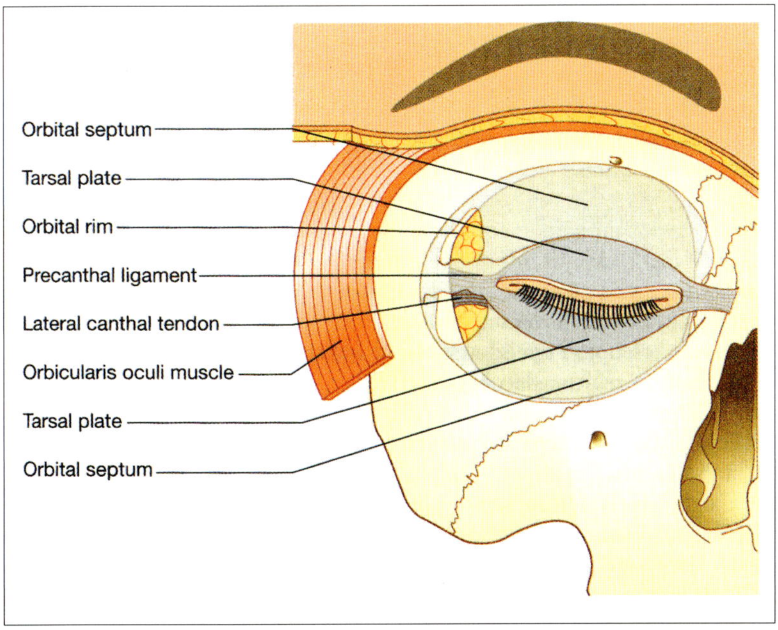

그림 6.3 눈꺼풀과 안와의 근막구조. 안와사이막이 안와연에 붙어있고 눈꺼풀의 눈꺼풀판에 붙게 된다. 바깥구석인대는 안와연바깥의 눈꺼풀판에 붙는다. 표층에는 눈구석앞인대가 광대(전두돌기)의 골막에서 안와사이막과 붙게 되고 SMAS와 붙게 된다.

신경의 손상을 피하기 위해 내시경을 보면서 하는 것이 좋다. 적절한 눈썹 거상은 안와위가장자리 아래쪽으로 골막이나 모상건막의 박리가 필요하다. 즉 arcus marginalis를 박리하여 눈썹이 쉽게 위로 올라올 수 있도록 하여야 한다.

이러한 박리는 안와위 신경혈관다발 바깥쪽을 따라서 그리고 안과 인대의 안쪽으로 연장되어야 한다. 골막의 박리 후에 좀더 얕은층으로 들어가게 되면 깊은층의 모상건막이 있으며 안와사이막에 연결되어 있다(그림 6.4). 이 곳에서 모상건막의 해리(안와연의 뒤쪽)는 술자가 안와사이막과 그 앞쪽 눈둘레근사이의 공간으로 들어갈 수 있게 된다. 이마부위와 측두부위에는 상대적으로 혈관이 없는 지역인데 몇 개의 혈관을 볼 수 있다.

안쪽광대측두정맥(medial zygomaticotemporal vein: sentinel vein)은 중간 측두정맥(middle temporal vein)과 표층측두정맥(superficial frontal branch of the superficial temporal vein)의 이마쪽 분지를 연결한다(anastomosis).

깊은 층의 혈관들은 심측두근막으로 표층의 혈관들은 표층측두근막의 위로 지나가게 된다(그림 6.5). Sentinel vein은 심층과 표층의 측두근막 사이의 공간을 지나가면서 이 두 근막 사이를 박리할 때 보이게 된다.

이 정맥은 바깥 안와가장자리 2cm외측으로 위치하게 되는데 안면신경의 측두분지를 표시하는 이정표로 보면 된다. 측두부의 박리는 sentinel정맥의 뒤쪽으로 나아가며 관골궁에서는 표층과 심층의 측두근막이 합쳐져 박리가 힘들게 된다

환자선택

일반적으로 눈썹이 쳐져 있는 사람들은 피부이완증을 갖게 된다.

주 증상은 위눈꺼풀의 피부가 너무 늘어져 있다고 하는 경우가 많다. 상담을 할 때 술자는 눈썹의 쳐짐과 피부의 늘어진 정도를 설명하고 여분의 피부가 눈썹 거상술 후에 좋아질 것이라는 것이라고 말하면 된다.

심한 피부 늘어짐은 눈썹 거상 후에 부분적으로 개선이 될 것이다. 위눈꺼풀성형술만이 이러한 늘어진 피부라던가 튀어나온 지방을 해결 할 수 있다.이마거상술이 미간주름, 이마주름, 눈가의 까마귀발톱 같은 얼굴의 노화를 개선시킬 수 있다고 환자에게 설명한다. 이마거상술과 위눈꺼풀성형술이 계획되면 이마거상술을 먼저 하는 것이 추천된다. 왜냐하면 이마거상술로 정확한 눈썹의 거상을 예상하기 힘들기 때문이다.

눈썹의 거상 정도는 근육절제의 성공과 눈썹을 내리게 하는 신경의 차단에 달려있기 때문이다. 이마거상술로 눈썹의 위치가 안정이 된 몇 개월 후 남아있는 피부의 여분을 제거하기 위해 위눈꺼풀성형술을 시행한다.

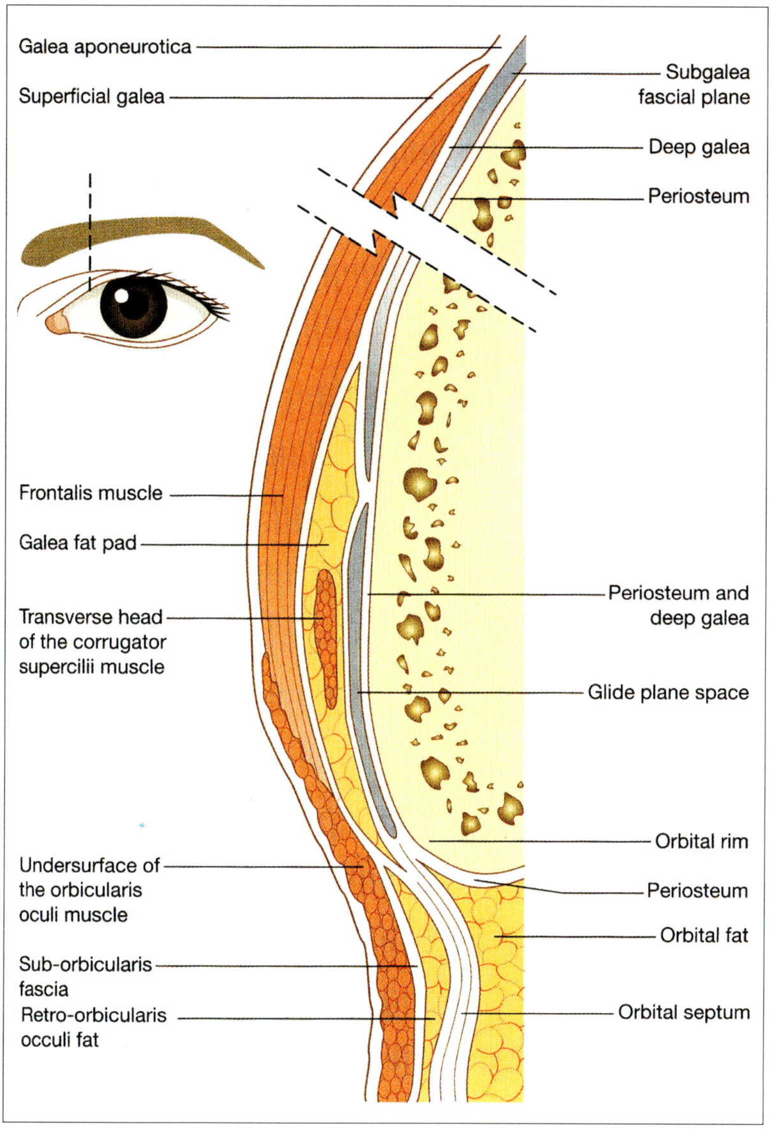

그림 6.4 이마와 안구 위쪽에서 SMAS 구성. 전두골과 위쪽의 연부조직, 눈 윗부분의 내측 각막 윤부에서의 절단면.
이마 윗부위에서 SMAS는 모상건막으로 표현되며 심층과 표층으로 나뉘어져 전두근을 싸게 된다. 이마아래부위에서 깊은 층의 모상건막은 지방층과 corrugator supercilli의 head부분을 싸게 된다. 모상건막의 지방층 아래에서 두개의 층으로 나뉘어져 사이에 gliding plane space를 형성하게 된다. 여기서 심층의 모상건막은 전두골의 골막과 합쳐진다.
안와연에서 모상건막은 합쳐져서 안와사이막을 형성하게 되고 표층의 모상건막은 눈둘레근 아래쪽의 근막을 형성한다. 눈둘레근 아래쪽의 지방과 안와지방사이에 안와사이막이 있다.

수술전 마킹

피부쪽 마킹은 수술 시 오리엔테이션을 잡기 위해 필요하다(그림 6.6).

측두능을 눈썹과 측두부 머리카락선 사이에 그린다. 코뼈의 중앙선과 안와위 패임을 표시한다. 대개 안와위 패임은 중앙선에서 2.5 cm떨어져 있다.

또한 관골궁의 앞쪽부위와 안와가장자리의 내측과 바깥쪽을 그려둔다. 다섯 군데의 절개선을 표시해 둔다. 세 군데의 전두부 절개선은 중앙선부위와 두 개의 바깥측(paramedian)선이며 수직으로 표시하여 둔다. 중앙선에 두 개의 바깥선은 약 5 cm떨어져 있어야 한다.

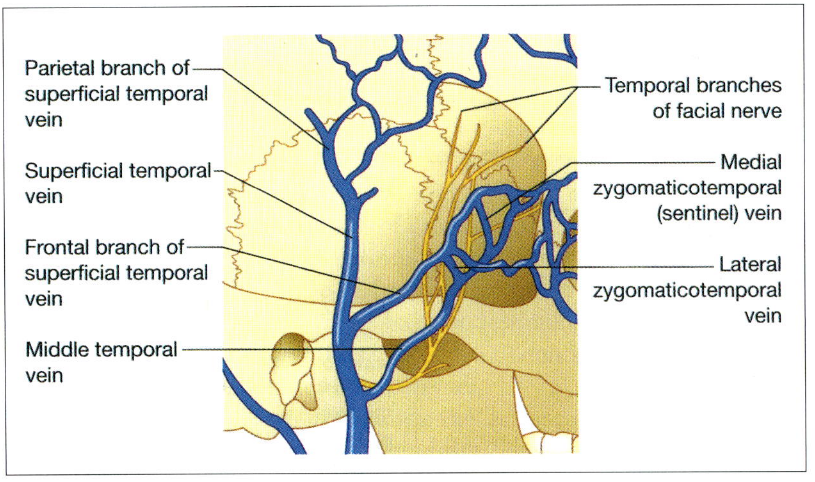

그림 6.5 측두부오목(temporal fossa)의 venous circulation.
Medial zygomaticotemporal(sentinel) vein과 lateral zygomaticotemporal vein이 middle temporal vein과 superficial temporal vein의 frontal branch사이에서 anastomosis하고 있다.
내시경으로 측두부를 박리하는 과정에서 sentinel vein(MZTV) 이 보이게 된다. 이 위치에서 안면신경의 측두분지가 측두근막의 표층 안으로 지나가게 된다.

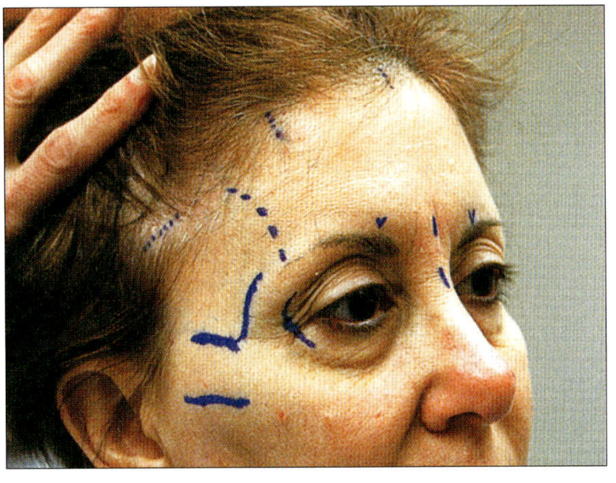

그림 6.6 수술 전 마킹. 점선은 측두능을 나타낸다.
세개의 수직절개선(이중 두개는 그림에서 보임)과 두 군데의 수평절개(이중 한 개는 보임).
상안와 신경이 나오는 부위와 미간의 중앙부위를 표시해 둔다. 실선은 내외측의 안와와 관골궁을 나타낸다.

측두부 절개선은 곳망울 바깥쪽과 눈바깥구석을 따라서 연장된 것으로 측두능(temporal crest) 의 바깥에서 아래로 그려두면 된다. 이 절개선은 약 3 cm정도이다.

마취

진정제의 투여는 미다졸람 약 5 mg과 hydroxyzine 25 mg을 근육 주사 한다. 국소마취는 안와위신경과 활차위신경의 마취를 위해 사용하는데 보통 0.5% bupivacaine을 1대20만 epinephrine과 섞어서 쓰게 된다.

또한 Z-T(zygomatico-temporal nerves)신경과 Z-F(zygomatico-facial nerves)신경이 차단 되어야 한다. 투메슨트마취제(0.18% 리도케인, 에피네프린 1:278,000, $NaHCO_3$ 9 mEq/L, Box 6.1)를 다섯 군데의 절개선, 측두부, 눈썹과 미간을 가로질러 주위로 침투시킨다.

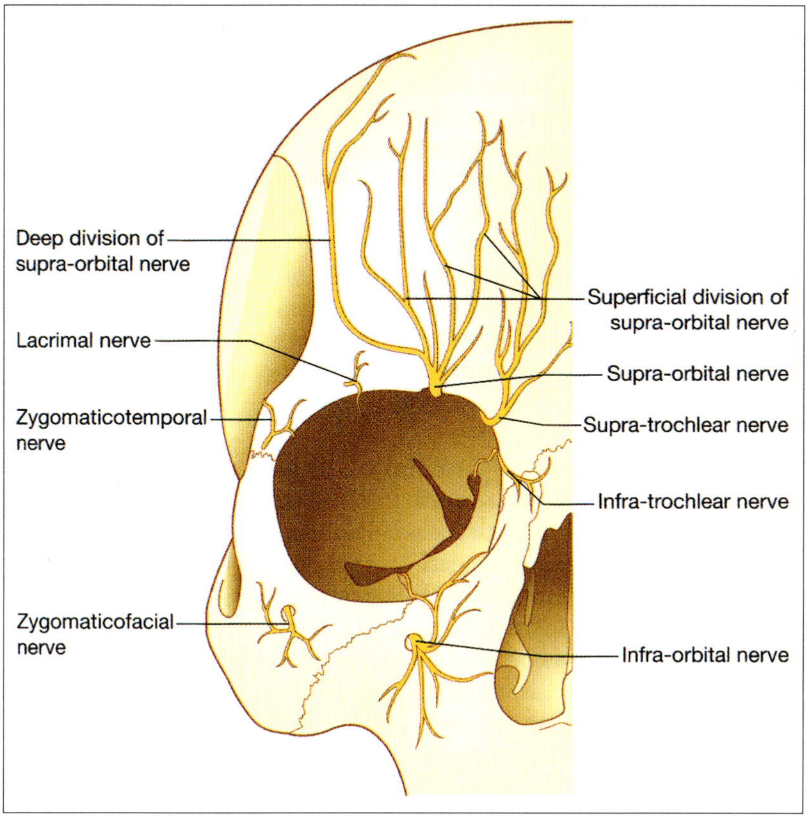

그림 6.7 눈주위와 이마부위의 감각신경들. 상안와 신경은 얕고 깊은 것으로 나뉘어 진다. 상, 하 활차신경이 안와의 상내측에서 나온다. 또한 안와의 여러 구멍으로부터 lacrimal, zygomaticofacial, infraorbital nerve등이 나온다.

Composition of tumescent anesthetic soilution for endoscopic forehead lift

Ingredient	Stock concentration	Volume	Amount	Final concentration
Sodium chloride (normal saline)	0.9%	500ml		
Lidocaine HCl	2%	50ml		
Epinephrine	1mg/ml (1:1000)	2ml	2mg	3.6mg/L (1:278,500)
Sodium bicarbonate	8.4% (1mEq/ml)	5ml	5mEq	9mEq/L

Box 6.1 생리식염수 500ml에 추가되는 lidocaine, epinephrine과 sodium bicarbonate.

총 100~120 cc의 투메슨트용액을 사용할 수 있다.

절개

다섯 군데의 절개를 가한다(그림 6.6). 이마에 세 군데 1.5 cm의 절개를 수직으로 가한다. 절개는 밑으로 뼈쪽으로 가하고 머리카락선 바로 뒤까지 연장한다. 한 개의 중앙선과 두 개의 바깥절개를 한다.

바깥절개는 중앙선에서 약 5 cm 떨어진 곳에 한다. 두 개의 측두절개는 측두부 머리카락선에서 약 2 cm 떨어진 곳에 약간 수평방향으로 한다(머리카락을 묶어서 손상을 최소화하고 머리카락을 잘라낼 필요는 없다). 절개선은 약 3 cm정도이며 박리는 피하지방층과 표층측두근막을 분리하여 심측두근막이 나올 때까지 박리한다. 심측두근막은 피부아래 약 8~10 mm 정도에 위치하며 마치 흰 줄이 있는 것처럼 보인다(그림 6.8).

심측두근막에 도달했는지를 확인하기 위하여 절개주위의 피부를 위아래로 흔들어 보아서 표층 측두근막이 피부와 움직이는지를 확인한다. 이때 심측두근막은 움직이지 않는다.

인대와 조직층의 박리와 해리
(Undermining and Release of Ligament and Tissue layers)

이마에서 골막거상기(그림 6.9)를 세 군데의 이마절개를 통하여 삽입한 후 바깥으로 고정지역(temporal crest ligament)까지 골막하로 박리한다. 절개선의 뒤쪽 2 cm 그리고 눈썹의 뒤쪽 2 cm까지 박리한다.

측두 절개선에서 골막거상기를 사용하여 심측두근막위로 박리를 한다. 심층과 표층측두근막이 만나서 융합되는 관골궁 2 cm 위에서 저항이 느껴지게 된다. 이때 더 이상의 박리는 내시경의 도움으로 하는 것이 좋다. 또

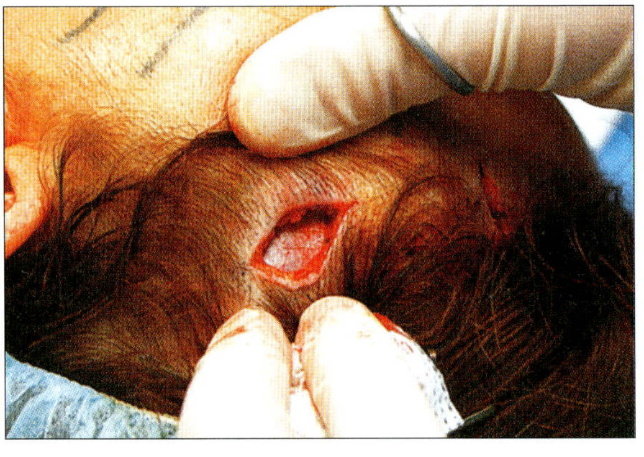

그림 6.8 측두부위에서 박리. 박리 후 심층의 측두근막을 볼 수 있다.

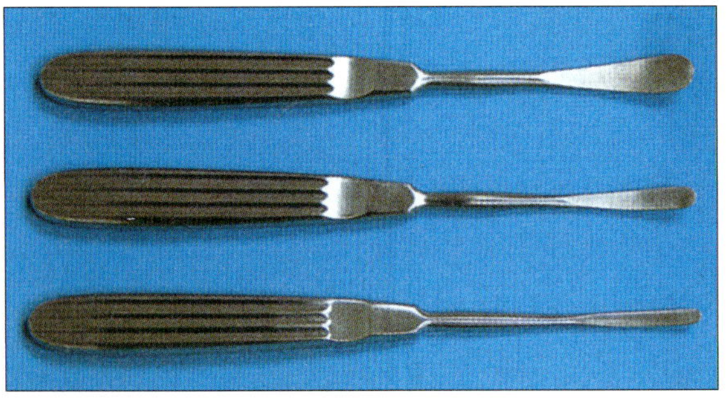

그림 6.9 골막거상기들. 전두골막아래로 박리하기 위해 필요하며 측두부위에서 표층, 심층의 측두부 근막박리를 위해 필요하다.

다른 저항은 안쪽방향으로 고정지역(temporal crest)에 도달했을 때 느낄 수 있다. 이 지역은 측두능(temporal crest)을 따라 있으며 모든 연부조직(심층과 표층측두근막, 골막)의 융합이 이루어진 곳이다.

이 곳에서 위쪽절반은 눈으로 보지 않고서 측두부(temple)에서 이마부(forehead)로 골막거상기로 강하게 밀어서 끊어낼 수 있다. 반대방향으로의 박리는(이마부에서 측두부쪽) 심측두근막의 표층으로의 관통이 생길 수 있으므로 주의해야 한다.

관통후 이마부 아래 골막하 공간과 측두부의 심층과 표층 사이의 공간에 연결이 생기게 된다. 이후 더 이상의 박리를 위해서 내시경을 사용하면 된다. 고정지역의 가장 아래쪽으로 안와가장자리가 있는 곳으로 박리를 계속한다(그림 6.10). 이때 작은 Metzembaum 가위를 측두부 절개선으로 삽입하여 사용하면 된다. 이 지점에서 안와인대(뼈와 표층 측두근막사이에 인대 연결)가 완화되어야 한다(그림 6.11). 바깥으로 측두부가 박리되고 항상 심측두근막 위로 박리가 이루어져야 한다.

Sentinel정맥(med.ZT vein)이 중요한 이정표로서 여기에 안면신경의 측두분지가 표층측두근막 속의 아래쪽 측두부로 지나간다. 측두부에서 적어도 박리가 sentinel정맥 아래로 진행되어야 하며 대개 정맥에서 수 mm

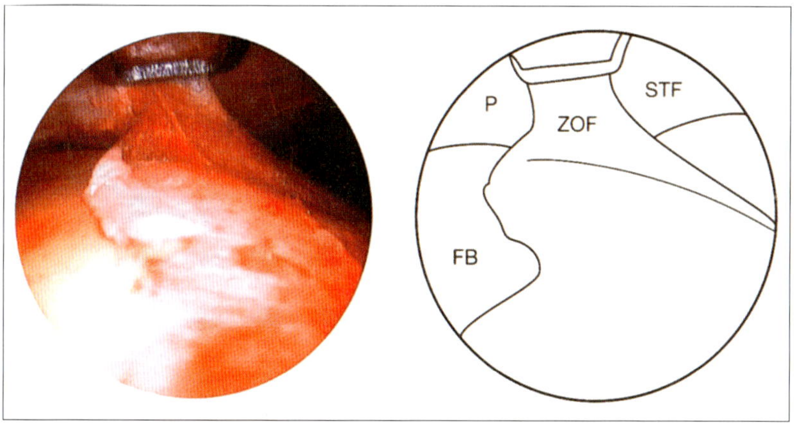

그림 6.10 측두능(temporal crest) 의 내시경 view(환자의 우측부위).
ZOF의 머리부위는 박리되고 끝부위는 아직 박리되지 않은 상태. 측두능의 안쪽으로 전두골의 골막이 거상되어 있다. 바깥부위는 표층측두근막(STF)이 심층과 분리되어 있다.

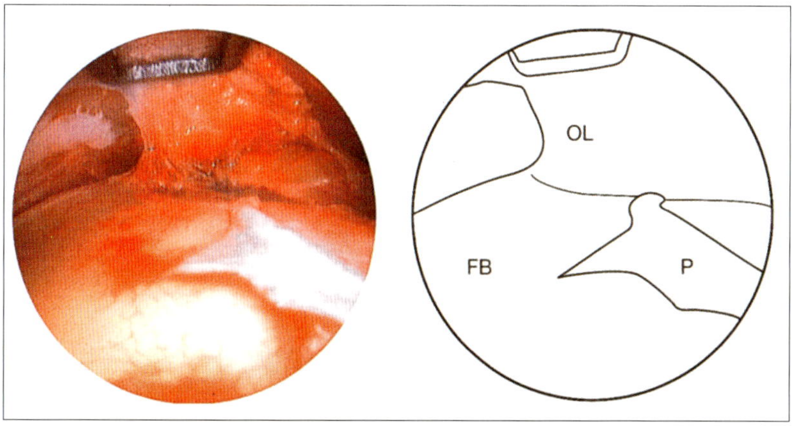

그림 6.11 아래쪽 측두능 부위의 내시경 view(환자의 우측).
OL(안와인대)가 안와의 상외측에 존재한다. 전두골과 잘라진 골막을 볼 수 있다.

아래까지 되어야 한다(그림 6.12).

아래쪽 측두부에서 광대와 바깥 안와에서 박리가 골막위로 진행되어야 한다.

눈바깥구석에는 광대의 전두돌기의 골막과 표재성근건막사이에 눈구석 앞인대가 있다(그림 6.13).

바깥쪽눈썹을 위로 들어 올리기 위해서 이런 인대가 부분적으로 혹은 완전히 박리되어야 한다. 이마에서 골막하 박리는 상안와연까지 해주어야 한다. 이마 아래부위에서 상안와연 2 cm 내의 골막하 박리는 내시경을 보면서 한다.

이 부위에서 골막이 전두골과 더 단단히 붙어 있다. 약 10%의 환자에서 안와위신경의 깊은 분지(separate deep branch) 가 있으므로 주의가 요망된다. 만약 있다면 아래쪽 전두골의 눈썹 위 구멍(foramen)을 통해서 올라오는 것처럼 보인다. 안와위신경혈관다발은 안와위패임(supraorbital notch)에서 안와위가장자리 위로 보이게 된다(그림 6.14).

다음 안와인대와 안와위신경혈관다발 사이의 골막은 날카로운 가위로 절개한다. 다음 조직은 더 얇은 곳에서 보이는 모상건막인데 비슷한 방법으로 박리하여 준다.

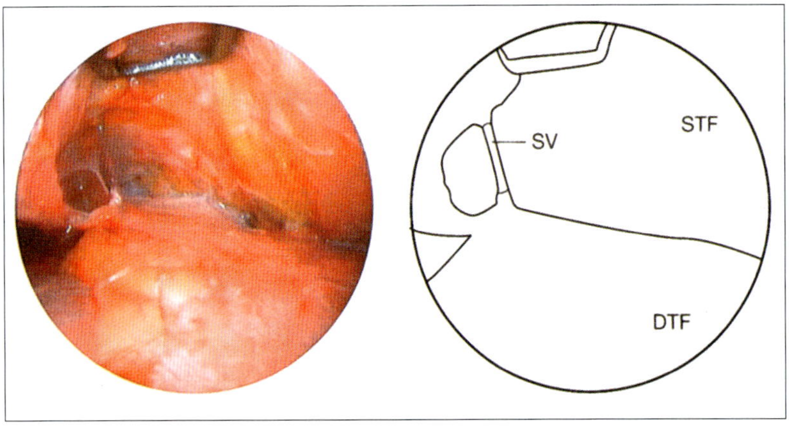

그림 6.12 측두부 아래 내시경 view(환자의 우측). 표층과 심층의 측두부 근막이 sentinel 정맥 끝부분에서 박리되어 있다.
이곳에서 안면신경의 측두분지가 표층측두근막의 얕은층으로 지나가게 된다.

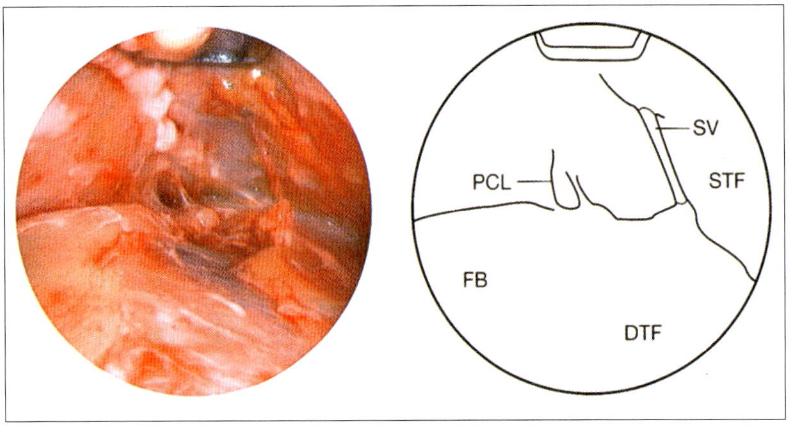

그림 6.13 바깥구석의 내시경 view(환자의 우측).
눈바깥구석의 구석인대 앞쪽을 보여주는 그림이다. 바깥쪽으로 sentinel 정맥이 있고 표층, 심층의 측두근막이 있다. 안쪽으로는 전두골의 하외측부분이 보인다.

작은 골막거상기를 사용하여 위눈꺼풀 아래로 박리하여 눈꺼풀판까지 하도록 한다(안와사이막과 안와사이막앞눈둘레근 사이)(그림 6.15). 이런 조작 후에 눈썹이 거상되고 피부이완증이 감소되는 것을 볼 수 있다.

근육과 신경변화

미간은 양쪽의 상안와신경 사이에서 골막을 수평으로 절개함으로서 접근한다.

골막거상기를 사용하여(뒤에서 앞으로 수평방향의 움직임으로) 박리하여 코의 뿌리아래까지 해준다. 다음 눈살근(procerus)과 저미근(depressor supercilli)을 내시경으로 확인한다(Fig. 6.16).

이 근육들은 날카로운 끝을 가진 홍채가위(iris scissors)의 날카로운 끝을 이용해 부드럽게밀어 줌으로서 찢어주어야 한다. 저미근을 박리해 나갈 때 속에 있는 활차위 신경의 분지들이 손상이 되지 않도록 주의 하여야 한다. 안와위신경혈관 다발 위로 골막을 통해서 수직의 절개를 가한다 그리고 양쪽으로 얇게 하나는 안으로 하나는 바깥으로 절개를 가하면서 박리를

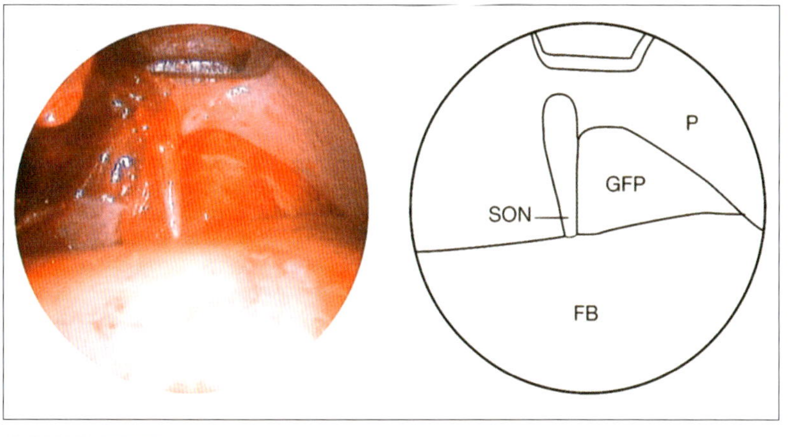

그림 6.14 상안와신경의 내시경 view(환자의 우측).
상안와연에서 상안와신경(SON)이 보인다. 골막(P)이 전두골(FB)과 안와연에서 분리되어 있다. 위로 모상건막 지방덩이(GFP)를 볼 수 있다.

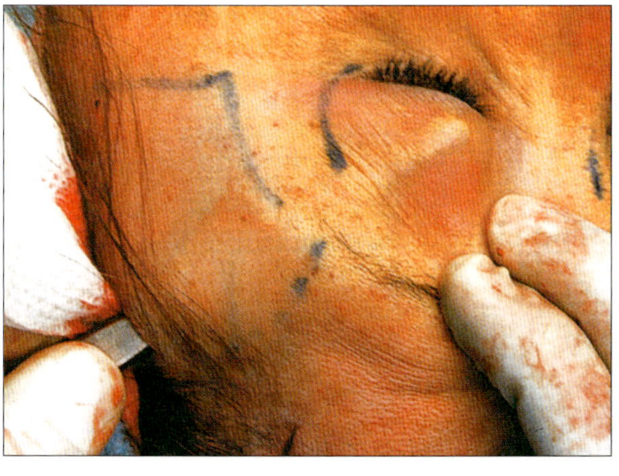

그림 6.15 위눈꺼풀박리. 안와연에서 골막과 심층 모상건막을 내시경하에서 박리한 후 골막거상기를 측두부 절개를 통하여 위치시킨다. 기구를 눈둘레근아래와 안와사이막 위로 통과시킨다.

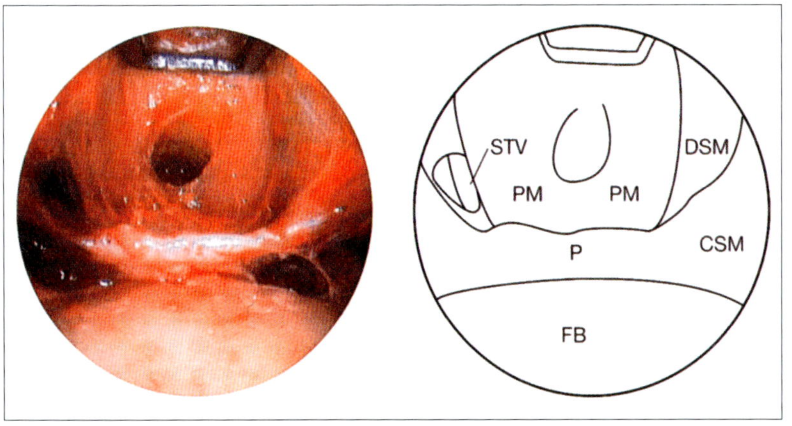

그림 6.16 미간의 내시경 view. 전두골(FB)의 골막(P)이 상안와신경이 있는 부위에서 박리되어 미간으로 들어갈 수 있게 한다. 기구를 미간의 공간을 넓히기 위해 사용하고 좌, 우측의 눈살근(procerus)을 박리한다. 바깥으로 depressor(DSM) 와 눈썹주름근(corrugator supercilli)(CSM)이 보인다. 좌측으로는 DSM 안에 상활차정맥이 보인다.

하게 되는데 안쪽은 눈썹주름근(corrugator)으로 가는 신경분지의 말단 운동신경을 차단하기 위해서이고 바깥쪽의 절개는 눈썹주름근과 눈둘레근 접합부의 근육을 잘라내기 위해서이다. 바깥 절개는 먼저 골막을 날카로운 가위 끝으로 뚫고 가위 끝으로 밀어서 박리 함으로서 가능하다.

이렇게 밀어주는 방식의 박리를 하는 것은 골막과 가깝게 지나가는 안와위신경 손상을 피하기 위해서이다. 마지막으로 몇 군데의 수직 절개를 바깥눈썹 쪽에 가한다. 이런 절개는 눈살을 찌푸리는 것을 감소시키기 위해서 하게 되는데 (1) 눈둘레근을 약화시키고 (2) 미간근육으로 가는 말단 운동신경을 차단하며, 이때 12.7 cm의 홍채가위(iris scissors)를 사용하여 골막에서부터 진피까지 절개를 가한다. 전체적으로 5~6군데의 절개를 눈썹밑으로 약 2.5 cm의 길이로 가하게 된다.

절개는 안와위신경혈관다발 바깥 1cm에서 시작하여 바깥쪽으로 진행한다. 눈둘레근에는 근육절개 효과를 얻을 수 있으며 미간근육의 운동지배를 하는 안면신경의 말단에 신경절제효과를 얻게 된다. 작은 Jackson-Pratt 배출관을 눈썹부위에서 수평으로 골막하에 위치시킨다. 이 배출관을 아래 측두부위 머리카락선 바깥쪽에 구멍을 내어 고정시키게 된다. 배출관은 피부봉합을 할 때 묶어두어 빠지지 않도록 한다.

연부조직걸기

바깥눈썹은 Endotine fixation device(그림 6.17) 의 도움으로 위로 걸어줄 수 있다.

드릴로 이마절개 아래 바깥부위의 전두골에 구멍을 낸다. 이 부위는 측두능(temporal crest) 안쪽이며 관상봉합(coronal suture)의 앞쪽이 된다. 이곳의 머리뼈가 상대적으로 두껍다. 이때 드릴은 손으로 돌려서 뼈에

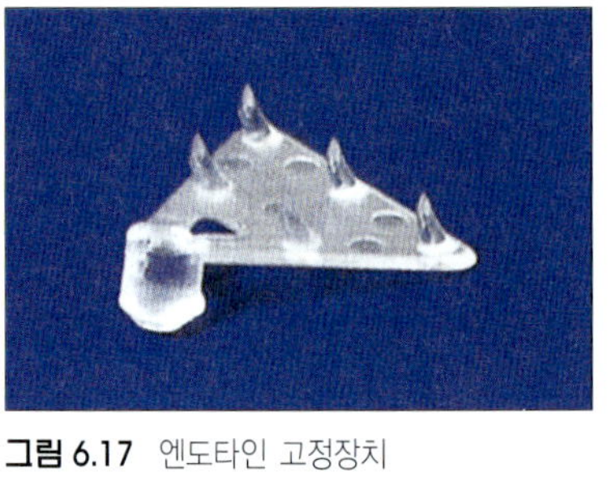

그림 6.17 엔도타인 고정장치

구멍을 뚫을 수 있는 hand drill 을 사용하면 된다.

뼈의 부산물들이 제거되고 엔도타인을 구멍에 삽입한다. 바깥 이마부위를 위로 당기면서 아래로 눌러 에도타인의 가시 부분이 골막을 뚫을 수 있도록 한다. 고정의 정도는 눈바깥구석과 눈썹간의 거리로 판단될 수 있다.

필요할 경우 엔도타인에서 다시 이마부위를 풀어서 원하는 높이에 재고정을 시킬 수도 있다. 양쪽의 눈썹이 비슷하게 위치 할 수 있도록 거상되어야 한다. 바깥눈썹과 측두부(crow feet을 포함한)의 고정은 표층측두근막을 심측두근막에 고정시켜주면 된다. 2.0Vicryl(Ethicon, Somerville, NJ)를 사용하여 수평매트리스봉합으로 고정한다. 봉합을 하면 측두피판이 위로 올라오게 된다. 이때 연부조직의 주름이 측두절개 아래쪽에 생기기도 하지만 대개 몇 주안에 좋아지게 됨으로 크게 염려할 필요는 없다. 세 군데의 이마 절개는 4.0Vicryl(Ethicon, Somerville, NJ)를 사용하여 골막에서부터 근육, 진피까지 한꺼번에 봉합한다.

골막이 봉합에 포함되지 않을 경우 상처가 안으로 들어가는 경우가 생기기 때문이다. 측두부 절개의 진피를 닫아주고 피부의 봉합은 5.0 Prolene(Ethicon, Somerville, NJ)을 사용한다.

술후관리

7.6cm Kerlex 거어즈를 사용하여 터번 스타일로 머리를 감싸도록 한다. 이 드레씽은 가벼운 압박을 주고 Jackson-Pratt 드레인의 흡입 bulb를 고정하도록 사용한다(그림 6.18).

필요할 경우 부종을 예방하기 위해 betamethasone valerate 6 mg을 근육 내 주사한다. Cephalexin 500 mg을 하루에 두 번 술 후 3일 동안 처방한다. 수술 다음날 드레싱과 드레인을 제거한다. 봉합실의 발사는 술 후 7일째 한다.

Troubleshooting

환자에 이마거상의 목표에 대해 교육시키는 것이 중요하다.

거상술로 늘어진 위눈꺼풀도 교정된다고 환자가 믿는다면 실망스러울 수도 있다. 이 시술의 첫 번째 목표는 눈썹(특히 바깥부위)의 위치를 향상시키며 미간, 이마, 눈가의 주름을 개선 시킬 수 있다는 것이다.

피부이완증이 개선될 수는 있으나 차후에 눈꺼풀 수술이 필요할 수도 있다. 적당한 눈썹의 거상을 위해 보정(retaining)인대의 철저한 박리와 이완이 중요하다.

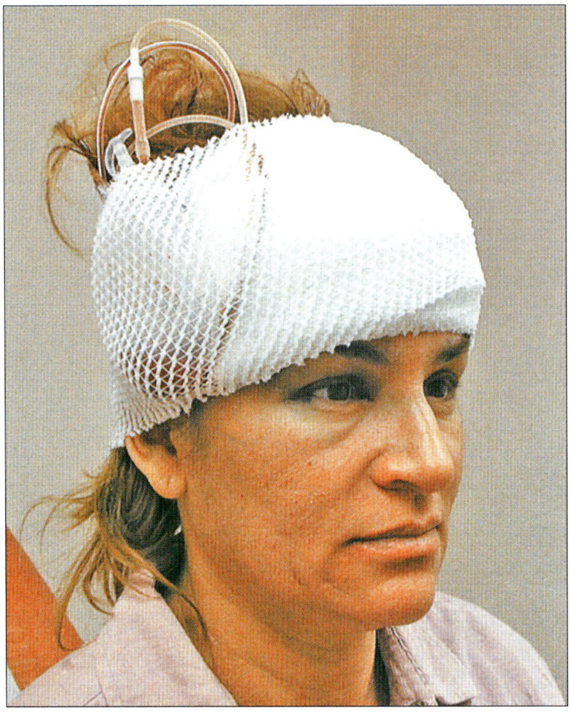

그림 6.18 수술 후 드레싱. 터반모양의 거즈를 이마와 관자놀이 부근에 가볍게 압박하여 감아준다. 거즈 속으로 Jackson-Pratt vacuum bulb를 넣어둔다.

특히 고정이 되는 전체 지역과 안와인대와 구석인대(canthal ligament)의 박리가 중요하다. 측두부에서 적어도 sentinel정맥의 아래쪽까지 박리가 이루어져야 하며, 안와위가장자리(superior orbital rim)에서는 골막과 모상건막이 이완되어야 한다.

감각신경 중 활차위신경과 안와위신경의 깊은 분지가 손상에 예민하다.

미간에서는 활차위신경의 분지가 손상이 되지 않도록 저미근(depressor supercilli)을 잘 뜯어낸다. 가장아래쪽 전두골막의 박리는 내시경하에서 하고 특히 안와위신경의 깊은 분지가 손상이 되지 않도록 조심하다(약 10%의 환자에서 뼈의 구멍에서 신경이 나오게 된다).

측두부위에서는 안면신경의 측두분지 손상을 예방하기 위해 심측두근막 위로 박리를 하도록 한다. 좀더 아래쪽으로 내려가게 되면 심층과 표층의 측두근막이 융합하게 되기 때문에 이곳의 박리는 내시경의 도움으로 하면 유리하다.

합병증

주의 깊은 수술과정에도 불구하고 일시적인 이마근 마비가 술 후에 생길 수 있다. 안면신경분지의 외상이나 자극이 이마근의 약화를 일으킬 수 있다. 엔도타인에 의한 연부조직의 술 후 고정은 더 높은 위치에 될 수 있도록 한다. 박리는 주로 혈관이 없는 곳으로 하면 된다. 미간과 눈썹부위에 시행한 근육 절제가 술 후 멍이 들게 할 수도 있다. 멍은 눈 아래로 퍼지게 될 수도 있다. 이러한 문제점을 줄여주기 위해 술 후 첫 째날 골막하에 드레인을 사용하게 된다.

술 후 부종은 스테로이드를 사용하면 감소될 수 있다.

수술결과

그림 6.19와 6.20

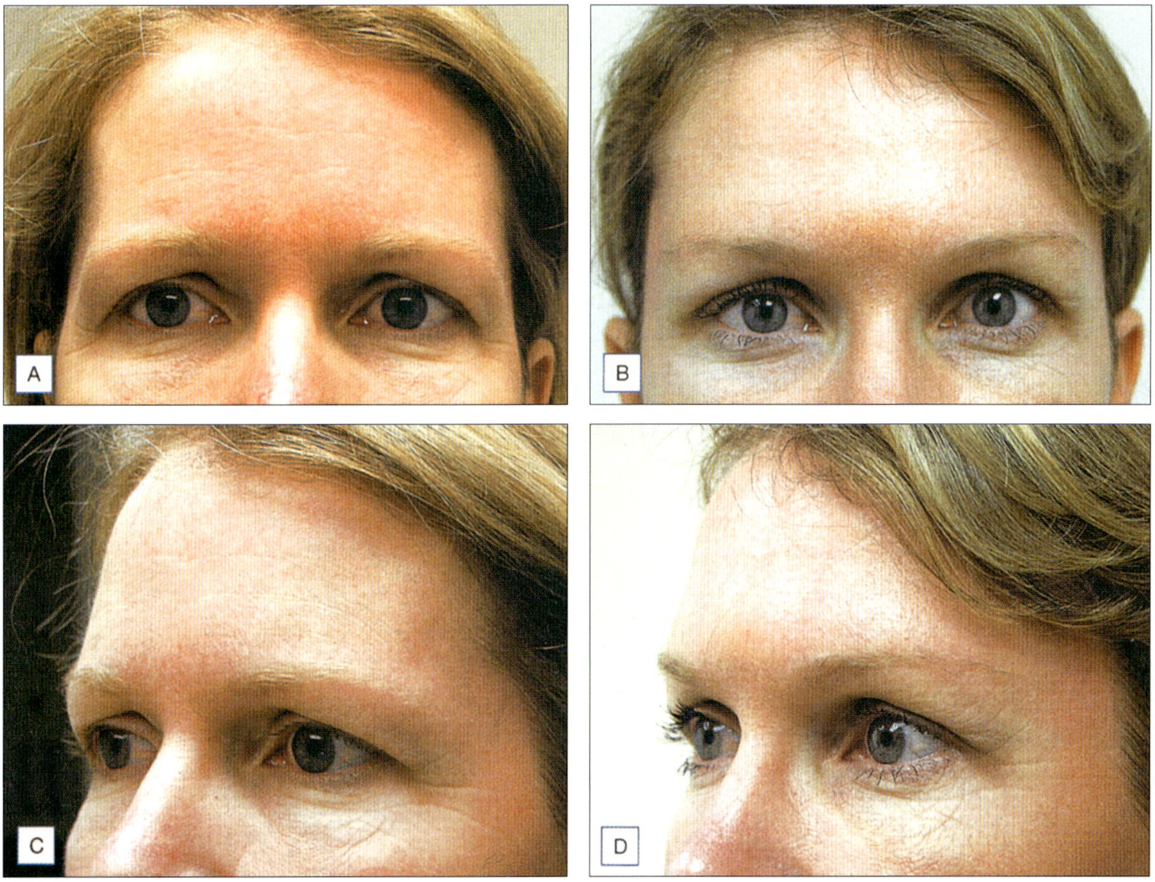

그림 6.19 43세 여자 내시경 이마거상 수술 전(A, C) 수술 후(B, D). 이마거상술만 한 경우로 보톡스는 주사하지 않았음. 눈썹의 위치가 좋아졌고 위눈꺼풀의 늘어짐과 미간, 이마, 눈주위의 주름이 개선되었다.

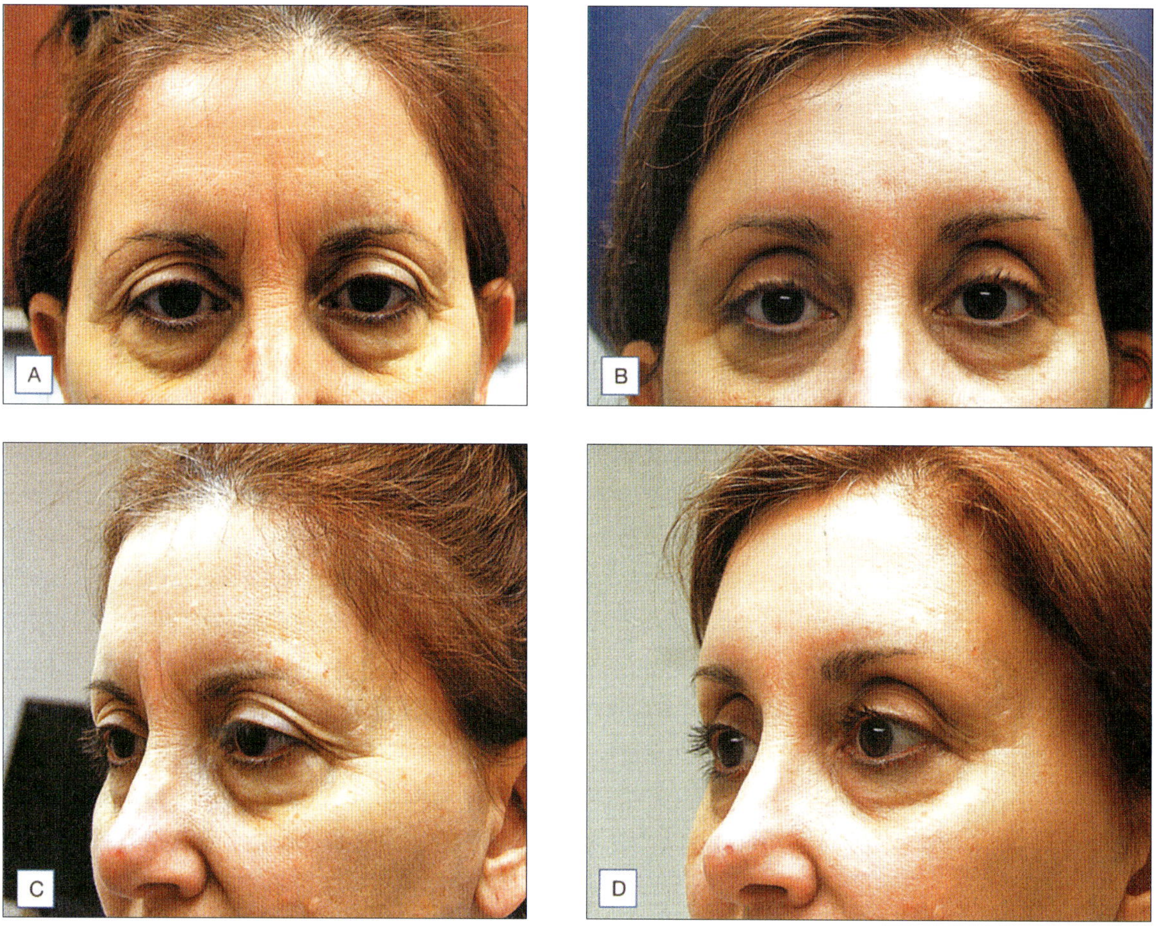

그림 6.20 59세 여자로 내시경 이마거상 수술 전(A, C) 수술 후(B, D). 이마거상술만 한 경우로 보톡스는 주사하지 않았음. 눈썹의 위치가 좋아졌고 위눈꺼풀의 늘어짐과 미간, 이마, 눈주위의 주름이 개선되었다.

참고문헌

Isse NG 1995 Endoscopic forehead lift: evolution and update. Clinical Plastic Surgery 22:661–673

Isse NG 1997 Endoforeheadplasty: the functional approach with emphasis on myotomies and myectomies. Facial Plastic Surgery Clinics of North America 5:155–165

Isse NG 1997 Endoscopic facial rejuvenation. Clinical Plastic Surgery 24:213–231

7 피부를 통한 아래눈꺼풀 성형술: 피부근육 피판

Transcutaneous Lower Lid Blepharoplasty: Skin Muscle Flap

Sorin Eremia

서론

여러 새로운 치료기법, 해부학의 이해와 얼굴중앙부위의 문제를 해결하기 위해 아래눈꺼풀 수술 시 절개창의 사용 등, 아래눈꺼풀 성형술에 오랫동안 사용되어온 피부근육피판이 새로운 관심을 만들어 가고 있다. 1951년 발간된 Castanares의 "튀어나온 안와내지방"에 대한 개념이 20세기 후반 아래눈꺼풀 수술의 표본이 되어왔다. Reidy에 의해 설명된 피부근육피판 접근법이 1960년대 초 대중성을 얻었고 1970년대와 1980년대 초까지 널리 사용되었다.

목표는: (1) 아래눈꺼풀 세 개의 지방층에 도달하기 위해 안와사이막을 절개하는 쉽고 안전한 접근을 만드는 것

(2) 두꺼워진 눈둘레근을 제거하는 것

(3) 여분의 아래눈꺼풀 피부를 제거하는 것이었다.

1980년대 안성형분과에서 아래눈꺼풀의 눈둘레근을 절제하는 것이 아래눈꺼풀이 늘어진 경우 심각한 수술초기, 후기 안정성에 문제를 초래함을 지적하였다. 아래눈꺼풀의 피부 혹은 피부, 근육을 절제하는 것이 눈의 흰자위가 보이는 것부터 눈꺼풀겉말림이 생기는 것까지 여러 가지의 문제들을 초래하였다(그림 7.1).

심지어 보존적으로 피부와 피부근육피판을 절제하는 경우에도 종종 눈

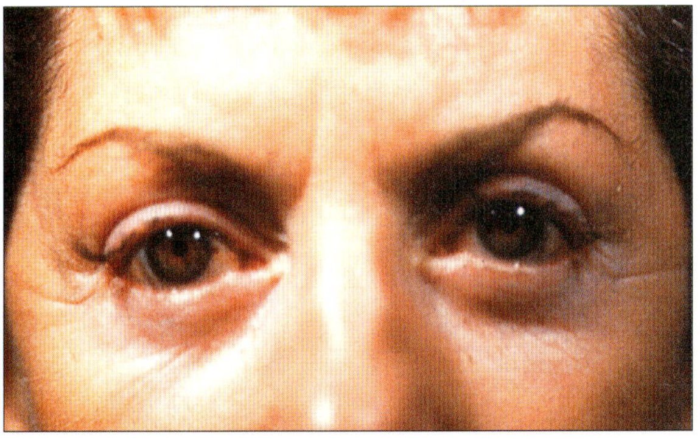

그림 7.1 전형적인 하안검 수술후의 모습. 1970년대와 80년대에 성형과 재건을 하는 의사들에게서 수술 후에 이런 모습은 일반적인 것이었다. 최근에는 아래눈꺼풀 절개로 midface lift 한 후 이런 모습을 볼 수 있다.

의 바깥쪽이 아래로 둥그렇게 변형되는 현상이 생길 수 있어 이것을 "hound dog"처럼 보인다고 하였다(그림 7.2A, B: 7.3A, B).

한가지 해결책은 여러 가지 바깥구석 인대를 강화하는 방법으로 아래눈꺼풀을 지지하는 것이다.

간단한 것은 Webster에 의해 기술된 실로서 겹치기(plication)법을 해주거나 눈꺼풀판을 작게 삼각형으로 잘라내어 바깥눈구석에 고정하는 법에서부터, 조금 복잡하지만 눈꺼풀판을 노출시켜 바깥안와벽의 안쪽 골막에 고정시키는 방법 등(lateral tarsal strip)도 효과적이다.

1980년대와 90년 초에 피부의 화학적 박피, 90년대 말에 레이저 박피술이 널리 사용되게 되었고 아래눈꺼풀의 주름이나 늘어진 피부를 교정하는데 널리 인정 되었다. 그 결과로서 의사들은 결막을 통한 지방제거를 더 선호하게 되었다.

아래눈꺼풀 지방이 불룩한 사람들에서 결막을 통해서 지방을 제거하면 추가적인 아래눈꺼풀의 피부조작은 필요치 않음을 느끼게 되었다.

아직도 많은 성형외과 의사들은 아래눈꺼풀 수술 시 피부와 근육의 절제를 선호하지만 안성형 전문의와 피부-성형의사, 얼굴 성형을 하는 의사들은 지난 1990년대부터 결막을 통한 지방제거를 선호하고 있다. 또 다른 술자는 결막을 통해 지방을 제거한 후 pinch technique(아래 눈꺼풀의 여분의 피부를 제거할 때 포셉으로 속눈썹 아래 부분의 피부를 잡아보아 눈꺼풀 테가 살짝 뒤집어 지는 정도를 표시하여 피부를 잘라내는 방법)를 사용해 눈둘레근을 제거하지 않고 하안검의 늘어진 피부만 제거한다.

과거 10년 동안 많은 술자 들이 눈 아래 구조에 관심을 가져왔으며 SOOF(suborbicularis fat compartment)의 나이에 따른 변화에 관심을 가져왔다. 동시에 환자들이 눈물고랑(tear trough deformity), 이나 코광대주름(nasojugal fold) 등에 관심이 높아진 것도 사실이다. 지방이나 히알산등의 필러의 사용이 이러한 문제를 해결하는데 도움이 되었지만 더 영구적인 해결을 위해 연구가 진행 중이다. 안와지방 재분배는 결막을 통해서도 가능한 방법이며 다른 장에서 더 자세히 다루기로 한다.

결막을 통해서 SOOF를 올리고 재분배하는 것은 Freeman에 의해 설명되었다. 더 광범위한 뺨부위의 지방을 올리는 것은 고어텍스 실을 걸어서 가능하고 (사사키) 피부를 통해서 눈둘레근과 얼굴 중앙부위를 동시에 올릴 수 있게 되었다.

이러한 방법들은 새로운 관심거리이며 피부근육피판을 이용하는 방법에는 장점과 단점이 있다. 더욱이 여러가지 당겨주는 방법이나 sling procedure 등이 눈둘레근에 적용되었고 측두부를 통해 관골궁으로 박리해가는 방법(안면신경의 측두분지의 손상의 위험이 있다)보다 골막하로 얼굴중앙부위를 들어올리는 더 쉬운 방법 등이 피부절개 아래눈꺼풀 수술에 관심사가 되었다.

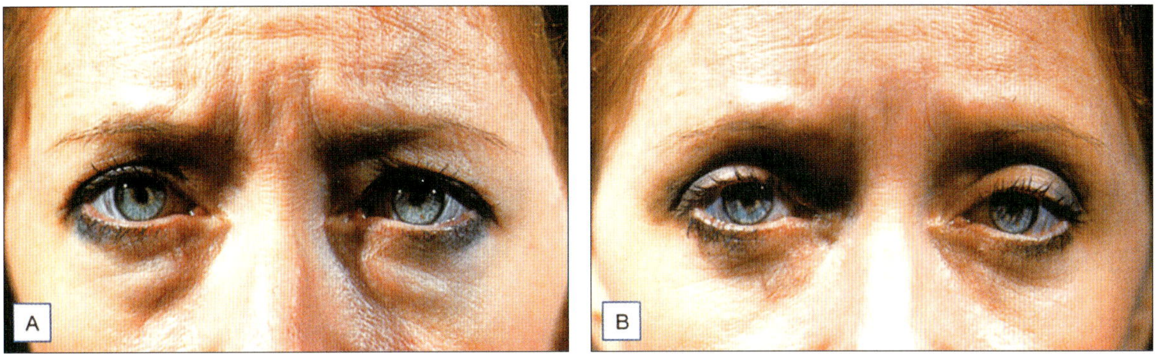

그림 7.2 s-m-f 아래눈꺼풀 수술 후에 좌측 눈의 구석이 약간 둥글게 된 것을 볼 수 있다. 1980년대 중반에는 이런 결과가 인정되는 분위기였다.

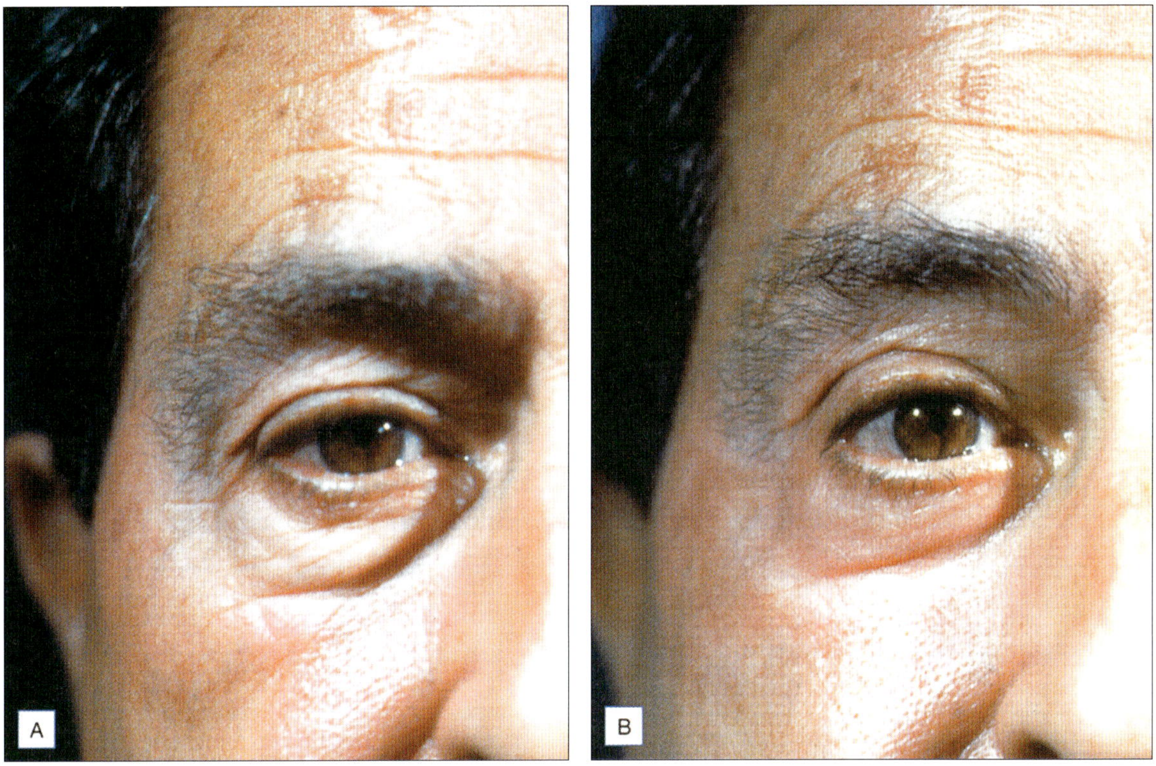

그림 7.3 심하지는 않지만 보존적인 피부 근육 지방제거 후에 보이는 눈의 바깥 구석의 둥근 변형. 늘어진 피부와 눈둘레근이 여전히 있음을 볼 수 있다.

Hamra는 깊은 층을 들어 올리는데 이 방법을 선호했다. 피부근육피판 절개를 바깥 안와로 조금 더 연장시키고 골막의 눈둘레근을 박리함으로서 광대뼈의 얼굴중앙부위 골막을 올리는데 더 쉽고 안전한 방법으로 적용되었다. 이러 방법이 안면신경의 분지들을 피할 수 있으며, 단지 조심해야 할 곳은 안와아래신경이다. 골막하로 안면중앙부를 올리는데 내시경보다는 직접 절개하여 보면서 하는 것이 가능하다. 문제는 안면중앙부 올림에 의해 생기는 아래눈꺼풀의 긴장이다.

아래눈꺼풀수술의 합병증으로 흉터, 비대칭, 눈의 둥근변형, 공막이 보이는 경우, 눈꺼풀 겉말림 등이 있다. 저자는 20년 이상 동안 피부근육피판 기술을 사용하여 왔다. 80년대 말까지 이러한 기술로 심각한 합병증도 없었고 환자의 만족도도 좋았으나 환자의 술 전, 술 후 사진을 분석하던 중 많은 환자들에서 눈의 바깥쪽이 아래쪽으로 둥근 변형(round eye deformity)이 생긴 것을 발견하게 된다. 그래서 1990대에 들어서 안와가장자리 아래쪽에 나온 지방을 제거하기 위하여 저자는 결막을 통한 지방제거를 하게 된다. 아래눈꺼풀성형술에 관심을 가진 환자들은 대개 바깥눈썹처짐, 얼굴중앙부처짐등을 갖고 있고 측두부 절개로 피하로 접근하여 눈둘레근과 SOOF, 뺨지방 등을 올려주며 눈썹의 바깥 1/3과 안와 바깥부위를 올려준다.

과거 수십 년 동안 suspension multi-anchor suture로 얼굴 중앙부위의 처짐을 교정해왔다. 성형을 하는 의사가 아래눈꺼풀, 안와 내용물의 기본 해부학을 이해하는 것은 중요하며 또한 아래눈꺼풀과 눈주위 그리고 얼굴중앙부위를 지지하는 더 복잡하고 해부학적으로 미묘한 보정인대구조를 이해하는 것도 또한 중요하다. 전통적인 아래눈꺼풀의 수술해부학(그림 7.4A)은 위로 눈꺼풀테, 주변으로 안와연의 뼈와 바깥으로 피부 깊은 곳으로 결막을 볼 수 있다. 얼굴 중앙부위에서 아래눈꺼풀과 연관된 해부학적으로 중요한 구조는 그림 7.4B에 있다. 위눈꺼풀의 눈꺼풀판보다 아래눈꺼풀판이 훨씬 더 작다는 것을 인지하는 것은 중요하다. 누점이 아래눈꺼풀의 안쪽구석에 위치하고 적절히 눈물을 수집하는데 중요한 역할을 한다. 아래눈꺼풀이 약간만 뒤집어 지거나 눈둘레근의 기능(눈물이 바깥으로 배출하는데 중요한 역할을 함)이 저하되면 눈물의 수집에 문제가 생겨 눈물이 날수 있다. 아래눈꺼풀의 피부는 얇으며 실지로 피하지방층이 거의 없는 곳이다.

눈꺼풀판과 안와사이막 앞의 눈둘레근이 진피에 단단히 붙어 있고 피부피판만 박리해서 들어올리는 것이 쉽지가 않다. 눈꺼풀판 아래쪽에서 안와아래가장자리으로 박리하는 것은 눈둘레근 아래쪽으로 진행하게 된다.

이때 안와사이막이 보이게 되는데 이는 안와의 외부를 깊은 곳과 나누는 구조물이다. 안와사이막은 arcus marginalis에서 기원하여 안와와 광대의 골막과 연결된다. 안와사이막은 눈꺼풀판 아래 5mm 되는 지점에서 근껍질눈꺼풀근막(capsulopalpebral fascia)와 융합되어 있다. 수술로 눈둘레근과 안와사이막은 박리하기 쉽고 아래눈꺼풀 수술 시에 피부근육피판의 해부학적 근거가 된다(그림 7.5).

아래눈꺼풀의 내측과 외측 끝은 두텁고 단단한 섬유조직인 **아래눈구석인대**로 이어지게 된다. 바깥구석인대와 안와골의 관계는 아래눈꺼풀수술에 중요하다고 할 수 있다(그림 7.6). 눈꺼풀판 바깥쪽은 섬유조직에 의해 가측 안와에 연결되어 있다.

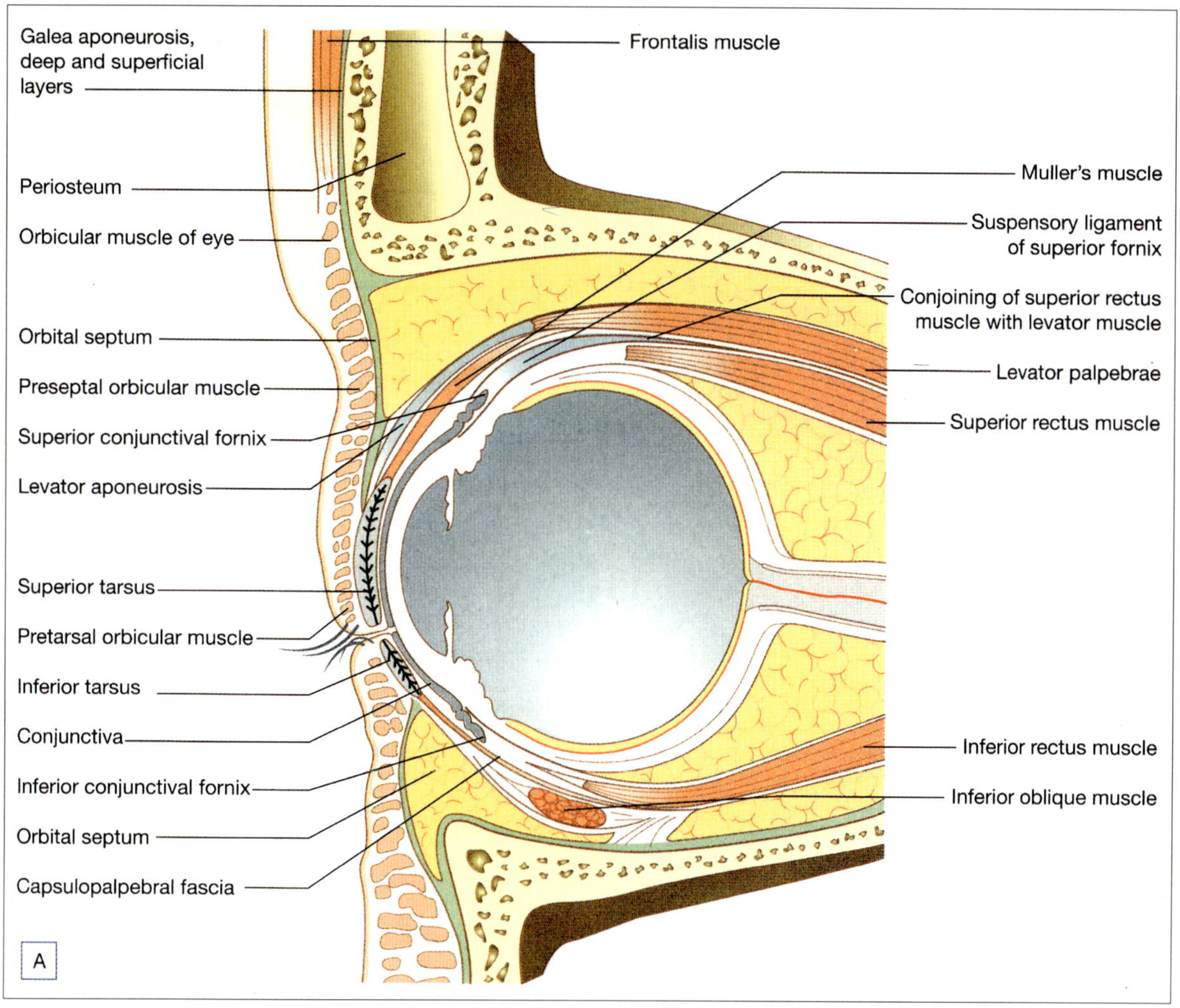

그림 7.4 (A) 눈꺼풀의 sagittal view.

아래바깥구석인대(어떤 사람은 이것을 힘줄이라고 한다) 표층과 심층의 구조로 되어 있어 아래눈꺼풀판의 외측 끝에서 나와 위구석인대와 합쳐져 바깥구석인대를 형성하며 가측 안와가장자리 안쪽의 Whitnall tubercle에 붙게 된다. 눈꺼풀판은 가측 아래눈꺼풀판의 아래쪽을 단단하게 고정시켜주는 fibrous retinaculum이라는 구조물에 의해 지지되고 있다.

여러 아래눈꺼풀 강화수술은 그림 7.7 A, B, C에 나와있다. 아래눈꺼풀의 지지는 바깥 눈둘레근을 안와가장자리로 당겨 줌으로서 가능할 수도 있다. 이러한 방법은 다른 방법보다 덜 침습적이라고 생각된다.

위눈꺼풀판은 눈꺼풀올림근에 의해 눈이 떠지게 되고 또한 교감신경의 지배를 받는 뮐러근에 의해 조절되기도 한다. 그러나 아래눈꺼풀은 일반적으로 움직임이 없다. 아래눈꺼풀판은(그림 7.4, 7.6) 안쪽 바깥구석인대에 의해 고정되고 위눈꺼풀널힘줄과 상동기관인 아래눈꺼풀견인기(retractor)에 의해 안정된다.

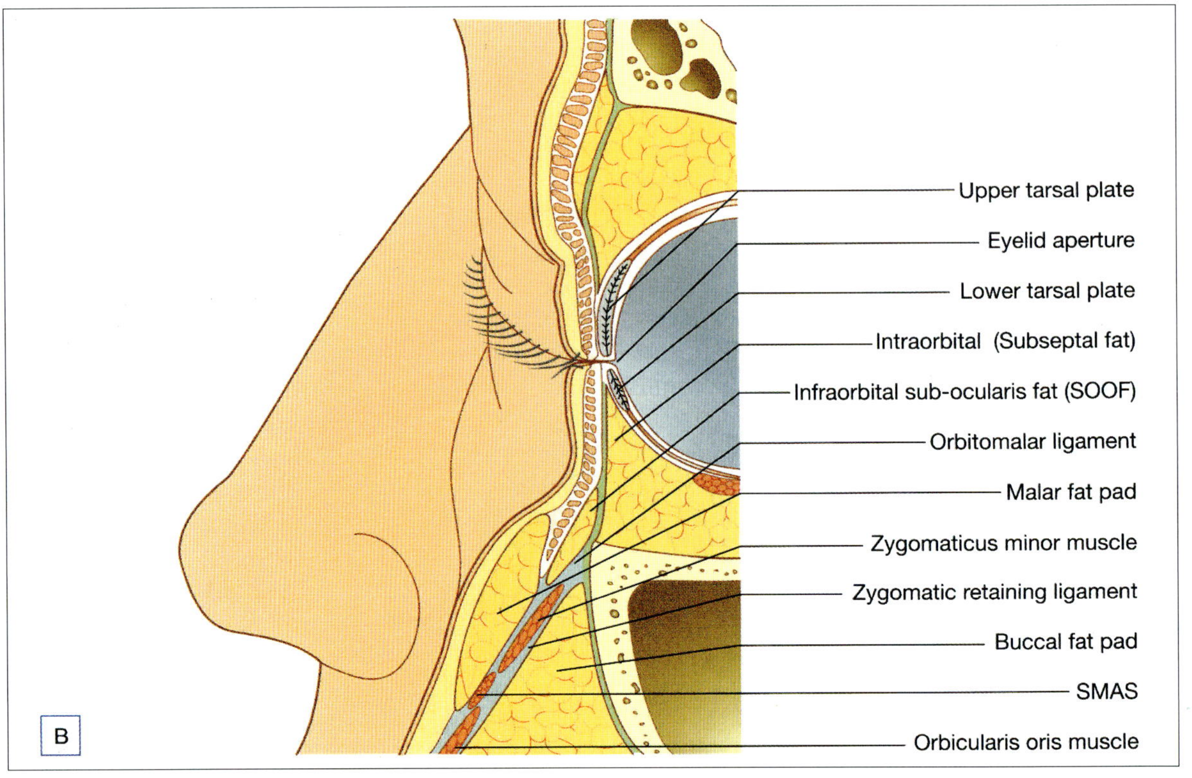

그림 7.4 (B) 안와와 얼굴 중앙부위의 cross-section. 여러 지방층의 관계를 주목해야 한다: intraorbital(subseptal), infraorbital suborbicularis fat(SOOF), malar fat pad 와 buccal fat pad, orbitomalar와 zygomatic retaining 인대와의 관계. 눈꺼풀판과 눈꺼풀, 구석인대와의 관계.

아래눈꺼풀견인기(lower lid retractor)는 아래눈꺼풀당김기를 형성하며 하직근으로 뻗어가서 나누어지면서 하사근을 둘러싸게 된다. 아래눈꺼풀에 뮐러근의 상동기관은 아래눈꺼풀판근(inferior tarsal muscle)이다. 안구와 관련하여 아래눈꺼풀의 적절한 위치는 눈꺼풀판을 지지하는 세 개 층의 조직으로 이루어진다.

이 조직은 앞층판, 중간층판, 뒤층판이라고 하는데 각각 피부, 근육, 안와사이막 등이다.

수술의 결과로서 한 개 이상의 층이 수직방향으로 짧아졌을 때, 합병증이 생길 수 있고 이는 늘어진 아래눈꺼풀 피부와 눈둘레근의 절제 후에 올 수 있으며 눈꺼풀이 아래쪽으로 둥글게 변형될 수도 있다. 나이가 듦에 따라 눈꺼풀판과 구석인대(특히 바깥쪽)이 늘어지게 되고 아래눈꺼풀테가 밑으로 처지게 될 수 있다(ex-senile ectropion).

아래눈꺼풀의 흰자위가 보이거나 눈꺼풀이 바깥으로 뒤집힌 경우, 이를 평가하고 교정하기 위해 아래눈꺼풀의 생동적인 해부학을 이해하는 것이 필요하며 눈꺼풀의 세 개층이 수직으로 짧아지게 되는 경우 예방적으로 늘어진 아래눈꺼풀을 수평으로 당겨주는 것이 필요할 수도 있다.

안와사이막 뒤로 세 개의 지방층이 섬유격자에 의해 나누어져 있다(그

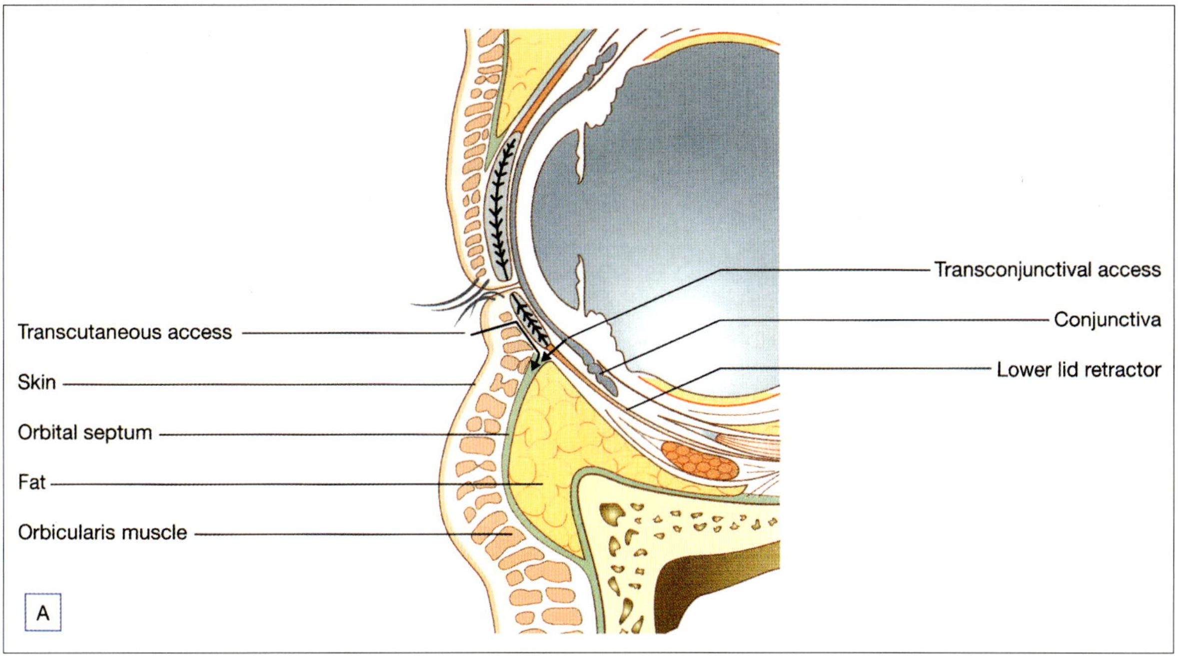

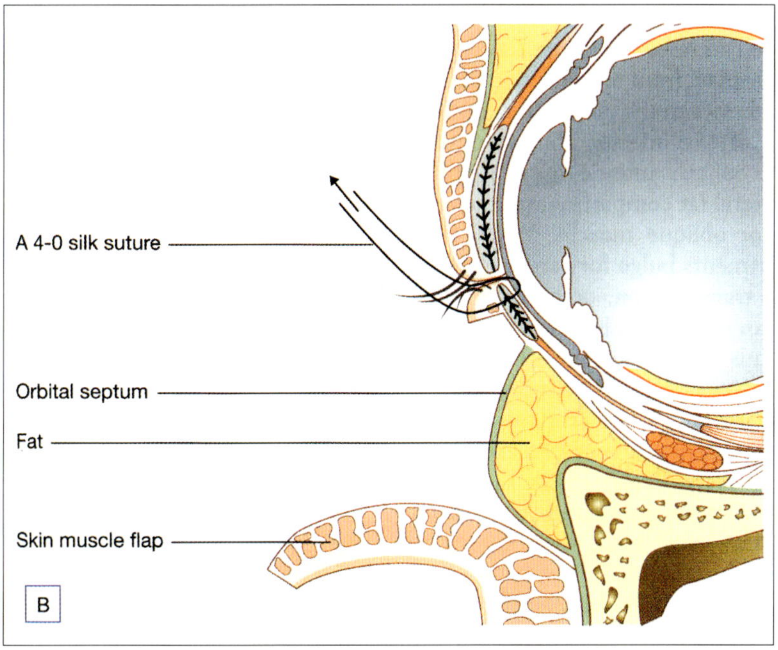

그림 7.5 (A) 아래눈꺼풀지방으로의 접근: 결막과 아래눈꺼풀 견인근을 절개함으로서 아래눈꺼풀 지방으로 접근이 가능하다. 피부, 눈둘레근, 안와사이막을 절개함으로서 피부를 통한 아래눈꺼풀 지방으로 접근이 가능하다.
(B) 피부근육피판의 개발: 속눈썹아래 절개 후 tenotomy가위를 사용하여 피부근육피판을 들어 올려 줌으로서 안와사이막을 노출시키고 아래눈꺼풀 지방층으로 접근이 가능하다. 4.0 black silk 를 눈꺼풀판에 걸어 위로 견인함으로서 안구를 보호할 수 있다.

림 7.6). 안쪽의 지방층은 위눈꺼풀과 마찬가지로 혈관이 많으며 색깔도 흰 편이다. 안쪽과 중앙의 지방층을 나누는 구조물로 하사근이 있는데 이것은 안와에서 기시하여 안구의 공막에 붙어 있다. 하사근이 드물게 수술 중 손상을 입게 되면 술 후 복시를 호소하기도 한다. 하사근의 격막이 안쪽과 중앙부위 지방 사이에 고랑을 만들어 약간 꺼져 보이기도 하는데 이것을 하사근의 계곡(valley)이라고 한다.

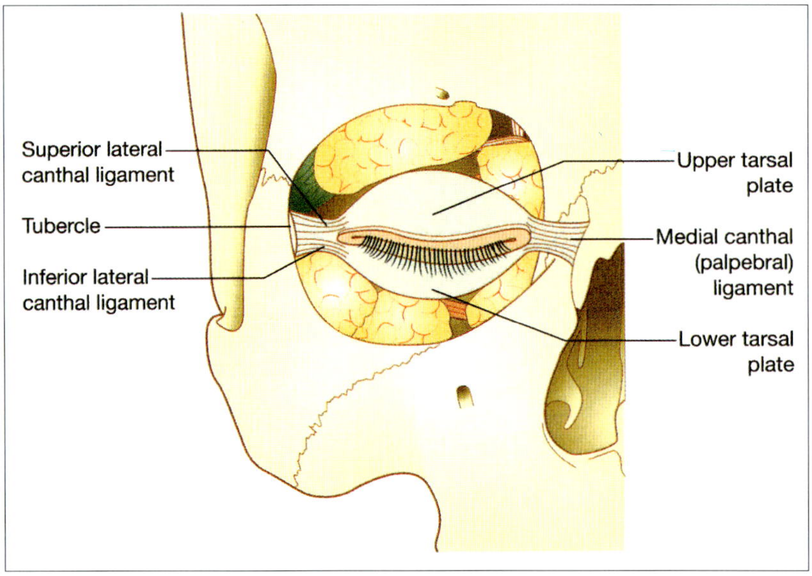

그림 7.6 눈꺼풀판과 눈꺼풀, 구석인대와의 관계. 눈의 바깥구석: 아래눈꺼풀판의 바깥에서 하측바깥구석인대, 위눈꺼풀판에서 상측바깥구석인대로 이루어져 있다. 이 두개가 서로 합쳐져서 바깥구석인대를 형성하며, 안와연 안쪽의 결절에 단단히 부착된다.

하사근의 추가적인 격자가 중앙부와 바깥부위지방을 나누게 되는데 이것을 하사근의 궁상 팽창(arcuate expansion)이라고 한다.

이러한 섬유격자를 잘라주게 되면 지방이 불거져 나오게 되어 이를 제거하거나 재분배 하기가 쉬워진다. 바깥지방의 작은 부위가 눈바깥구석인대 아래에 발견되기도 하는데 술 전 미리 체크하여 제거 함으로서 술 후에 바깥쪽 불거짐이 생기지 않도록 유의한다.

바깥쪽 지방을 많이 제거하게 되면 아래로 볼 때 꺼지게 되어 보기가 좋지 않다. 아래눈꺼풀의 일반적인 해부학적 구조 이외에도 얼굴 중앙부위를 포함한 눈주변의 해부학과 기능, 그리고 나이에 따른 변화를 이해하는 것이 필요하다(그림 7.4B, 7.8). 이러한 구조물들은 arcus marginalis, orbito-malar ligament(orbital retaining ligament), zygomatic retaining ligament, 눈둘레근밑지방(SOOF)과 코광대주름(nasojugal groove)등이다.

눈 아래지방이 튀어나오게 되면 눈물방울 모양의 꺼짐 혹은 고랑이 생기게 되는데 안와가장자리의 안쪽에서 시작하게 되어 눈물골변형(palpebomalar trough, tear trough deformity) 안쪽에서 현저하게 된다. 그리고 안와가장자리 바깥쪽으로 뻗어서 pseudomalar bag을 형성 하게 된다. 임상적으로 눈물골변형이 아래가측으로 뻗어 있으면 코광대주름이라고 부른다. pseudomalar bag은 코광대주름 위에 형성되어 있고 불룩하게 보인다(그림 7.8). 해부학을 이해하기 위해서 모든 방향의 눈둘레근을 이해하는 것이 필요하다.

눈둘레근은 눈물골변형과 코광대주름 밑에 위치하는 피하구조물이다. 눈물골변형과 코광대주름의 형성은 안와와 광대보정인대(orbital and

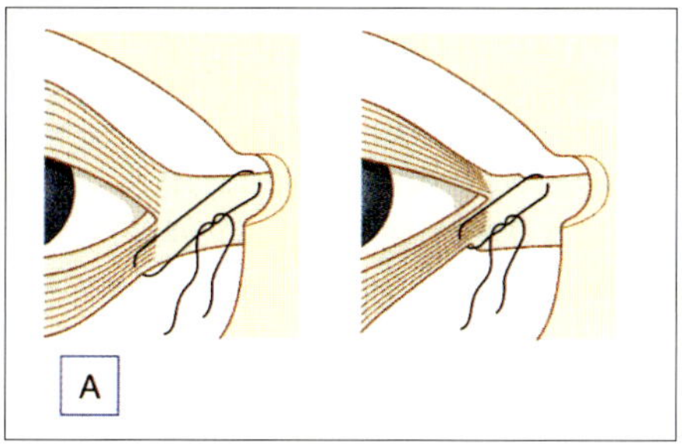

그림 7.7 눈꺼풀 강화수술(A) Lateral canthopexy: Webster stitch

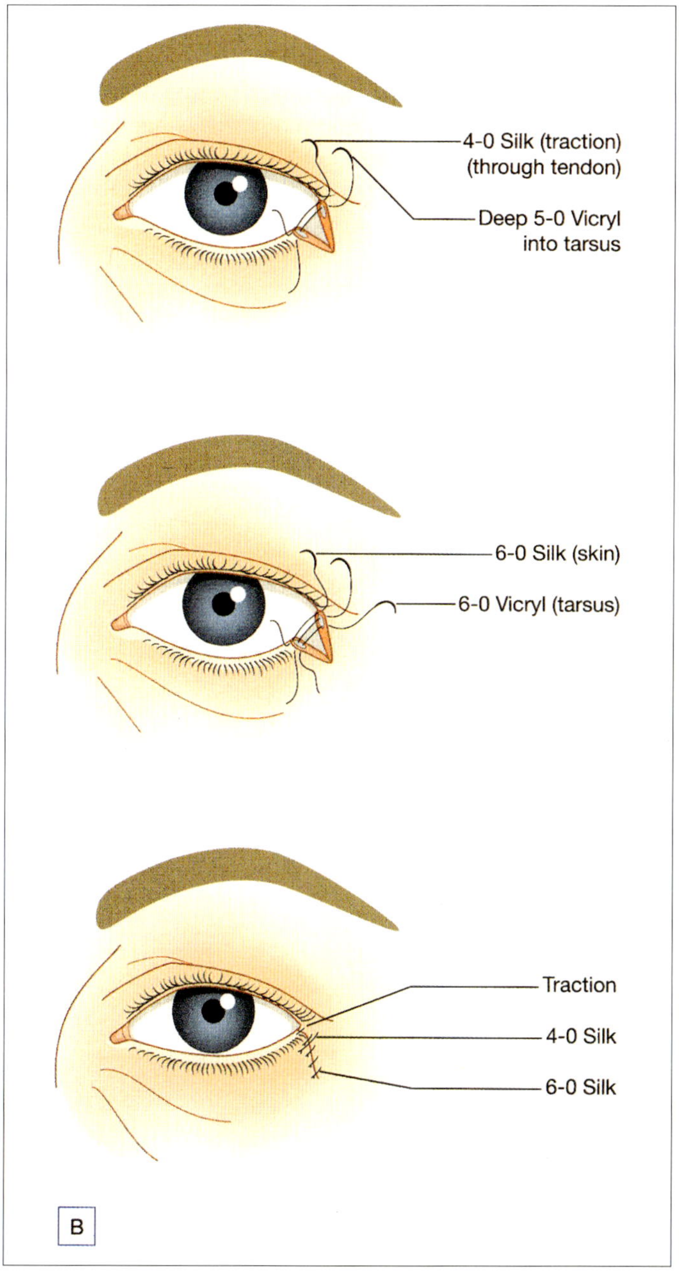

그림 7.7 (B) 아래눈꺼풀 강화술(wedge resection)

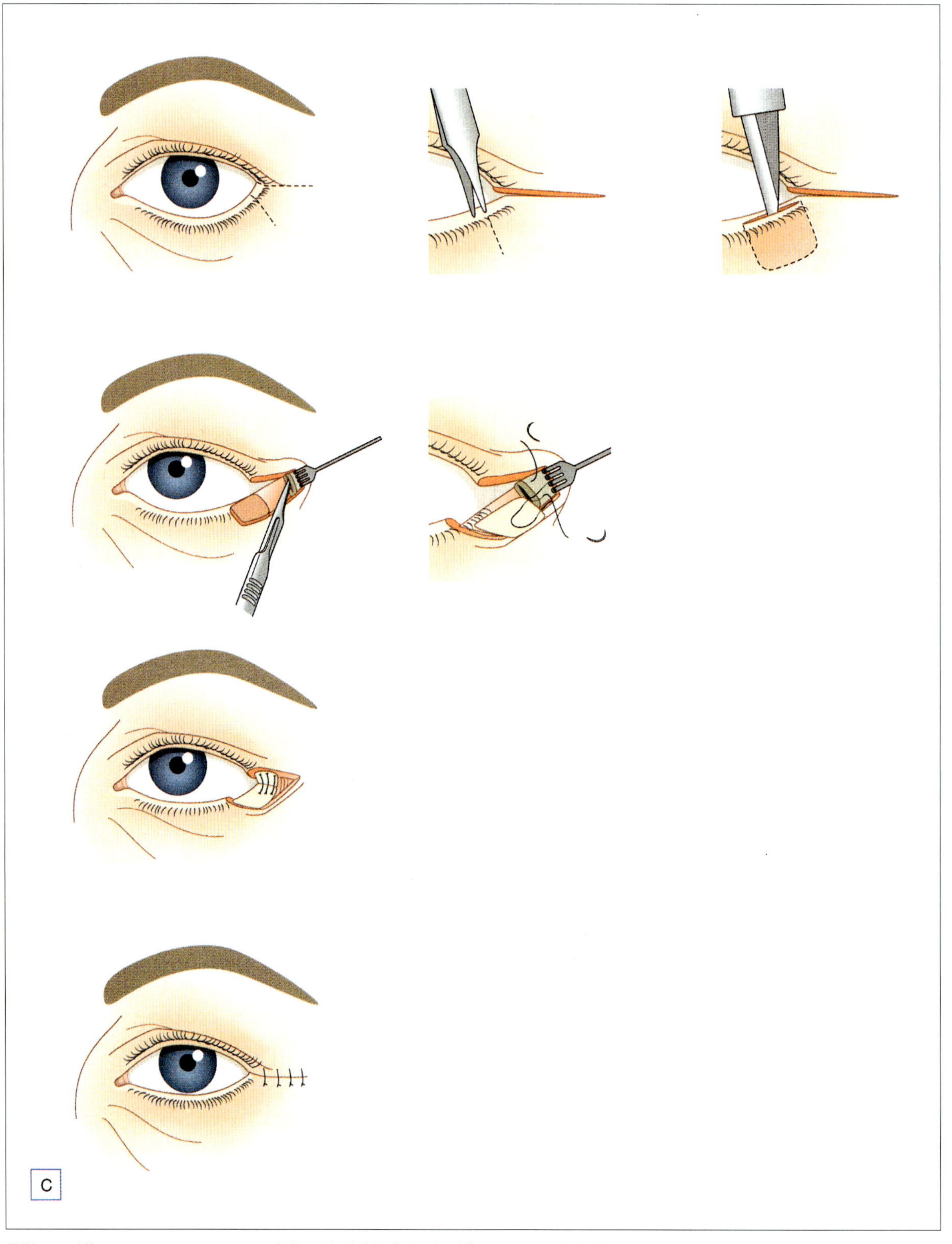

그림 7.7 (C) Tarsal strip procedure. 바깥눈구석 절개술 후 눈꺼풀판을 끝 2-3mm에서 탈상피화 시킨다. 눈의 바깥구석 안쪽으로 골막주머니를 만들고 눈꺼풀판을 안와의 골막으로 당겨준다. 보통 아래눈꺼풀을 위로 당겨서 몇mm 정도 짧게 하여 강화시킨다.
눈꺼풀판이 안와 골막에 부착되면 아래눈꺼풀을 단단히 고정하게 된다.

zygomatic retaining ligament)의 나이에 따른 늘어짐과 뺨부위 지방의 처짐, 눈둘레근밑지방(SOOF라)고 불리는 지방부위의 하강, 위축과 관계가 있다(그림 7.8).

뺨지방덩이(malar fat pad) 의 위로는 두 가지 구성으로 되어 있는데 (1) 피하지방과 눈둘레근 앞쪽부위 (2) 눈둘레근과 골막사이의 부위의 구조물. 깊은층의 지방덩이를 눈둘레근 아래부위의 지방덩이라고 하고 이것을 SOOF라고 한다. SOOF는 또한 뺨의 지방덩이와 분리된 지방층이다. 그러나 SOOF는 뺨이나 광대부위의 지방덩이 같은 진짜 지방구조는 아닌데 그 이유는 안쪽으로 입구석올림근(levator anguli oris)를 감싸고 있으며, 바깥으로는 큰광대근(zygomaticus major) 와 작은광대근(zygomaticus minor)의 기시부를 둘러싸고 있는 구조물이기 때문이다.

윗입술을 들어올리는 근육(upper lip levator muscle)은 표재성근건막(SMAS) 깊은 층에 있으며 SMAS는 안쪽방향으로 갈수록 얇아지게 된다. 뺨지방덩이(malar fat pad)는 SOOF보다 얕은 층에 있으며 이전에 언급

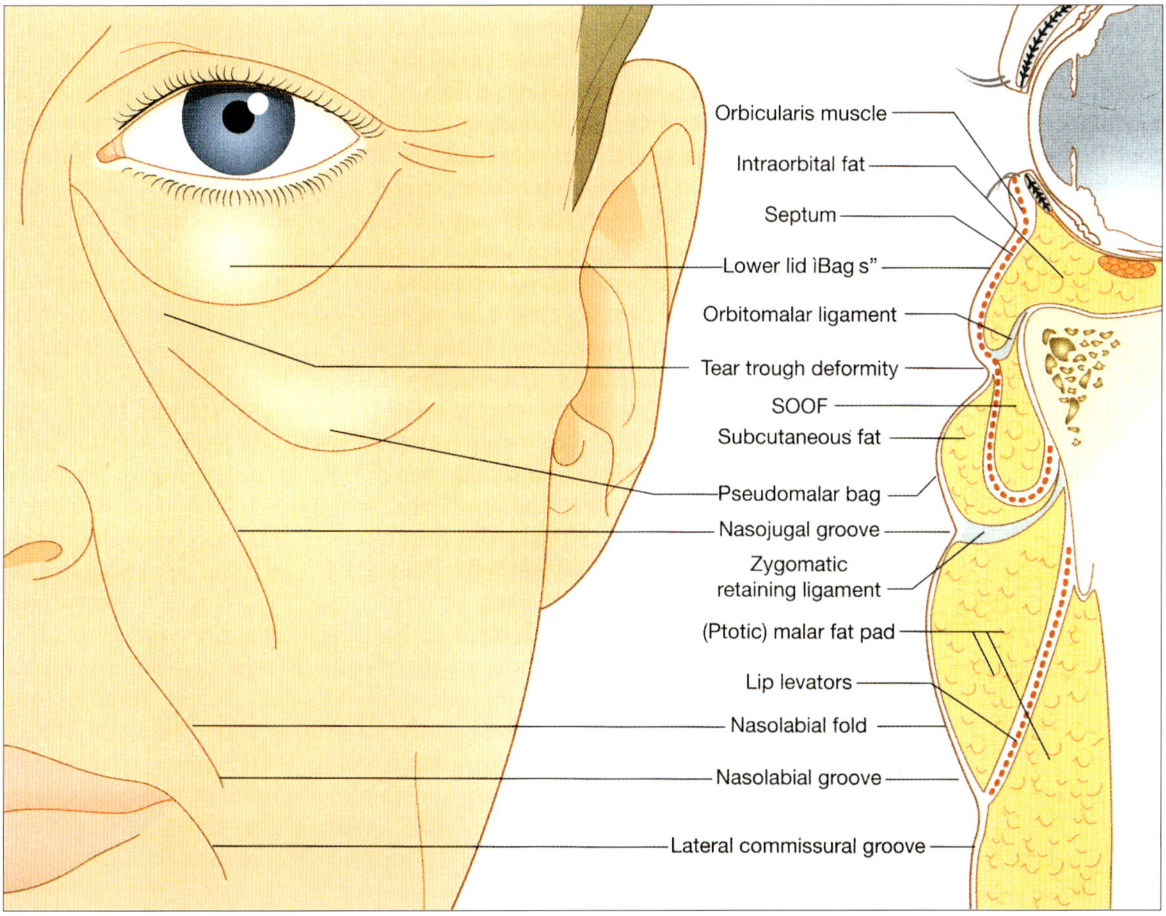

그림 7.8 아래눈꺼풀 해부. 아래눈꺼풀 지방 구획, 대개 아래눈꺼풀이 불룩하게 나온(bags, folds, bulges)것을 "bags"라고 하고 얼굴중앙부위에 들어가 보이는 것을(troughs, grooves, depressions)이라고 한다. 안와사이막, 보정인대(orbitomalar and zygomatic ligament)가 느슨하게 되고 세 개의 지방구획은 아래로 처지게 된다.

된 것처럼 SOOF는 뺨지방덩이와 분리된 구조물이라고 생각된다. SMAS는 광대근육 안쪽으로 특히 눈둘레근의 하외측 윗부분(cephalad)에서 거의 존재하지 않는다. 섬유, 인대조직인 안와보정인대와 아래쪽 광대인대가 SOOF는 물론 뺨지방덩이를 지지하는데 도움을 준다.

이러한 인대가 나이가 들어 약화됨에 따라 광대지방덩이가 내려오고 눈둘레근 아래쪽 윗부분의 피하지방이 소실되어 코광대주름이 깊어지게 된다. SOOF가 위축되어 눈둘레근 아래 가장자리 밑으로 내려오게 되고 피부와 눈둘레근 사이에 피하지방의 위축이 생기게 되어 진피와 골막 사이에 얇은 눈둘레근을 남기게 되고 눈물골변형(tear trough)을 형성하게 된다.

이러한 눈물골변형은 안와가장자리을 따라 안와보정인대의 안쪽 1/2에서 두드러지게 된다. 심한 경우 아래, 바깥쪽으로 내려와 코광대주름과 합쳐지게 되어 광대 뺨보정인대의 주행을 따라 나타나게 된다(그림 7.8).

심한 코광대주름을 가진 환자에 있어 과도한 아래눈꺼풀 지방의 제거는 아래 눈꺼풀가장자리 아래로 처진 광대지방덩이등에 의한 코입주름(nasolabial fold)에 깊은 꺼짐(concavity)을 만들게 된다.

안와-얼굴중앙부위 조직을 재편성하고 볼륨을 보충하는 시술이 이러한 얼굴변형을 초래하는데 적절한 해결책이어야 한다. 눈둘레근의 신경지배와 아래눈꺼풀의 임파 흐름을 수술과 관련하여 잊어서는 안된다(Box 7.1, 7.2).

평가

아래눈꺼풀수술을 원하는 환자들은 대개 얼굴 전체의 나이 변화를 생각할지도 모른다. 그래서 거울을 가지고 환자가 직접 보게하고 개선을 원하는 부위를 정확히 지적하도록 한다. 가장 흔한 주소는 불룩 튀어나온 것과 늘어지고 주름진 피부, 눈바깥에 까마귀 발처럼 된 주름, 다크서클, 아래눈꺼풀테 아래, 바깥으로 내려오는 bag과 피부(이것을 festoon, malar pouch, pseudobag이라고 한다), 얼굴중앙부위 처짐에 의한 안와가장자리 아래쪽의 볼륨의 손실 등을 얘기하게 된다.

때로 환자들은 눈바깥구석 부위의 둥근변형이나 처짐, 흰자위의 노출, 눈꺼풀바깥말림 등을 호소하여 교정을 원하기도 한다. 그래서 환자가 손가락으로 눈의 바깥부위를 눌러서 위로 올려 줌으로서 기대되는 결과를 표현하기도 한다.

수술을 위해 눈 주위 해부학은 물론 위 아래 눈꺼풀의 수술적 기능적 해부학을 철저히 숙지하여야 한다. 위눈꺼풀 수술과 이마, 눈썹의 상관관계를 잊어서도 안되고 아래눈꺼풀을 수술할 때는 눈의 바깥부위와 눈 밑, 얼굴중앙부위 등을 평가하여 수술을 계획하여야 한다.

Orbicularis oculi muscle	
A. Components and functions 1. Orbital Voluntary (wink) 2. preseptal Voluntay (wink) Involuntary (blink)	3. Pretarsal Involuntary (blink) B. Nerve supply 1. Voluntary – facial (VII) 2. Involuntary trigeminal (V)

Box 7.1 Orbicularis oculi muscle

Lymphatic drainage of lower lid	
Lateral third	Lower lid – preauricular node
medial two-thirds	Lower lid – submandibular node

Box 7.2 Lymphatic drainage of lower lid

과거력을 잘 청취하고 출혈성 질환, 갑상선 유무, 안구건조증, 이전의 수술의 유무 등을 체크한다. 다음으로 기본적인 눈에 대한 검사가 수행되어야 하는데 술 후 심한 합병증을 초래할 수 있는 외안근의 마비나 안검하수 혹은 가성안검하수의 여부, 눈의 흰자가 보이는지 여부 눈깜박임은 정상인지 체크한다. 대개 눈은 양쪽이 틀린 경우가 많으므로 환자가 알 수 있도록 한다(그림 7.9A, B). 눈의 흰자위가 보이는 안구가 튀어나온 갑상선이나 심한 근시가 있는 경우 혹은 안와가 얕은 경우 보존적인 지방 제거 이후에도 오히려 더 증상이 나빠질 수 있음으로 주의한다.

갑상선 기능이 정상이라 하더라도 초기 갑상선 증세가 보일 수 있다.

둘레근의 경련으로 동공위쪽으로 흰자위가 보이는 것은 갑상선기능 항진증을 의미한다. 아래눈꺼풀의 수술적 평가는 눈꺼풀판 복합체에 초점을 두어야 한다. 아래눈꺼풀과 눈바깥구석인대의 탄력과 긴장도가 어느 정도인가를 결정하기 위해 스냅 검사를 한다(그림 7.10A-C). 만약 늘어짐이 있거나 탄력성의 손실이 있으면 교정하기 위한 여러 가지 방법이 고려되어야 한다(그림 7.7).

아래눈꺼풀의 안쪽으로 누점이 적당한 위치에 있는지 검사를 해야 한다(정상적인 누점은 겉으로 보이지 않고 아래눈꺼풀 안쪽을 약간 바깥으로 당겨보면 관찰할 수 있다).

늘어진 지방의 정도는 환자가 위아래를 보게 했을 때 평가될 수 있고(아래쪽 지방은 환자가 위를 볼 때 많이 불거지는 것을 알 수 있다) 안구에 적당한 압력을 가 함으로서 쉽게 판별할 수 있다.

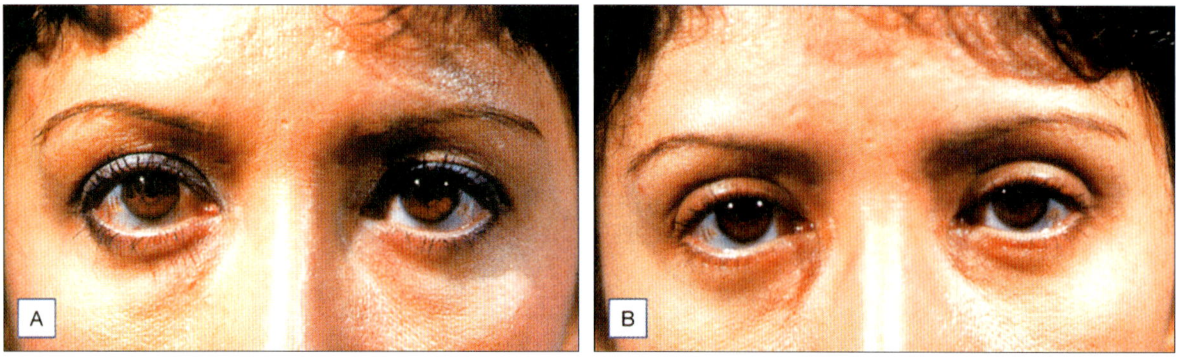

그림 7.9 (A) 37세 여성으로 술 전 비대칭이 있다. 우측의 아래눈꺼풀 바깥에 둥근변형이 있는 것을 볼 수 있다. 좌측은 덜 심하다. (B) 위아래 s-m-f 눈꺼풀 성형술과 Webster stitch canthopexy를 받은 3개월 후. 좌측은 개선이 있으나 우측은 좋아지지 않음. 환자는 적절한 치료를 거부한 상태로 지금의 결과에 만족하고 있다.

아래눈꺼풀의 피부상태를 평가하고 어떻게 주름을 처리할 것인지 결정한다.

피부치료가 필요하다면 저자는 화학박피보다 레이저를 선호한다.

원 패스의 CO_2 레이저(pulsed, such as Coherent Ultrapulse or spiral scan Sharplan Feather Touch mode, both brands now owned by Lumenis Corp)가 효과적이다. 저자의 경험으로는 Erbium 레이저는 효과가 떨어진다. 깍아내지 않는 레이저나 고주파수술기(radiofrquency)는 아래눈꺼풀의 치료에 일반적으로 실망스럽고 fractional photothermolysis(Fraxel laser, Reliant)는 기대해 볼만 한다.

최근에 인증된 plasma generator도 효과 있는 기계로 증명 되었다.

눈바깥의 주름에 보톡스는 상당히 효과적이나 눈 안쪽을 처리하기엔 제한이 있다. 효과적인 보톡스 요법은 눈둘레근을 수술적 요법으로 잘라내는 것을 막아주고 눈둘레근을 잘라냄으로서 올 수 있는 아래눈꺼풀의 지지를 잃는 위험을 줄여준다.

눈들레근(특히 pretarsal)의 비대로 인하여 보이는 능선이 있을 때도 효과를 보인다(그림 7.11 A, B; 7.12A,B).

다음으로 얼굴중앙 부위에 견주어 아래눈꺼풀의 모양이 평가되어야 한다(그림 7.8).

눈아래쪽에서 코광대주름은 볼륨의 손실로 평가되어야 하며 적당한 치료로 안와지방의 재분배, 자가지방이식(FAMI 기술), 필러의 사용 등이 있다; 물론 가장 논리적이고 해부학적으로 맞는 교정법은 광대지방덩이를 평가하여 재위치로 올려주는 것이다. 더 적극적으로 생각한다면 SOOF를 올려주는 방법도 있다.

검사가 끝나고 환자가 느끼는 문제와 가능한 해결책을 이해하고 어떤 방법으로 수술하지 결정을 내려야 한다. 저자들은 다음과 같은 방법이 거

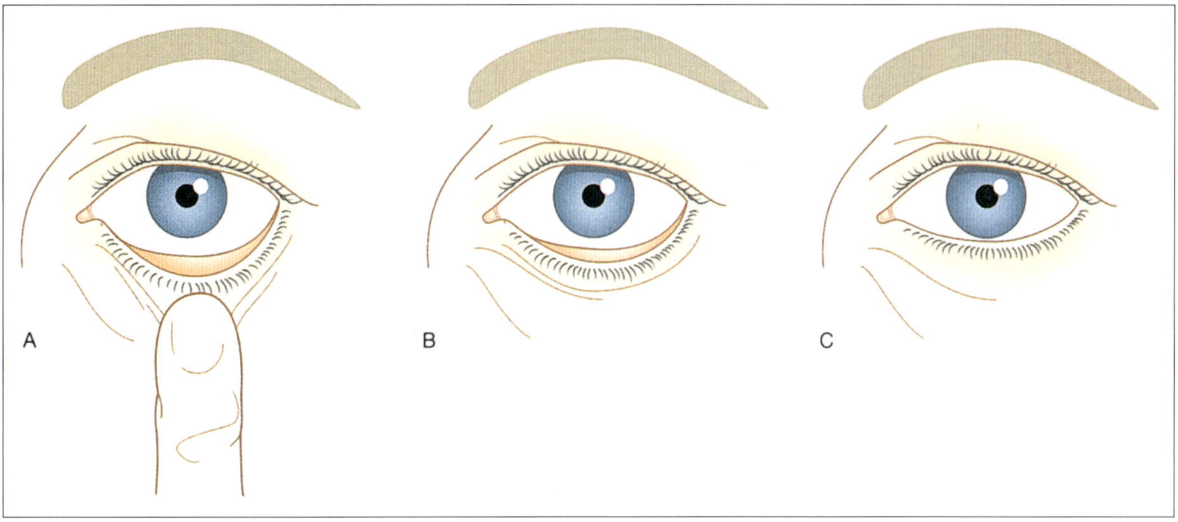

그림 7.10 (A–C) Snap test. 아래눈꺼풀의 늘어짐을 검사하기 위해 아래눈꺼풀을 부드럽게 아래로 당겨준다(A), 그리고 다시 놓아준다. 정상인 경우 눈꺼풀이 즉시 정상위치로 돌아간다. 만약 눈꺼풀이 천천히 되돌아 가거나 뚜렷한 scleral show가 보이게 되면 눈꺼풀 강화술이 고려되어야 한다.

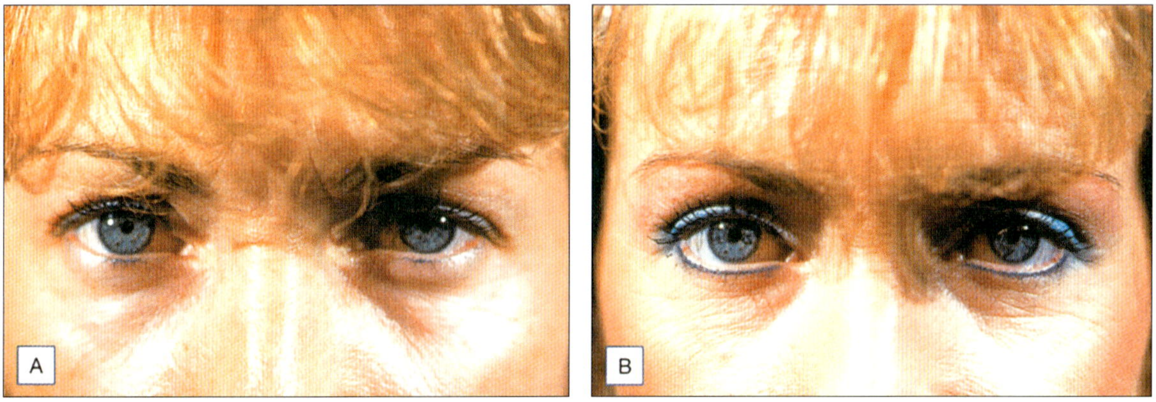

그림 7.11 (A) 45세 여성으로 눈꺼풀판 앞의 눈둘레근이 비후되어 있다.
(B) 수술 후 1년. 수술 결과가 좋아 보이나 scleral show가 보이고 아래눈꺼풀 바깥에 둥근변형을 볼 수 있다. 최근 저자는 결막을 통한 지방제거와 Botox로 치료를 선호한다.

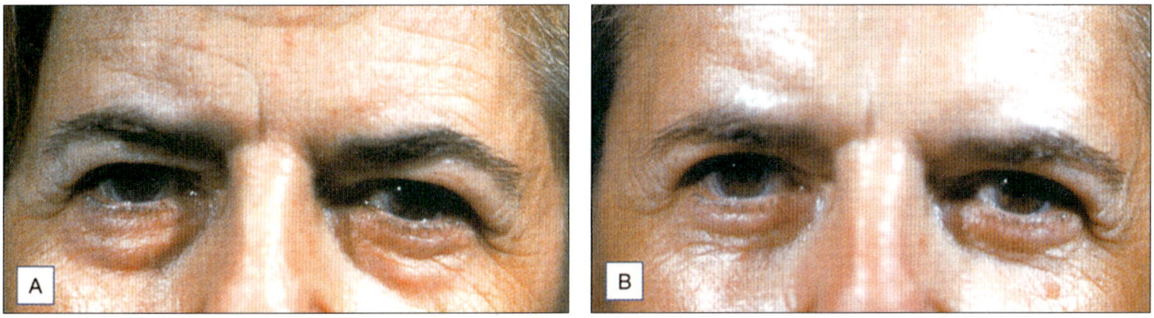

그림 7.12 (A) 55세 환자로 아래눈꺼풀 지방이 나와있고 눈꺼풀판 앞의 눈둘레근이 발달되어 있다. (B) 눈둘레근을 잘라내지 않고 s-m-f 아래눈꺼풀 성형술 1년 후. 아래눈꺼풀의 위치가 잘 유지되어 있다. 그러나 지방제거 후 비후된 눈둘레근이 더 뚜렷해 지는 것을 알 수 있다.

의 모든 종류의 아래눈꺼풀과 안와 아래쪽의 문제점을 해결하는데 충분하다고 생각한다.

(1) 결막을 통한 지방의 제거와 재분배, 피부의 문제를 해결하기 위하여 박피를 시행함.
(2) 눈둘레근의 과다작용을 해결하기 위한 보톡스의 사용
(3) 뺨지방과 얼굴중앙부위의 올림술과 재분배(보통 실로 걸어주는 방법을 시행함)
(4) 안와아래쪽의 볼륨을 채워주기 위해 지방과 필러의 사용

속눈썹아래절개를 통해 피부근육피판을 들어올려주어야 하는 수술의 적응은?

가장 명백한 적응은 아래눈꺼풀성형술과 함께 골막하로 얼굴중앙부위를 들어올려야 하는 경우이다.

이전에 결막을 통해 수술을 받았거나 결막이 민감한 경우, 환자가 눈 안쪽으로 수술하는 것을 두려워하는 경우는 피부로 접근을 해야 한다. 피부로 접근하는 것이 멍이 잘 들지만 눈에 대한 자극은 심하지 않은 편이다. 초심자에겐 피부로 접근하는 것이 해부학이 더 이해하기 쉽고 더 정확한 지방제거가 가능하다.

피부로 접근하게 되면 피부와 근육 등을 잘라낼 수 있어 결막으로 접근하는 경우보다 수술초기에 좋은 결과를 보이게 된다(그림 7.13-7.15).

결막과 피부근육피판 아래눈꺼풀 접근법에 대해 추가적인 사항은 Claudio Cardoso de Castro와 Jacono 와 Moskowitz(Table 7.1)의 최근 논문을 읽어보기 바란다.

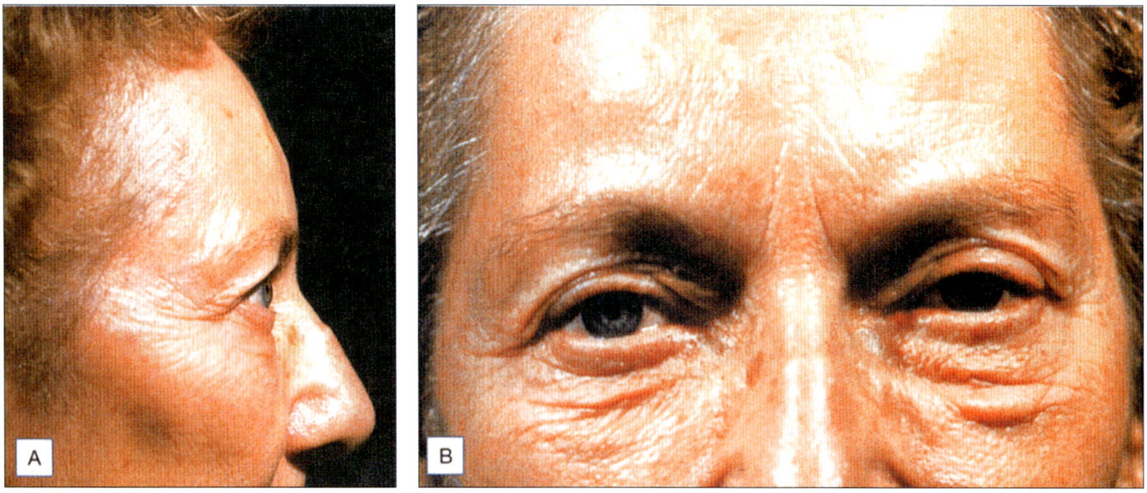

그림 7.13 (A, B) 61세 환자로 아래눈꺼풀의 늘어진 피부와 눈둘레근을 교정하기 어렵다.

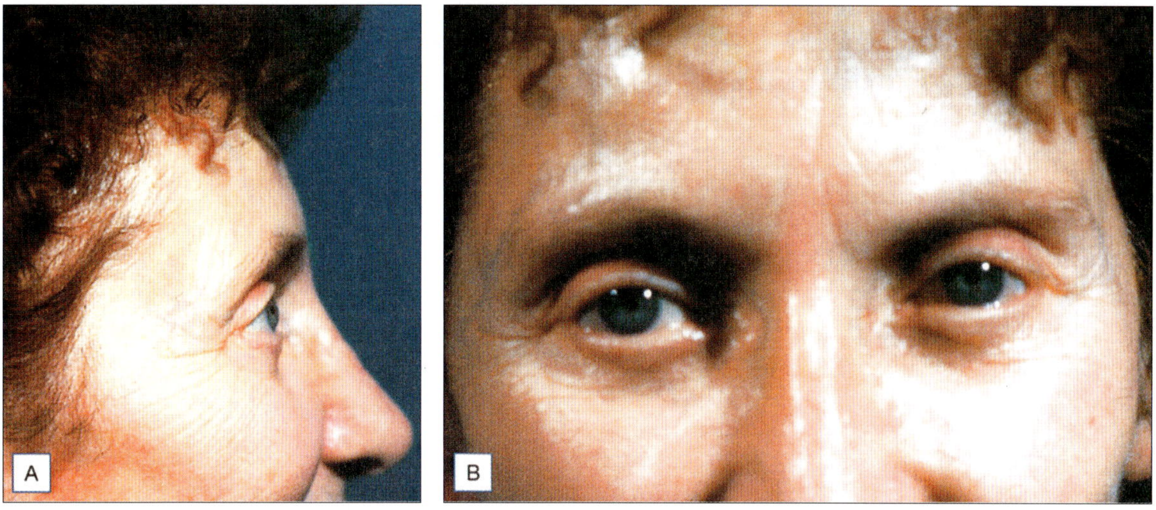

그림 7.14 (A, B) 그림 7.13 의 환자로 수술 1년 후. 절개선이 눈 바깥구석에서 약간 아래로 향하고 바깥안와연을 넘어있다. 피부근육피판을 위가 아닌 바깥으로 당겨주어 아래눈꺼풀테에 가해지는 힘을 최소화 시킨다.

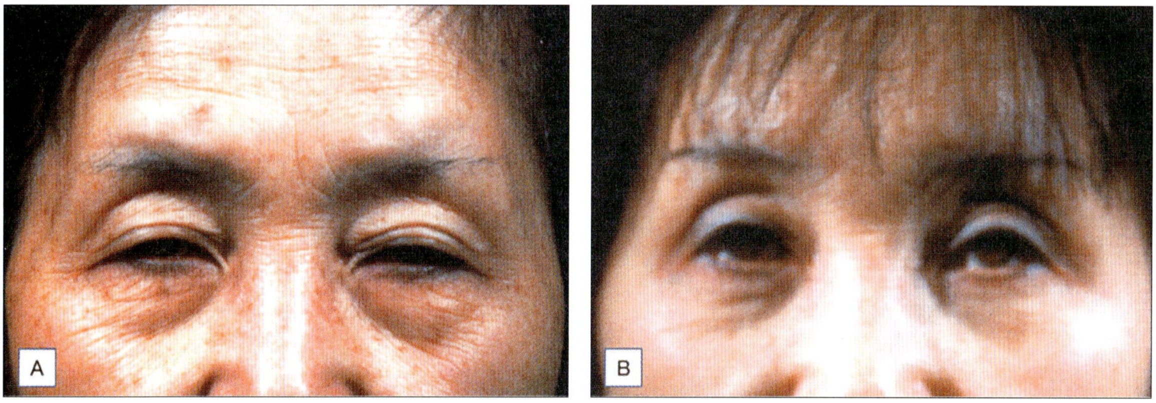

그림 7.15 (A, B) 62세 동양 여성에서 일반적인 위아래 눈꺼풀 성형술 후. 술 전과 수술 1년 후로 결과는 만족스럽다.

수술계획/도안 (Surgical Markings) (그림 7.16)

피부절개는 눈썹아래 1~4 mm 사이에 해주면 된다.

속눈썹에 가까울수록 흉터가 눈에 띄지 않지만 너무 가깝게 되면 눈꺼풀판/눈꺼풀판앞눈둘레근의 구조적 안정에 영향을 미칠 수 있고 수술 후와 시간이 흘러서 바깥쪽에 둥근변형으로 아래 흰자위가 보일 수 있다.

절개는 누점 바로 아래에서 시작하여 눈꺼풀판을 따라 눈 바깥구석으로 진행 시킨다. 눈의 바깥 구석부위에서 절개는 끝이 약간 아래로 향하게 하여 몇mm정도 진행시키도록 한다. 혹은 수술상황에 따라 몇cm정도 안와 바깥가장자리로 연장시킬 수도 있다. 미리 피부에 가느다란 펜을 사용하여 그림을 그려둔다. 수술 전에 보이는 지방부위를 펜으로 동그라미를 쳐놓거나 표시해 놓는 것은 도움이 된다.

피부근육피판과 결막을 통한 아래눈꺼풀 수술의 비교	
SMF advantages	**TC advantages**
Allows excision of redundant skin	Lack of visible scar
Allows excision hypertrophic orbicularis	Preserves intact skin, muscle, septum
Better visibility of fat compartments	Low risk of scleral show/ectropion
Less risk of corneal injury, chemosis	Possible simultaneous resurfacing
Good accss for mid-face procedures	Compatible with fat transposition
SMF advantages	**TC advantages**
Visible scar, especially darker skin types	Less obvious anatomic landmarks
Anterior and middle lamella scarring	Risk of over-/underresection of fat
Risks of early/late lid margin distortion	Rare risk of entropion, chemosis

Box 7.3 피부근육피판과 결막을 통한 아래눈꺼풀 수술의 비교

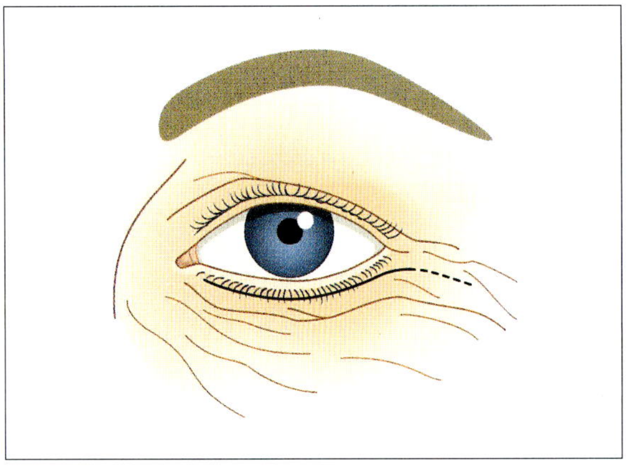

그림 7.16 절개선의 계획. 절개선은 속눈썹 1~4mm 아래에 가한다. 바깥으로 절개를 더 할 경우 절개각도를 하외측으로 내려준다. 더 많은 피부를 절개 할수록 더 바깥으로 절개가 필요하다.

마취

진정제를 근육주사나 먹는 약으로 투여하거나(Table 5.2, 5.3과 5.4) 혹은 적은 량의 정맥 주사를 국소마취를 하는 동안 주면 충분하다.

지방부위는 점안 마취제를 넣은 후 결막을 통해 1%의 1대 10만 에피네프린이 섞인 리도케인 2~3 cc를 주사한다. 어떤 안과의사들은 리도케인이 퍼지는 것을 촉진하기 위해 Wydase를 쓰기도 한다. 피부 절개선을 따라서 주사하고 피부근육피판 아래로 주사한다.

이때 주사는 30게이지의 주사바늘을 사용하며 안구에 부주의한 천공이 생기지 않도록 주의한다(그림 7.17A, B).

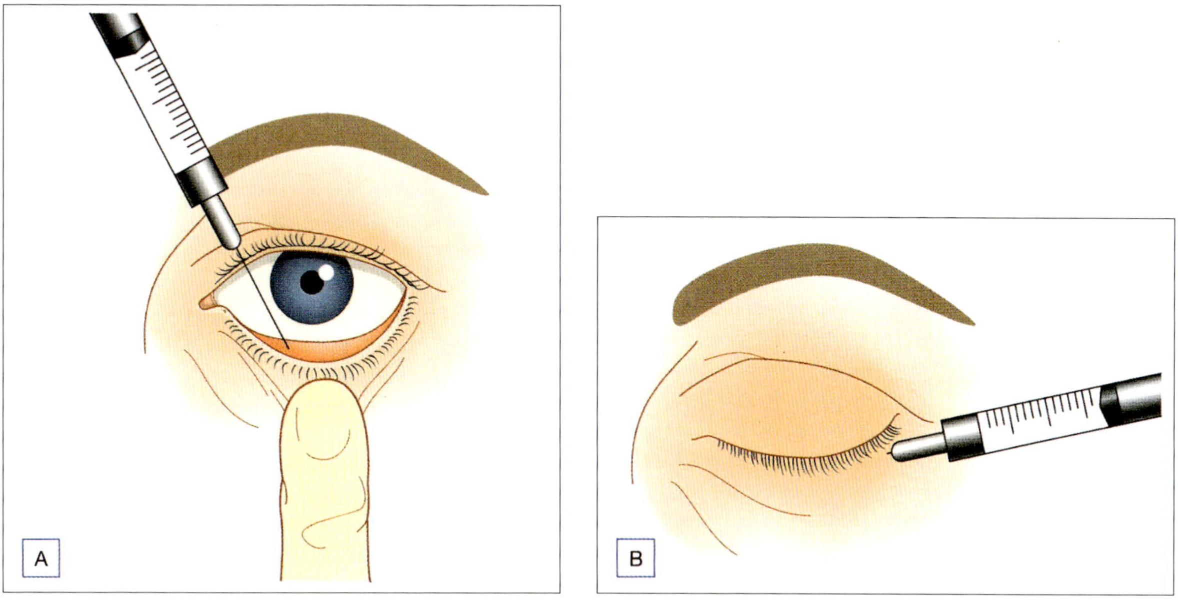

그림 7.17 국소마취. (A) 점안마취제를 넣고 결막을 통해 지방의 구획에 마취제를 주사한다.
(B) 추가마취는 절개를 할 부위와 눈둘레근에 주사한다. 30G needle을 피부와 평행하게 주사하고 안구를 찌르지 않도록 주의한다.

수술 (그림 7.18, 7.19, Box 7.3)

한 개 혹은 두 개의 4-0실크를 사용하여 눈꺼풀판을 통과시켜 아래눈꺼풀을 위로 당겨줌으로서 효과적으로 각막을 보호할 수 있도록 하는 것은 수술 시 도움이 된다. 피부절개는 눈꺼풀판 아래 눈둘레근을 향해서 하며 칼을 사용하거나 cutting setting의 가느다란 팁의 4 MHz 엘만을 사용할 수도 있다. 짧고 휘어진 끝이 무딘 Steven가위나 Wescott 가위를 사용하여 눈바깥구석을 지나 절개의 끝 부분에서 아래쪽에 있는 안와 사이막으로부터 피부근육피판을 올린다. 바른 층으로 들어갔다면 피판을 들어올리기 쉽고 출혈도 적다. 온도의 손상을 적게 하기 위하여 잘라진 눈둘레근의 지혈은 매우 가느다란 양극성(bipolar)겸자를 사용한다.

피부근육피판을 아래안와가장자리까지 박리하고 Desmares 견인기를 사용하여 안와사이막을 노출 시킨다. 안와사이막은 안와가장자리 바로 위에서 절개하여 세 개의 지방이 노출되도록 한다. 국소마취제를 지방에 직접 주사한다. 원하는 량의 지방을 절제한다. 일반적으로 지방을 겸자를 물어서 가위로 자르고 전기 소작한다. 특히 2배나 2.5배의 루페를 착용하고 눈꺼풀 수술을 하게 되면 Adson겸자와 nonstick surface bipolar forcep으로 제거될 지방을 부드럽게 들어올려 엘만(coagulation setting)으로 잘라내면 된다. 이때 두드러진 혈관이 보이면 양극성소작기로 미리 전기소작을 한 후 지방을 제거하면 출혈을 막을 수 있다.

이러한 테크닉이 조직에 대한 손상이 적으며 혈관을 직접 볼 수 있어 지

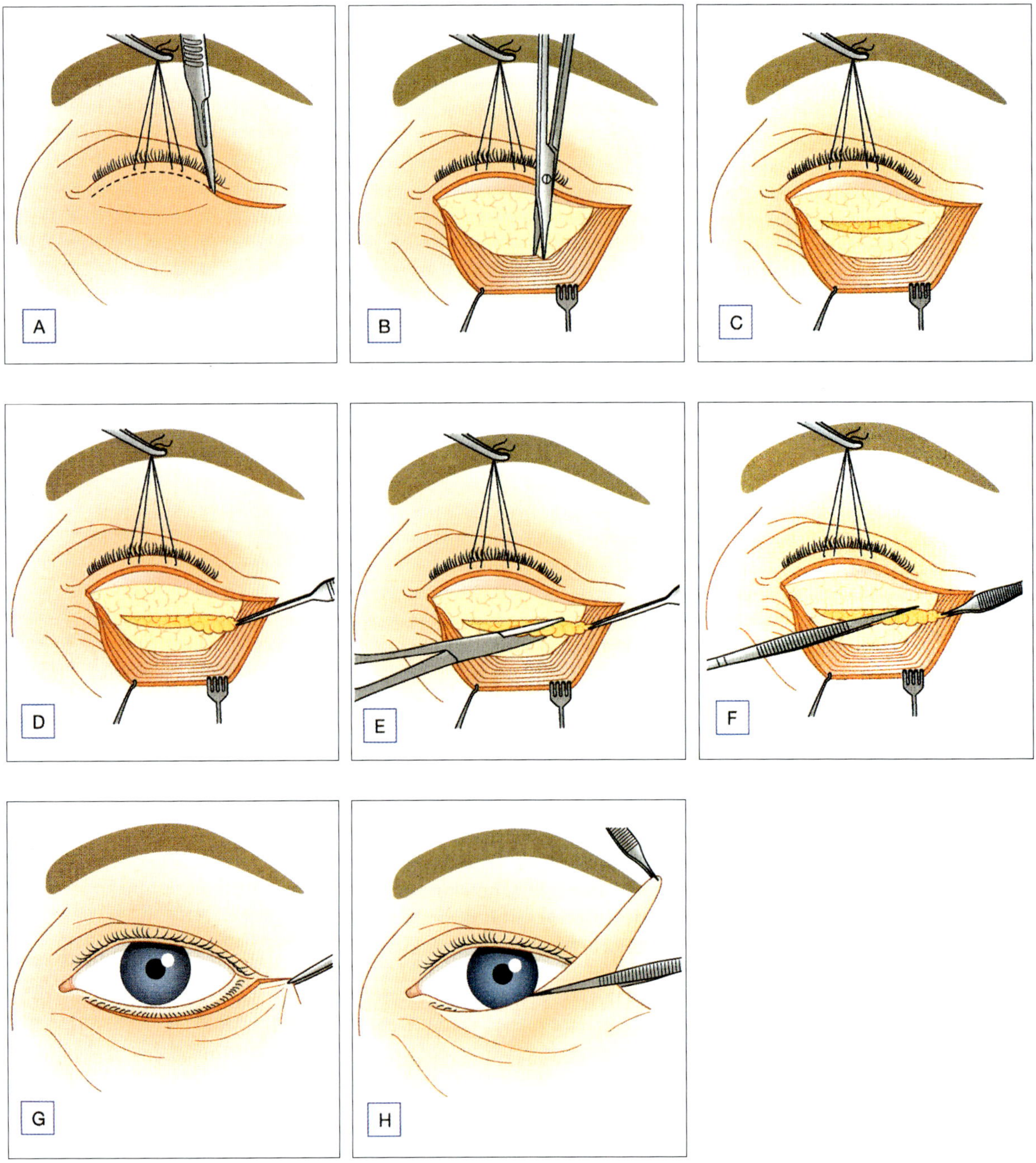

그림 7.18 수술. (A) 한 개 혹은 두 개의 4-0 silk 봉합을 눈꺼풀판에 통과시켜 놓는다. 피부절개를 눈썹아래에서 가하고 눈둘레근과 눈꺼풀판으로 들어간다. (B) 안와사이막에서 눈둘레근을 박리한다. (C) Desmares나 rake 견인기를 사용하여 피부근육피판을 아래로 당겨주고 이미 해 두었던 silk 봉합을 위로 당겨 지방이 잘 나올 수 있도록 한다. 안와사이막에 절개를 가한다. (D–F) 중앙, 바깥, 안쪽의 지방을 겸자를 사용해 바깥으로 빠져 나오도록 한다. 지방사이의 섬유격자들은 가위로 잘라준다. 지방은 hemostat로 잡아서 가위로 잘라내고 전기소작을 해준다. 저자는 hemostat로 잡지 않고 미리 지방의 혈관을 전기소작 한 후 지방을 제거한다. (G, H) 피부근육피판을 다시 제자리로 놓고 여유가 있는 피부를 잘라준다. 피부를 봉합한다.

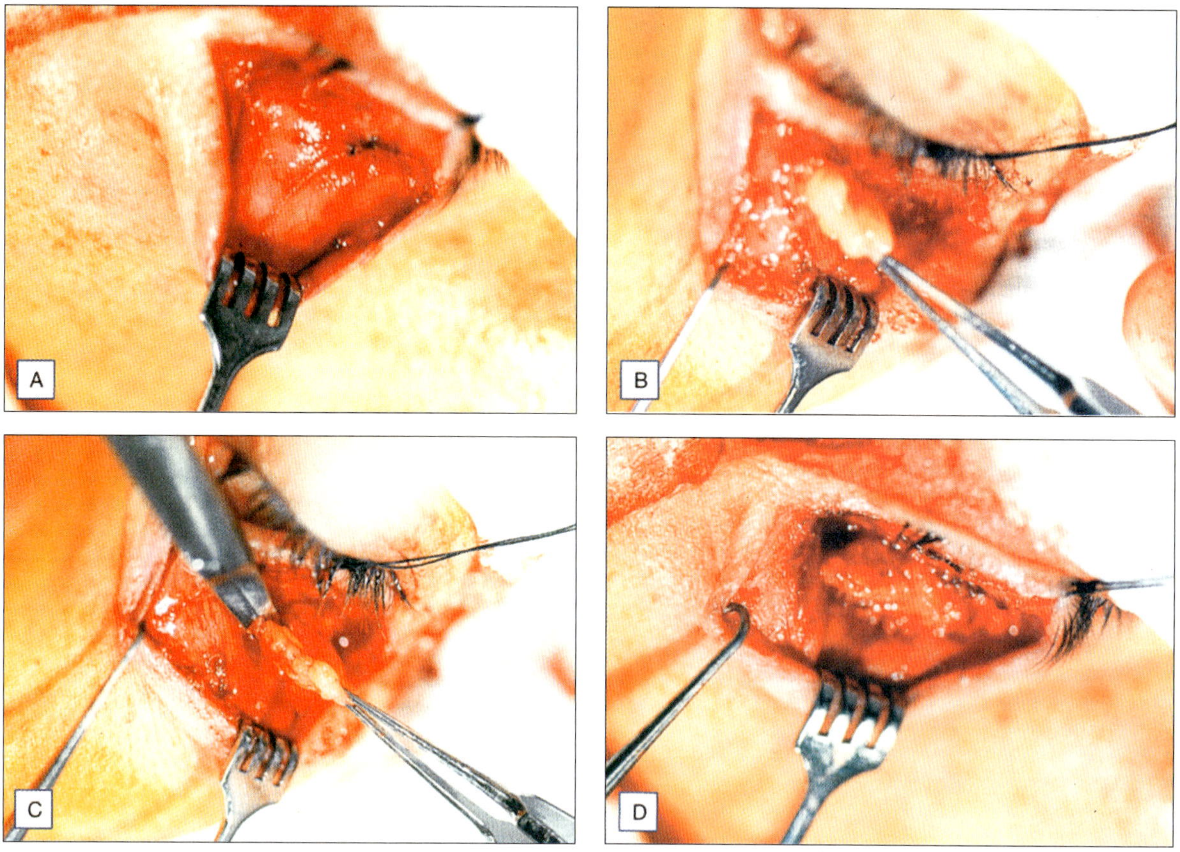

그림 7.19 (A) 피부근육피판을 만들고 rake 견인기를 사용하여 아래로 당겨주어 안와사이막이 노출 되도록 하면 튀어나온 지방을 볼 수 있다. 4-0 black silk를 눈꺼풀판에 통과시켜 아래눈꺼풀을 위로 들어 올릴 수 있도록 하면 안와사이막이 당겨지고 동시에 눈덮개로서의 역할을 하게 된다. (B) 안와사이막을 절개하여 중앙부위의 지방이 밖으로 나올 수 있도록 Adson 겸자로 부드럽게 당겨준다. (C) hemostat를 사용하여 지방을 잡아주고 가위를 사용하여 지방을 잘라주는 방법을 보여준다. (D) 원하는 만큼의 지방이 세 부위에서 제거된다. 안와사이막은 봉합하지 않는다. 피부근육피판이 여분이 있으면 잘라내 주고 피부를 봉합하여 준다.

나친 견인이나 지방을 겸자로 잡을 때 깊은 쪽의 혈관이 찢어지는 기회가 적어지게 된다. 지방이 원하는 만큼 처리된 후(지방 재분배는 또 다른 옵션이다) 피부근육피판을 위로 당겨 남아있는 부분을 절제해 내면 된다.

원하는 양 만큼을 가위로 잘라내는데 바깥에서부터 안으로 잘라내도록 한다. 환자가 입을 벌리고 위를 보게 해서 남아 있는 피부의 양을 잘라주면 수술 후에도 눈꺼풀이 뒤집어 지는 것을 예방 할 수 있다.

피부는 6-0 nylon이나 빨리 흡수되는 6-0 plain gut을 사용한다. 한두 개의 간헐봉합을 바깥구석을 지나는 피부 절개선에 해 주면 좋다. 봉합사는 대개 5~7일 후에 제거하면 되고 특별한 드레씽은 필요치 않고 절개선 부위를 항생제 안연고 등으로 도포하여 주면 된다(그림 7.20).

합병증

합병증은 11장에서 더 자세히 다루어 져 있다. 아래쪽의 눈 흰자위가 보이거나 눈꺼풀이 뒤로 말린다거나 눈바깥구석이 둥글게 변하는 등의 합병증이 생길 수 있다. 지나친 지방의 제거는 눈아래가 움푹 꺼져 보일 수 있다(그림 7.21 A, B).

절개선이 너무 바깥쪽으로 나가거나 눈꺼풀을 옆으로 당겨주는 방법을 사용할 경우 흉터가 보일 수 있는 것도 문제점이다(그림 7.22, 7.23).

누점이 뒤로 뒤집혀 유루를 호소할 수 있으며 눈꺼풀판 앞의 눈둘레근의 절제와 신경절제로 인하여 펌프작용이 소실되어 유루증(눈물)을 호소할 수 있다. 속눈썹의 소실은 아주 드문 합병증이다. 지속된 부기로 빰부위의 bag이 두드러져 보이는 것은 빰중앙부위 회춘수술의 까다로운 합병증이다. 기본적으로 아래눈꺼풀을 바깥쪽으로 강화시키는 것은 3가지 종류의 수술방법이 있다(Box 7.4).

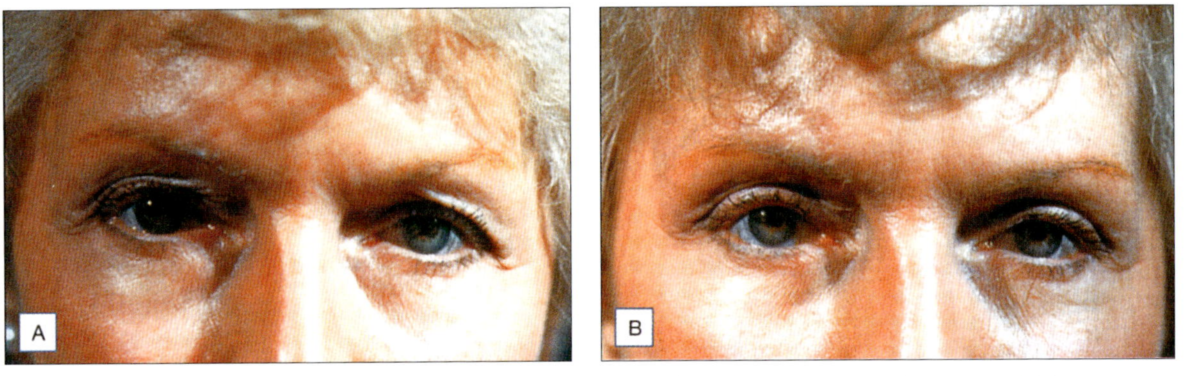

그림 7.20 (A, B) 보존적인 지방제거가 자연스럽고 건강한 모습을 얻기 위해 필요하다. 사진은 59세 여성으로 수술 1년 후의 결과이다.

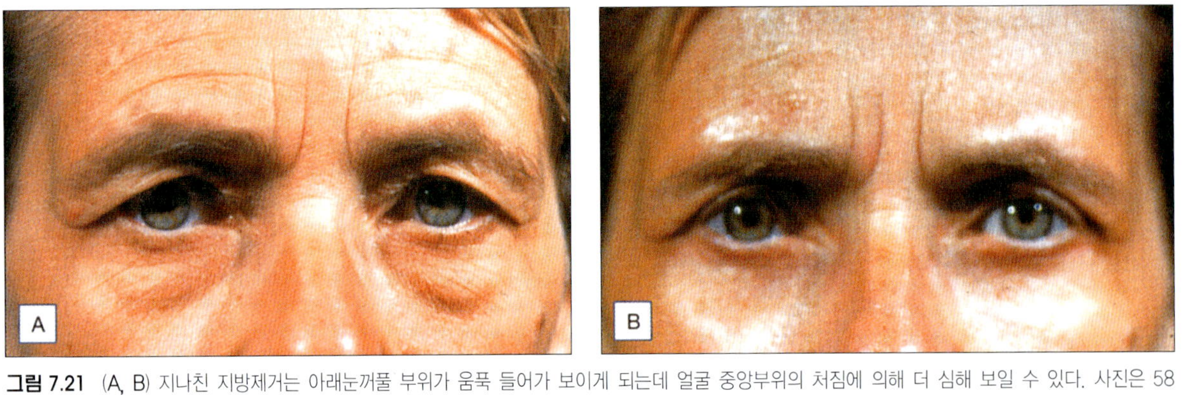

그림 7.21 (A, B) 지나친 지방제거는 아래눈꺼풀 부위가 움푹 들어가 보이게 되는데 얼굴 중앙부위의 처짐에 의해 더 심해 보일 수 있다. 사진은 58세의 남성

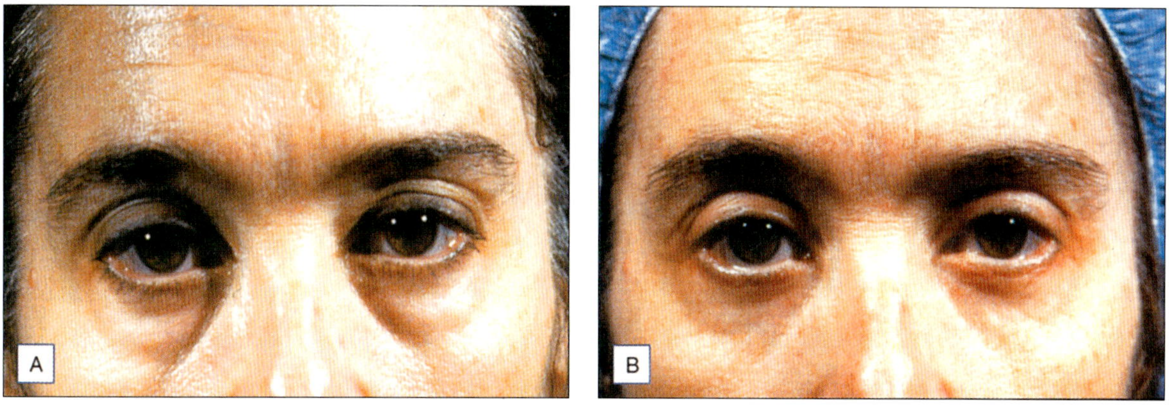

그림 7.22 (A, B, 7.23 A, B) 흉터가 속눈썹아래에 보일 수 있다. 눈구석의 바깥으로는 피부가 얇다고 하더라도 흉터 등이 그림 7.22 B와 7.23 B에서 본 것처럼 문제가 될 수 있다. 이러한 흉터는 대개의 경우 시간이 지나면서 좋아지게 된다.

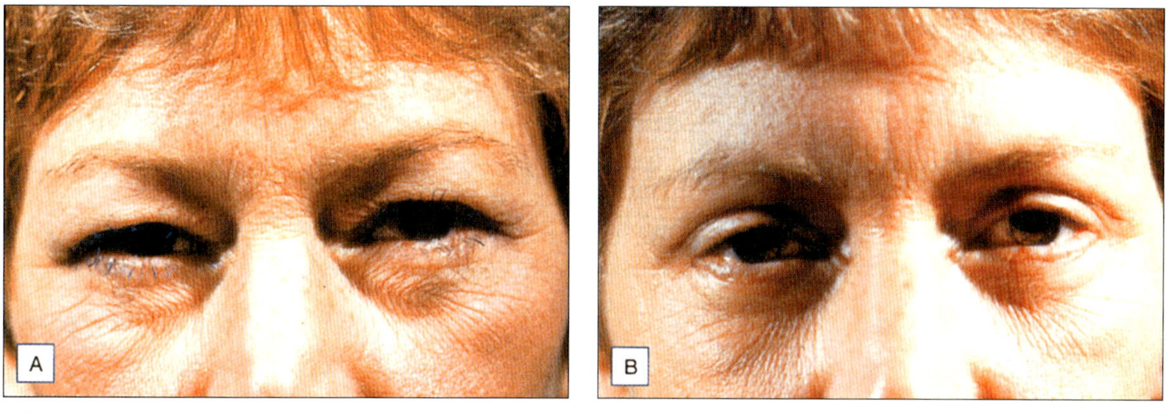

그림 7.23

Lateral tightening procedures

1. Horizontal shortening of the lower lid through a V–shaped excision at or near the lateral canthus
2. Canthopexy, generally defined as a suture tightening of the lateral canthal ligament, with plication of the structure with structure biting throuhg periosteum
3. Tarsal strip procedures (which falls in the classification of canthoplasty) where the lateral end of the tarsus is severed from the lateral canthal ligament; a strip is created, de–epithelialized and reinserted, attached and sutured to the periosteum, to produce marked tightening of the lower lid and to some extent repositioning the lateral canthus

Box 7.4 Lateral tightening procedure

참고문헌

Aiache AE, Ramirez OH 1995 The suborbicularis oculi fat pads: An anatomic and clinical study. Plastic and Reconstructive Surgery 95:37–42

Atiyeh BS, Hayek SN 2004 Combined arcus marginalis release, preseptal orbicularis muscle sling, and SOOF plication for mid facial rejuvenation. Aesthetic Plastic Surgery 28:197–202

Baylis HI, Goldberg RA 1997 Blepharoplasty and periorbital surgery. Dermatologic Clinics 15:635–647

Cardoso de Castro C 2004 A critical analysis of the current surgical concepts for lower blepharoplasty. Plastic and Reconstructive Surgery 114:785–793

Castanares S 1951 Blepharoplasty for herniated intraorbital fat. Anatomical basis for a new approach. Plastic and Reconstructive Surgery 8:46

Eremia S 1996 Blepharoplasty. In Moy R, Lask G (eds): Principles and Techniques of Cutaneous Surgery. McGraw-Hill, New York

Fayman MS 2002 Zygomaticus major advancement as an adjunct to lower blepharoplasty. Aesthetic Plastic Surgery 26:26–30

Flowers RF, Nassif JM 2005 A key to canthopexy: the tarsal strap. A fresh cadaveric study. Plastic and Reconstructive Surgery 116:1752–1758

Freeman SM 2000 Transconjunctival sub-orbicularis oculi fat (SOOF) pad lift blepharoplasty. Archives of Facial Plastic Surgery 2:16–21

Goldberg RA 2000 Lower blepharoplasty is not about removing skin and fat. Archives of Facial Plastic Surgery 2:22

Goldberg RA 2000 Transconjunctival orbital fat repositioning. Plastic and Reconstructive Surgery 105:743–748

Hamra ST 1995 Arcus marginalis release and orbital fat preservation in mid face rejuvenation. Plastic and Reconstructive Surgery 96:354–362

Jacono AA, Moskowitz B 2001 Transconjunctival versus transcutaneous approach in upper and lower blepharoplasty. Facial Plastic Surgery 17:21–28

Le Louarn C 2004 The concentric malar lift: malar and lower eyelid rejuvenation. Aesthetic Plastic Surgery 28:359–372

Reidy JP 1960 Swelling of the eyelids. British Journal of Plastic Surgery 13:256

Sasaki GH, Cohen AT 2002 Metoplication of the malar fat pads by percutaneous cable suture technique: outcome study (392 cases, 6 years' experience). Plastic and Reconstructive Surgery 110:354–362

Tenzel RR, Buffman FV, Miller GR 1997 The use of the lateral canthal sling in ectropion repair. Canadian Journal of Ophthalmology 12:199

Webster RC, Davidson TM, Reardon EJ, Smith RC 1979 Suspension sutures in blepharoplasty. Archives of Otolaryngology 105:601–604

8 결막을 통한 하안검 지방제거 (지방 재분배)

Transconjunctival Approach to Lower Lid Blepharoplasty With and Without Fat Reposition

Walter K. Nahm, Edgar F. Fincher

서론

나이든 얼굴로의 접근은 노화된 눈과 주변구조를 포함한다.

늘어진 아래눈꺼풀 피부, 안와사이막의 약화, 아래눈꺼풀 지방의 탈출 등은 원래의 모습보다 더 피곤하고 나이 들어 보이게 한다. 아래눈꺼풀이 아래로 늘어지고 불룩하게 튀어 나오게 되며 눈물고랑변형이 두드러지게 된다.

눈 주변의 회춘은 이러한 요소들이 적당히 표현되어야 한다.

아래 눈꺼풀에 대해서는 지방의 제거가 가장 중요한 요소이다.

아래눈꺼풀 지방을 제기하는 데는 두 가지 집근법이 있다. 피부, 즉 속눈썹아래절개와 결막 접근법이다. 대부분의 술자는 여러 가지 이유로 피부보다는 결막을 통한 방법을 선호한다.

결막접근법의 이점은 피부를 절개하지 않기 때문에 흉이 없으며 눈둘레근의 흉도 생기지 않게 됨으로 수술 후에 올 수 있는 합병증이 줄어드는데 있다.

피부와 눈둘레근에 흉터를 만들지 않게 되면 눈꺼풀 겉말림이나 수술 후에 눈에 흰자위가 보이는 등의 문제를 피할 수 있다.

결막을 통한 지방의 재분배로 지방 처짐과 안와의 골격화로 초래되는 눈물고랑 변형을 고정하는 것도 가능하다. 그러나 좀 지나치다 싶을 정도로 지방을 제거하지 않으면 수술 후에 마치 수술을 받지 않은 것처럼 보일 수 있다. 또한 결막 접근은 피부절개보다 지방을 노출시키기 힘들 수 있으며 수술도중 각막에 손상을 줄 위험이 더 많다고 볼 수 있다.

성공적인 수술을 위해 눈꺼풀과 안와의 해부학적 구조를 이해 하는 것이 필요하다.

지방을 제거하던 재분배 하던 두 가지 방법을 같이 쓰던 해부학적 구조는 잘 알고 있어야 한다. 아래 눈꺼풀 지방은 일반적으로 세 개의 지방층으로 나뉘게 되는데, 안쪽, 가운데, 그리고 가측이다. 이러한 구조물들은 해부학적 구조보다 지방층의 주변 결체조직으로의 유착과 섬유성분의 양에 의해 결정된다고 보면 된다.

이 세가지 구획은 술자가 이 지역을 박리하는데 좋은 가이드 역할을 하게 된다(그림 8.1).

모든 지방은 안와사이막 뒤에 위치하고 있으며, 안와사이막은 안와의 골막에서 기시하고 있다. 모든 아래눈꺼풀의 지방은 안와 뒤편의 공간에 위치하고 있다. 안와 뒤 공간에는 외안근이 있는데 이는 하직근과 하사근이다. 그러므로 지나치게 과도한 조작은 수술 후에 이러한 근육에 영향을 미쳐 복시를 호소하기도 한다.

그리고 수술 중 출혈은 구후 혈종으로 발전 될 수 있고 때로는 시신경을 눌러 시력에 지장을 줄 수 있으므로 유의해야 한다.

환자 선택

결막을 통해서 수술을 받을 수 있는 가장 좋은 적응은 피부의 여분이 적은 나이가 젊은 층으로 지방의 탈출이 현저한 경우이다.

젊은 나이일수록 얼굴 중앙부위의 처짐이 덜하고 아래쪽 안와가장자리가 두드러지지 않기 때문이다. 눈물고랑이 두드러져 보이는 경우 이를 환자에게 인식 시키고 지방 재분배를 할 수 있다. 또 다른 좋은 적응은 나이가 많지만 아래 눈꺼풀의 눈꺼풀이상이나 늘어짐이 별로 심하지 않은 경우로 지방만 불거진 경우이다.

주름이 심하다거나 착색이 되어 있는 경우, 눈주변 변화가 얼굴 중앙부위처짐과 동반되어 있는 경우는 좋은 적응이라고 볼 수 없다.

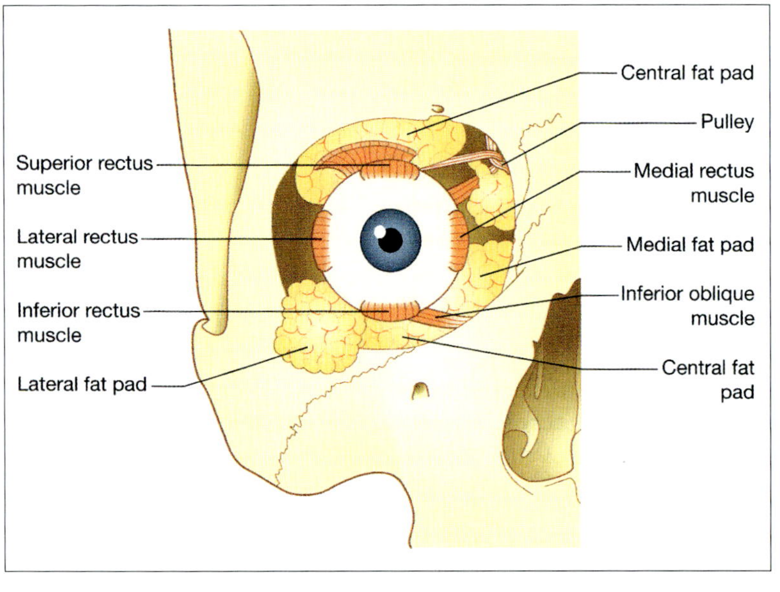

그림 8.1 외안근과 관련하여 지방의 분포를 보여주는 그림. 아래눈꺼풀 지방은 바깥, 중앙, 안쪽의 지방으로 정확하게 나뉘어져 있다. 안쪽과 중앙의 지방은 하사근에 의해 구분이 된다. 바깥부위의 지방은 아래 안와연을 덮고 있으며 지방 제거 후에 바깥쪽을 자주 놓치게 되는 이유이다.

기대되는 효과

결막을 통한 지방의 제거는 일반적으로 젊은 사람에게서 유리한 수술방법이다. 젊은 사람에게서 지방의 탈출로 생긴 아래 눈꺼풀의 모습은 나이가 든 사람에게서 보는 것과 달리 약간 편평하면서도 볼록 튀어난 것으로 표현될 수 있다. 기대되는 효과는 젊은 사람에게서 보는 피부의 탄력과 또한 피부의 늘어짐이 없는 데서 얻을 수 있다.

나이에 관계없이 피부의 여분이 많은 경우는 결막을 통한 수술의 좋은 적응이라고 볼 수 없다. 추가로 레이저 피부 치료를 한다거나 눈꺼풀의 강화술(수평방향)이 보다 나은 모습(회춘)을 위해 필요할 수 있다.

치료접근 (Treatment approach)

합병증을 피하기 위하여 환자들의 병력과 이학적 검사를 시행한다. 고혈압 체크를 하고 혈전 용해제를 먹는지의 여부를 정확히 조사하여 출혈 등의 합병증을 예방하여야 한다. 수술 전 아래눈꺼풀 지방을 조사하고 환자가 앉은 위치에서 지방의 가장자리를 마킹펜으로 표시한다. 한번 환자가 누우면 나와있던 지방이 속으로 들어가기 때문에 지방의 정확한 위치를 파악하기 힘들다. 사진을 술 전에 찍어두고 프린트해 두면 도움이 된다. 수술 전 주의 깊게 관찰하여 지방의 위치와 양을 판단해 둔다. 눈물고랑이 깊다면 마킹펜으로 표시 해두어 지방 재분배로 교정하도록 한다.

치료기술 (Treatment technique)

눈꺼풀 주변의 피부를 베타딘으로 소독하고 소독된 물로 씻어낸다. 그림 8.2는 결막 아래눈꺼풀 수술을 위한 도구를 보여주는 사진이다. 국소마취하에서 수술을 시행하고 환자를 약하게 진정시킬 수는 있다.

경구 Benzodiazepine 이나 혈관주사로 미다졸람(도미컴)을 주사하면 어느 정도의 진정효과를 얻을 수 있다. 환자가 진정이 되면 점안 마취제를 넣어 결막부위를 마취한다. 점안 마취제는 4% tetracaine을 쓰거나 아니면 alcaine을 쓰면 된다. 몇 분 후에 epinephrine섞인 1% lidocaine을 30 게이지 주사기를 사용하여 눈꺼풀판 뒤에서 결막으로 주사한다. 이때 Desmares 견인기로 눈꺼풀을 당겨주면 도움이 된다(그림 8.3A, B). 이때 눈으로부터 떨어져서 주사하여야 한다.

지방당 약 0.6 cc의 용량을 주사하도록 한다. 지혈을 위해 적당한 시간을 기다려 주어야 한다. 결막낭 위를 유구겸자로 잡아서 견인 봉합을 하여

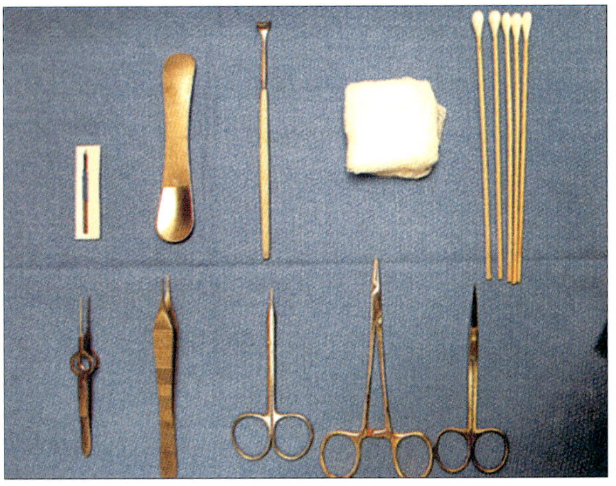

그림 8.2 결막을 통한 지방제거시 필요한 장비들. 위쪽은 (왼쪽부터 오른쪽으로) Colorado 침, Jaeger plate, Desmares retractor, 소독된 거어즈, 면봉.
(아래쪽)(왼쪽에서 오른쪽으로): Bishop-Harmon microforcep, fine-toothed Adson forcep, Gradle scissors, needle driver, iris scissors

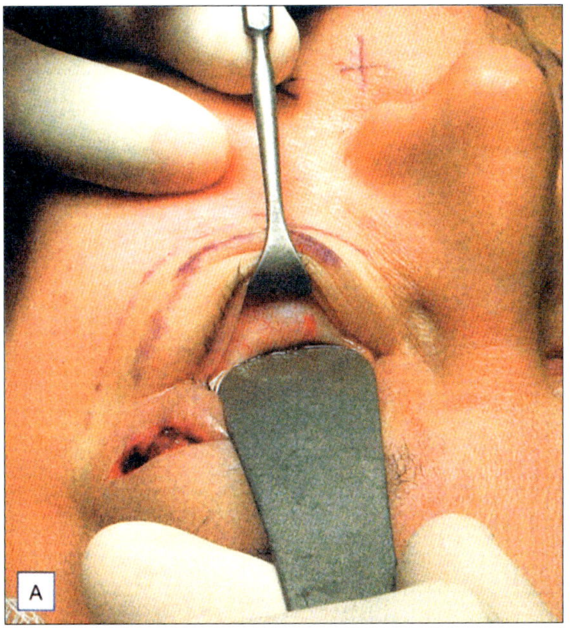

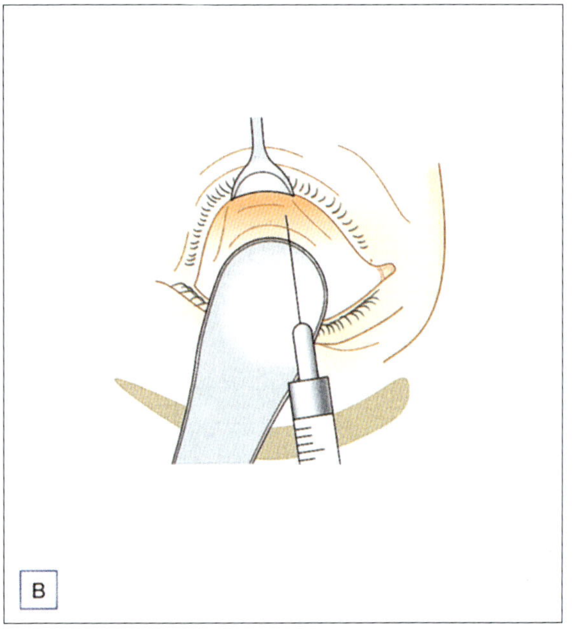

그림 8.3 (A) 아래눈꺼풀의 결막의 노출은 Desmares retractor와 안구를 보호할 수 있는 Jaeger lid plate를 사용한다. (B) 국소마취는 결막으로 시행한다. 국소마취는 혈관을 피해서 하고 결막아래에 주사한다.

위로 잡아당긴다. 이 과정은 필수적이진 않지만 몇몇 술자는 박리하는 동안 지방을 보다 잘 노출시켜 보기 위해 이 방법을 사용한다.

그 다음 결막을 절개하는데 콜로라도 needle을 사용하여 하거나 아니면 전기소작을 한 뒤 가위로 결막을 절개 하면 된다. 이때 방향은 눈꺼풀판 아래 결막에서 아래쪽 안와가장자리로 향하게 하여야 한다(그림 8.4). 어떤 술자는 CO_2 레이저를 사용하여 절개하기도 한다.

아래눈꺼풀을 뒤로 더 당겨 주기 위하여 Desmares 견인기를 사용할 수 있으며 눈을 보호하기 위하여 Jaeger 판을 아래 결막낭에 대주기도 한다. 수술 시는 눈을 오른쪽 손가락으로 지긋이 눌러주어 지방이 앞으로 튀어 나올 수 있도록 하면 술자가 지방을 찾는데 도움이 될 수 있다. 안와사이막을 박리하면 그 아래 노란색의 지방을 잘 볼 수 있다(그림 8.5A, B).

아래의 지방은 절개된 근껍질눈꺼풀근막(capsulopalpebral fascia)를 통해서 밖으로 튀어 나오게 된다. 튀어나온 지방을 겸자로 잡고 박리를 조심스럽게 계속한다. 중요한 해부학적 구조는 하사근인데 이것은 안쪽과 가운데지방 사이에서 볼 수 있다.

이 부근에서 깊은 박리를 할 때 주의를 하여 하사근이 손상 받지 않도록 하여야 하며 만약 손상이 있을 경우 위로 볼 때 복시를 느끼기도 한다. 바깥과 가운데부위 지방은 Lockwood 인대로 나뉘어 지게 된다. 지혈을 철저히 하여 수술 후 생길 수 있는 출혈을 예방하여야 한다. 지방은 겸자로 잡아서 전기소작을 사용하여 잘라 내주면 된다(그림 8.6).

전기소작 후 출혈여부를 확인하기 위하여 지방을 놓지 않고 잡아둔다.

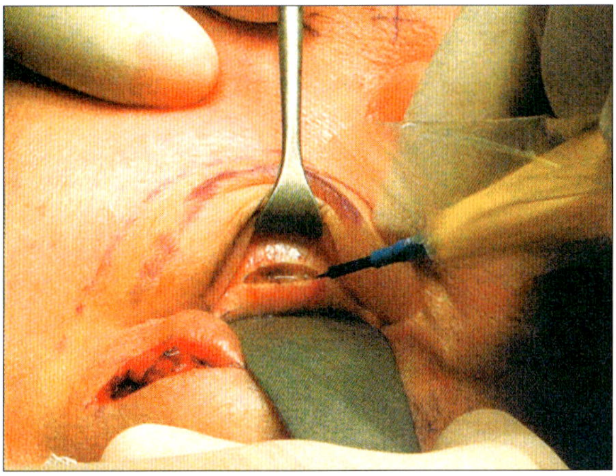

그림 8.4 눈꺼풀판 아래부위에서 Colorado needle-point cautery를 사용하여 절개를 가한다. 지방은 안와사이막을 통해 보이게 된다. 적당한 노출을 위해 Desmares retractor를 아래로 잡아 당겨주어 노출이 잘 되도록 한다.

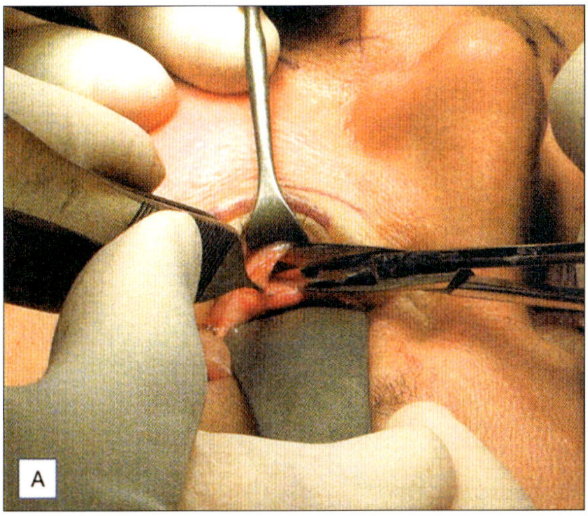

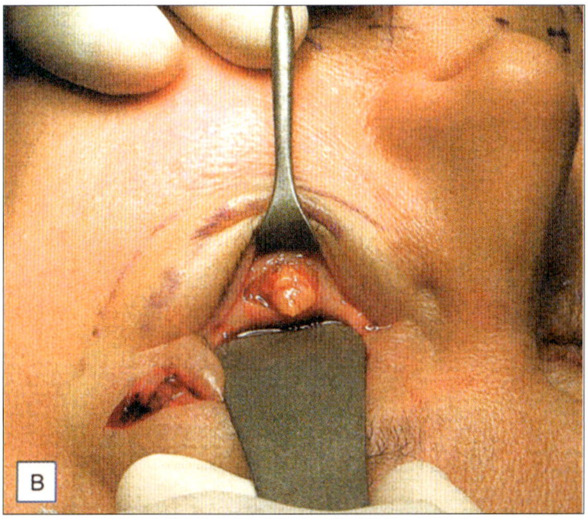

그림 8.5 (A) 끝이 무딘 가위를 사용하여 지방의 노출을 위해 아래눈꺼풀견인기(lower eyelid retractor)를 박리 해준다. 겸자로 살짝 잡아당겨주면 지방이 쉽게 절개창으로 나오는 것을 볼 수 있다.

한번 놓아준 지방은안으로 들어가 출혈부위를 찾는데 애를 먹을 수 있기 때문이다.

제거되어야 할 지방은 개개인에 따라 달라지나 술 전 사진으로 판단하면 된다. 너무 지나치게 지방을 제거하게 되면 수술 후 아래 눈꺼풀이 움푹 들어가는 문제가 생길 수 있으므로 주의 하도록 한다. 수술 중에 아래 눈꺼풀을 정상위치로 하여 아직도 덜 제거된 지방부위가 있는지를 조사한다. 뽑아낸 지방이 양안이 비슷하도록 하는 것도 중요하다. 양안이 지방의 돌출 정도가 틀릴 수 있기 때문에 수술 전 사진을 판독하여 양안 중 어느 부위가 지방이 더 많은지를 살펴보도록 한다.

수술 후 결막은 간헐적 봉합을 시행하거나 봉합하지 않고 두면 된다. 여기서 술자는 결막을 봉합하지 않고 두어야 피 등이 빠져나가는데 도움이 되고 수술 후 출혈 등도 쉽게 파악 할 수 있어 도움이 된다고 하고 있다. 그리고 봉합으로 인한 자극감도 없다고 얘기하고 있다.

결막을 봉합할 경우는 각막의 위치를 피해서 6-0 chromic이나 실크를 사용해 봉합한다. 수술 후에는 항생제와 소염제 안약을 하루에 3-4 번 사용하게 한다.

지방재분배

뚜렷한 눈물고랑이 있다면 지방을 뽑는 대신 재배치를 생각하여야 한다. 저자들은 가운데 지방을 눈둘레근 아래 안쪽으로 펼쳐 준다고 한다.

펼쳐질 지방 부위는 적어도 5 mm는 되어야 한다. 가위를 사용하여 눈둘레근 아래 쪽을 박리하여 둔다(그림 8.7A). 그리고 지방을 주의 깊게 박리된 공간을 통해 눈물고랑으로 넣어주게 된다(그림 8.7B). 지방을 겸자로 잡고 있는 동안 피부쪽에서 5-0 plain gut을 사용하여 고정하여 주면 된다(그림 8.7C). 하사근이 다치지 않도록 그리고 눈물골변형으로 지방이 균

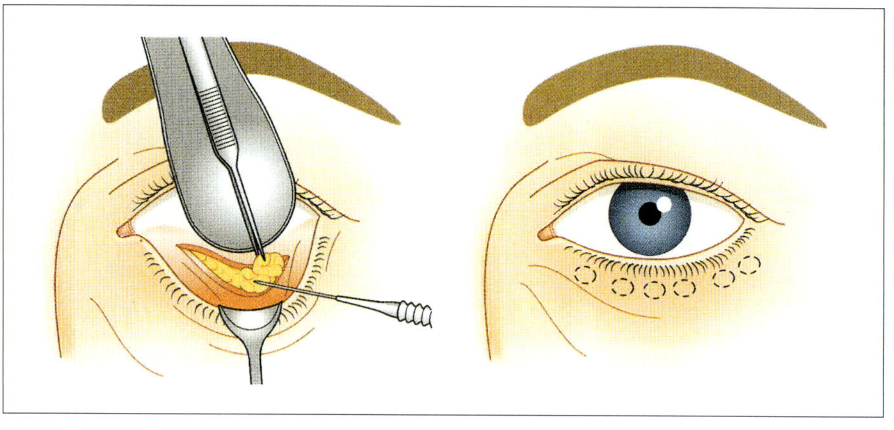

그림 8.6 튀어나온 지방을 겸자로 잡아당기면서 Colorado needle로 전기 소작한다. 각막은 Jaeger plate를 사용해 보호되어야 한다. 같은 양의 지방이 제거되도록 한다. 결막은 봉합하지 않고 둔다.

등히 배분 될 수 있도록 주의를 기울인다.

어떤 술자(addberg et al)들은 지방을 골막하로 넣기도 하는데 골막하 공간은 눈둘레근보다 혈관이 적은 부위다. 그러나 골막하 부위는 넣어둔 지방의 허혈이 생길 수 도 있고 지방육아종이 생길 가능성이 더 많다. 근육 아래 넣어주면 혈관이 풍부해 지방이 더 잘 생존 할 수 있다. 그러나 출혈의 가능성은 높음으로 주의를 요한다.

합병증

결막을 통한 수술의 단점은 노출을 제대로 시키기 어렵다는 것이다.

노출의 제한 때문에 지방을 제거하는데 어려움이 있고 하사근을 확인하기 힘들며 적은 양의 출혈을 찾기 힘들게 된다.

수술 중에 하사근을 손상시켜 복시가 유발될 수도 있다. 여기서 저자는 그래서 일부러 하사근을 찾아서 직접 하사근을 보면서 지방을 제거 한다고

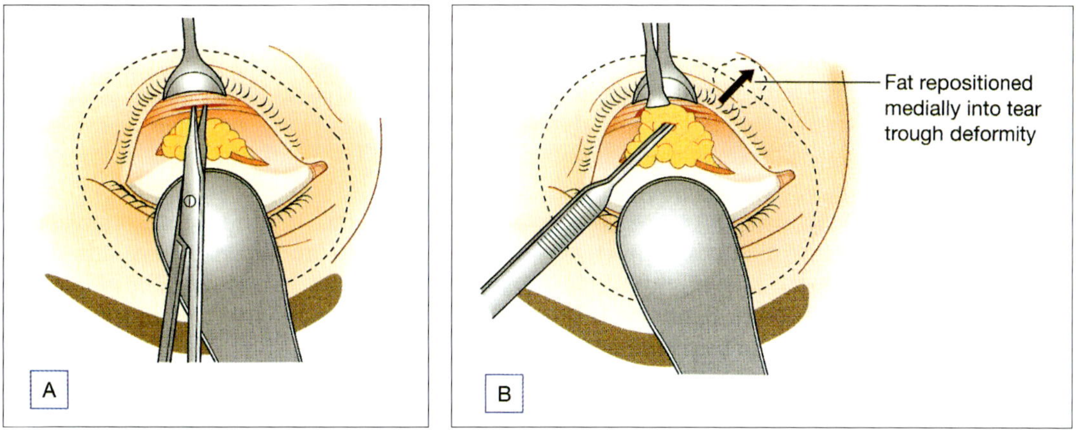

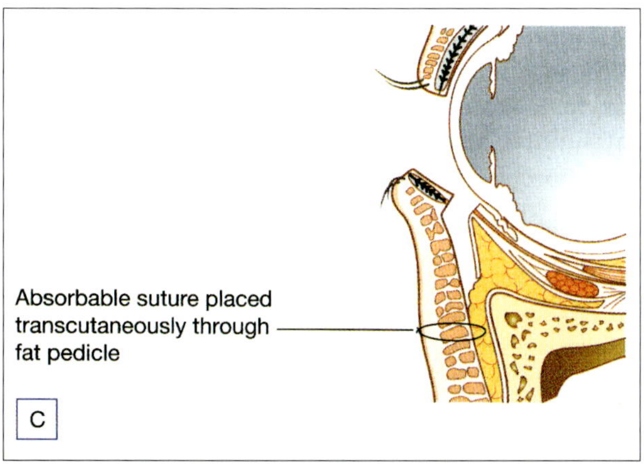

그림 8.7 결막을 통한 지방재분배. (A) 지방의 pedicle을 만든다. 눈둘레근 밑으로 가위를 사용하여 박리하여 준다. (B) 눈둘레근 아래쪽으로 지방을 하내측 방향으로 넣어준다. 포셉을 사용하여 nasojugal fold로 지방을 넣어준다. (C) 지방은 5-0 fast absorbing plain gut 봉합을 사용하여 피부쪽으로 걸어준다.

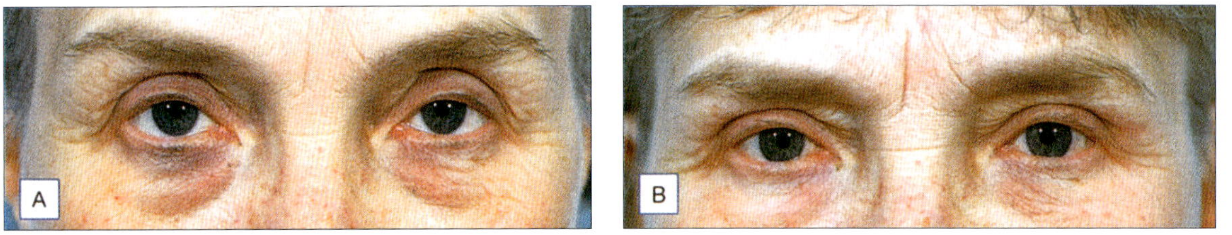

그림 8.8 안쪽의 눈물 고랑을 해결하기 위하여 지방재분배를 받은 환자의 수술 전후의 모습이다. (A) 수술 전 눈물고랑 (B) 안쪽의 지방을 재분배 한 후 아래 눈꺼풀의 모습이 좋아 진 것을 볼 수 있다.

한다. 대부분의 복시는 대개 일시적이며 아무 문제없이 좋아지게 된다. 그러나 수술 시 굳이 하사근을 찾으려고 할 필요는 없다.

개개인의 해부학의 차이에 따라 하사근이 잘 발견되는 사람도 있고 또 찾기 힘든 경우도 있다. 대개 하사근이 안쪽과 가운데부위 지방의 경계라는 의미를 가질 뿐 수술 시 특별한 중요성은 없다.

시력 손상을 일으키는 합병증은 드문 것으로 되어 있다. 일단 결막을 통한 지방 제거 후 실명케이스는 없는 것으로 알려져 있다. 실명은 구후 출혈로 야기 될 수 있으며 시신경에 압박을 주고 혈류 공급에 영향을 미칠 수 있다.

결막 접근법은 쉽게 출혈과 압박을 풀어주기 쉬운데 열린 결막을 통해서 출혈 등의 문제를 쉽게 파악 할 수 있어 심각한 후유증이 오기 전에 알아낼 수 있다는 장점이 있다. 피부로 접근하게 되면 봉합을 하게 되기 때문에 닫혀진 공간 내에서 출혈은 안와와 안구를압박하게 된다.

수술 후 기간

드레씽은 필요없다. 술 전 시력은 체크하고 환자에게 갑자기 붓거나 통증이 있고 시력의 변화가 생기면 연락을 하라고 알려둔다. 다음날 방문 하도록 하며 부기를 가라 앉히기 위하여 얼음찜질을 하도록 한다.

수술 3~4일 동안 과도한 움직임이나 아래로 허리를 구부리는 것을 하지 않도록 한다. 1주일 후부터는 완전 정상생활이 가능하다. 화장 등은 수술 3일안에 할 수 있다.

부기와 멍이 드는 것과 같은 문제는 며칠 계속 될 수 있으며 화장이나 선그래스 등으로 커버 할 수 있다. 대부분의 환자에 통증을 조절하기 위한 약을 처방할 필요는 없다. 약간의 자극이나 일시적인 시야의 뿌예짐이 수술후 며칠간 발생할 수 있으며 빠른 회복을 위해서 항생제 점안액과 안연고 등을 2~3일 동안 사용하면 좋다.

결론

결막을 통한 지방제거술은 장점이 많은 수술이며 지방 재분배도 하기 쉽다(그림 8.8). 수술 후 눈꺼풀과 주변의 구조를 개선 시켜 줄 수 있으며 무엇보다도 눈의 구조를 보존시켜주는 적절한 수술방법이다.

참고문헌

Baylis HI, Long JA, Groth MJ 1989 Transconjunctival lower eyelid blepharoplasty. Technique and complications. Ophthalmology 96:1027–1032

De Castro CC 2004 A critical analysis of the current surgical concepts for lower blepharoplasty. Plastic and Reconstructive Surgery 114:785–793

Eremia S, Newman N 2001 Use of an insulated ultrafine-point electrocautery for transconjunctival blepharoplasty of the lower eyelids. Dermatologic Surgery 27:1052–1054

Fante RG, Baker SR 2001 Fat-conserving aesthetic lower blepharoplasty. Ophthalmic Surgery Lasers 32:41–47

Ghabrial R, Lisman RD, Kane MA, Milite J, Richards R 1998 Diplopia following transconjunctival blepharoplasty. Plastic and Reconstructive Surgery 102:1219–1225

Goldberg RA 2000 Transconjunctival orbital fat repositioning: transposition of orbital fat pedicles into a subperiosteal pocket. Plastic and Reconstructive Surgery 105:743–748

Goldberg RA, Yuen VH 2002 Restricted ocular movements following lower eyelid fat repositioning. Plastic and Reconstructive Surgery 110:302–305

Jacono AA, Moskowitz B 2001 Transconjunctival versus transcutaneous approach in upper and lower blepharoplasty. Facial Plastic Surgery 17:21–28

Kavouni A, Stanek JJ 2002 Lower eyelid cysts following transconjunctival blepharoplasty. Plastic and Reconstructive Surgery 109:400–401

Kawamoto HK, Bradley JP 2003 The tear "TROUF" procedure: transconjunctival repositioning of orbital unipedicled fat. Plastic and Reconstructive Surgery 112:1903–1907

Lowry JC, Bartley GB 1994 Complications of blepharoplasty. Survey of Ophthalmology 38:327–350

Mahe E 1998 Lower lid blepharoplasty—The transconjunctival approach: extended indications. Aesthetic Plastic Surgery 22:1–8

Netscher DT, Patrinely JR, Peltier M, Polsen C, Thornby J 1995 Transconjunctival versus transcutaneous lower eyelid blepharoplasty: a prospective study. Plastic and Reconstructive Surgery 96:1053–1060

Rizk SS, Matarasso A 2003 Lower eyelid blepharoplasty: analysis of indications and the treatment of 100 patients. Plastic and Reconstructive Surgery 111:1299–1306

Rostami BB, Moy RL, Tremblay JF 2005 Transconjunctival lower eyelid blepharoplasty: suborbicularis fat pedicle transposition to correct the nasojugal groove. (In press)

Seckel BR, Kovanda CJ, Cetrulo CL Jr, Passmore AK, Meneses PG, White T 2000 Laser blepharoplasty with transconjunctival orbicularis muscle/septum tightening and periocular skin resurfacing: a safe and advantageous technique. Plastic and Reconstructive Surgery 106:1127–1141

Tomlinson FB, Hovey LM 1975 Transconjunctival lower lid blepharoplasty for removal of fat. Plastic and Reconstructive Surgery 56:314–318

Trelles MA, Baker SS, Ting J, Toregard BM 1996 Carbon dioxide laser transconjunctival lower lid blepharoplasty complications. Annals of Plastic Surgery 37:465–468

Turk JB, Goldman A 2001 SOOF lift and lateral retinacular canthoplasty. Facial Plastic Surgery 17:37–48

Yousif NJ, Sonderman P, Dzwierzynski WW, Larson DL 1995 Anatomic considerations in transconjunctival blepharoplasty. Plastic and Reconstructive Surgery 96:1271–1276

Zarem HA, Resnick JI 1991 Expanded applications for transconjunctival lower lid blepharoplasty. Plastic and Reconstructive Surgery 88:215–220

9 눈꺼풀강화테크닉
Eyelid Tightening Techniques

Hayes B. Gladstone, Basil M. Hantash

서론

눈꺼풀은 섬세한 구조이므로 아무리 좋은 기술이라고 하더라도 원하지 않은 결과가 생길 수 있다. 특히 눈꺼풀이 늘어져 있는 나이가 든 사람에서는 흔히 문제가 생길 수 있다.

최근까지 피부를 통한 아래 눈꺼풀의 성형술이 표준이었으나 피부의 제거와 함께 종종 눈꺼풀의 이상을 초래 되기도 했다. 이것을 교정하기 위한 방법은 아래 눈꺼풀의 강화술로 수평으로 봉합을 단단히 하는 것 이었다.

이러한 방법들은 아래눈꺼풀을 짧게 하는 것으로 lateral tarsal strip 혹은 tarsal wedge procedure라고 한다.

그러나 눈꺼풀을 수평으로 짧게 함으로서 눈꺼풀의 모습이 변형되어 눈꺼풀의 둥근변형 등이 생길 수 있다(그림 9.1). 반면 결막을 통한 눈꺼풀 성형술은 아래눈꺼풀의 변형과 눈꺼풀 겉말림등의 발생은 적지만 눈주변에 레이저의 사용 등으로 피부가 수축되면 눈의 흰자위가 보이는 등의 문제를 일으킬 수 있고 이전에 눈꺼풀의 늘어짐이 있던 환자의 눈꺼풀 겉말림 등이 문제가 생길 수 있다(그림 9.2).

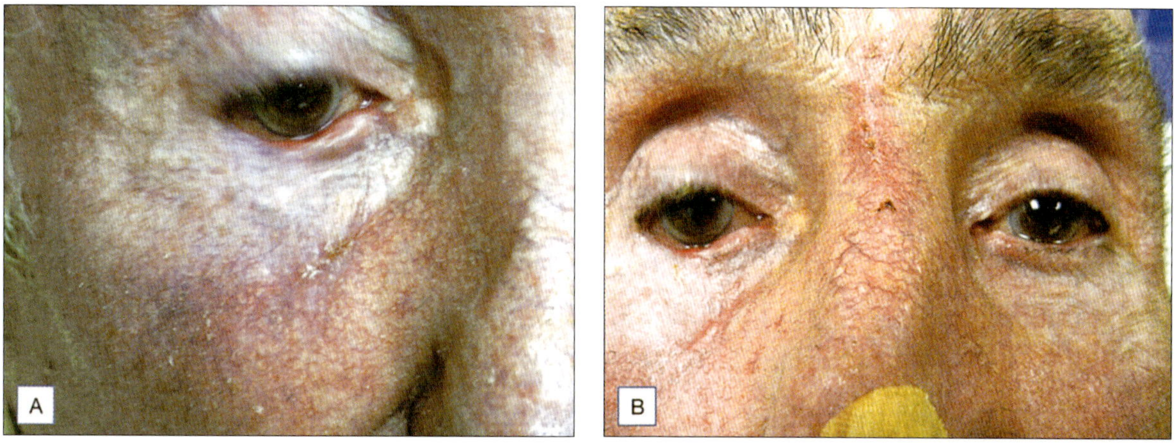

그림 9.1 (A, B) 우측 아래눈꺼풀에 tarsal strip lid shortening을 받은 환자. 좌측과 비교하여 우측아래눈꺼풀이 둥글게 변형된 것을 볼 수 있다.

이런 문제들이 생길 수 있어 눈꺼풀을 강화시키는 과정에 관심을 가져왔다. 다른 미용술기와 비슷하게 수술의 경향은 덜 침습적인 방향으로 진행되어왔다. 최근에 눈바깥구석인대의 교정술도 변화되어 (그냥 눈바깥 구석인대에 걸어주는 방식으로) 경증이나 중도의 눈꺼풀 위치이상을 예방하거나 교정하는데 이 방법이 효과적이라 할 수 있다.

아래 눈꺼풀의 해부학

눈의 이상적인 모양은 아몬드 형태로 기술된다. 위눈꺼풀과 다르게 눈의 모습은 약간씩 개인에 따라 달라지지만 눈의 전체적인 모습을 결정하는 것은 아래 눈꺼풀이다. 이러한 모습은 주로 아래눈꺼풀테의 여러가지 위치에 달라 달라지게 된다. 위아래 눈꺼풀이 만나서 눈의 바깥구석인대를 형성하고 이 인대가 안와의 바깥안쪽의 Whitnall 결절에 붙게 된다. 아래 눈꺼풀은 층으로 알려진 세 개의 구조로 구분 되어 있다.

가장 바깥쪽이 앞쪽 층으로 피부와 눈둘레근으로 구성되어 있다. 중간층은 안와사이막이며 가장뒤쪽은 눈꺼풀판, 눈꺼풀견인근, 결막 등이다.

얼굴에서 눈을 바라볼 때 바깥구석인대는 안쪽구석인대보다 높은 곳에 위치하여야 한다. 남성에 있어서 대개 2 mm 정도이며 여성에 있어서는 4 mm까지 차이가 생길 수 있다. 이러한 위치의 차이가 눈을 매력적으로 보이게 하고 또렷하게 보이게 한다(그림 9.3). 바깥쪽 눈구석이 약간 올라가게 되면 아래 눈꺼풀이 눈틈새에서 분리되어 보이고 젊게 보이게 된다. 나이가 듦에 따라 안쪽과 바깥 구석인대의 각이 감소하게 되어 "피곤한 모습(tired-looking)"으로 된다. 재미있게 연구가 있는데 이 연구에서 안쪽과 바깥구석인대 표면의 landmark를 측정했다. 이것은 endocathion과 exocathion으로 알려진 것으로 눈을 떴을 때와 비교해서 감았을 때 바깥구석인대의 위치가 많이 변함을 증명했다. 눈꺼풀이 서로 가까워 질 때 눈바깥구석이 수평선 아래로 떨어지게 되며 눈을 떴을 때는 눈꺼풀올림근이 바깥구석을 당겨서 올라가게 된다는 것이다. 눈의 바깥구석은 바깥구석건과 눈꺼풀판이 합쳐지는 곳이다. 바깥구석건은 눈꺼풀을 지지하는 역할을

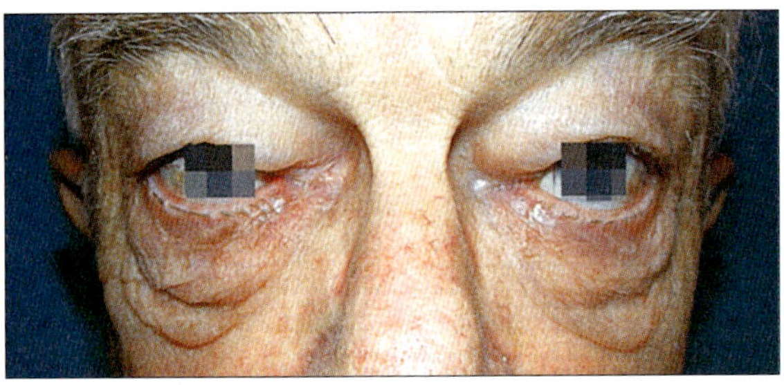

그림 9.2 아래눈꺼풀의 늘어짐.

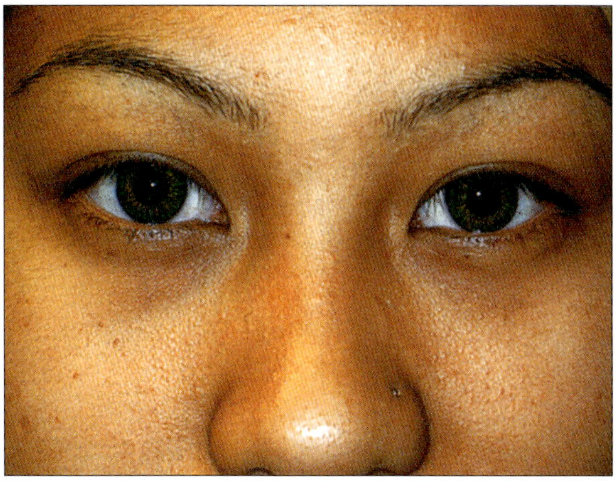

그림 9.3 매력적으로 느껴지는 젊은 여성에서 눈구석 tilt. 아래눈꺼풀의 강화시키는 것은 눈구석이 약간 위쪽으로 tilt 되게 한다.

하며 눈둘레근, 눈꺼풀판과 연결(contribution)되어 있다. 바깥구석건은 앞쪽의 널힘줄 부분과 뒤쪽의 인대부분으로 나뉘게 되는데 뒤편은 눈꺼풀판과 연결되어 있다. 눈둘레근은 뒤쪽 안와가장자리의 뒤쪽에 앞족 눈물고랑에서 부터 내측 corneoscleral limbus까지 직접적으로 연결된다.

눈둘레근 보정인대는 눈둘레근과 안와사이를 연결하는 것으로 골막에서 기시하여 눈둘레근의 근막을 안와사이막앞(preseptal)과 주변부위로 나누고 있다. 바깥구석에서 보정인대는 Lateral Orbital Thickening(광대의 전두돌기를 싸고 있는 얕고 깊은 근막이 합쳐진 곳)와 연결되어 있다.

눈의 바깥구석아래쪽에서 보정인대, lateral orbital thickening, lateral palpebral raphe 등이 한 unit로 나오게 된다. 이것들이 바깥구석건의 깊은 머리와 연결되게 된다. 이것들이 중요한 해부학적 구조이며 골막에서 보정인대/Lateral Orbital Thickening 을 분리해 내는 것이 이러한 구조물이 한 unit로 자유롭게 움직이게 하는데 도움이 된다.

아래눈꺼풀 위치이상의 원인

여러 가지 원인들이 눈꺼풀의 위치이상을 일으킬 수 있다.

눈꺼풀 성형을 받은 환자들의 경우 나이가 들어서 성형을 받는 것이 대부분이다. 나이가 들게 되면 근껍질눈꺼풀근막(capsulopalpebral fascia), 안와사이막, 눈둘레근, 눈꺼풀판등 아래 눈꺼풀을 구성하는 구조물들이 늘어지게 된다. 눈둘레근, 눈꺼풀올림근널힘줄, Lockwood인대 등의 구조물들이 바깥구석에서 늘어지게 된다. 이러한 늘어짐은 뼈의 흡수와 함께 인대의 구조적인 지지가 약화되어 가중된다. 지나친 자외선의 노출은 피부의 탄력을 소실케 하여 안와주변 구조물이 늘어지는데 일조를 하게 된다(그림 9.5). 결과적으로 아래눈꺼풀이 늘어지고 안구로부터 멀어지게 된

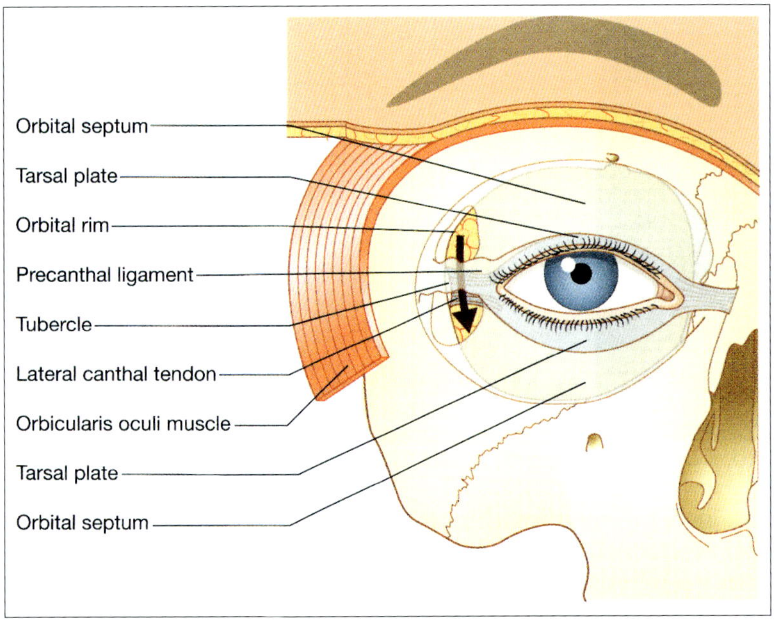

그림 9.4 바깥 눈구석 해부학

다. 중력에 의해서 아래눈꺼풀이 내려오게 되면 흰자위가 보이게 되고 눈꺼풀이 뒤집혀 지기도 한다. 시술 중에 눈꺼풀이나 주변의 뺨을 포함한 눈둘레근의 손상은 마비성 눈꺼풀겉말림을 초래하기도 한다. 수술 후의 섬유화는 반흔성 눈꺼풀 뒤집힘을 초래하기도 한다(그림 9.6). 이 두 가지는 안검성형술 뿐만아니라 안검성형술과 동반한 중안면올림술 종양에 포함된 안면신경이나 눈둘레근의 보조를 위한 Mohs 수술에서도 종종 발생하며 더구나 큰 뺨의 결손을 보존하기 위한 속안면회전피판술의 위쪽 수평 절개시 눈둘레근을 손상시켜 반흔성 눈꺼풀 뒤집힘(안검외반증)을 초래한다.

임상적 적응

바깥눈구석의 재건은 얼굴의 회춘을 위해서 혹은 이전에 바깥구석 수술의 실패 후에 시행 될 수 있다. 눈의 바깥구석을 제 위치로 돌려 놓는 것이 이상적인 미용적 결과를 얻는데 아주 중요하다. 수술 적응들은 다음과 같다.

1. 수평 눈꺼풀 느슨함
2. 눈꺼풀 속말림
3. 눈꺼풀 겉말림
4. 바깥구석변형(dystopia)
5. 미용적 회춘술위의 적응들은 기계적 혹은 중력에 기인한 눈의 바깥지지의 약화로서 잘 정리되어 있다.눈의 바깥구석 교정술은 여러 가지가 있는데 inferior retinacular lateral canthoplasty, lateral retinacu-

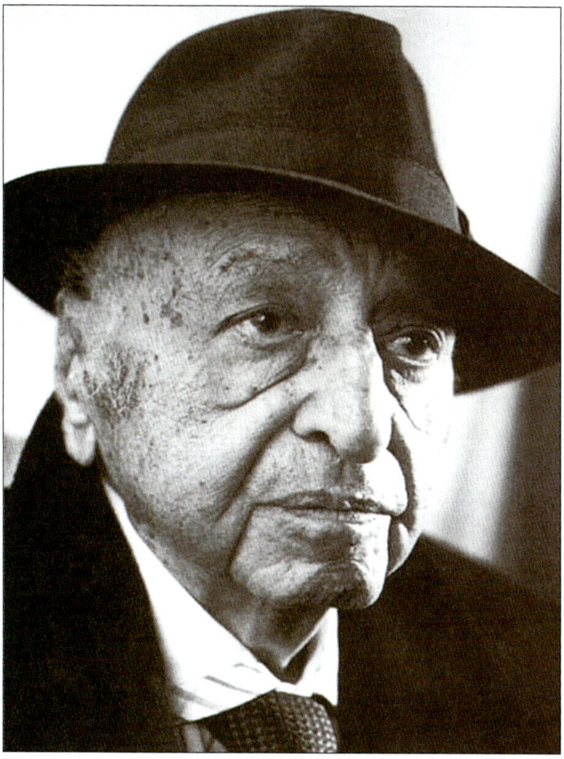

그림 9.5 노후의 캐나다 사진작가 Yousef Kharsh 사진. 광범위한 actinic damage가 아래눈꺼풀의 늘어짐에 중요한 역할을 했다.

lar suspension, suspension suture canthopexy 과 lateral tarsal strip 등이다. 각각의 수술과정들은 장점과 단점이 있다. 어떤 수술방법들을 쓸 것인지는 의사의 숙련도와 교정이 필요한 양에 따라 달라지게 된다.

수술 전 고려사항

수술 전에 안과 검사를 시행하도록 한다. 지방의 탈출여부와 피부의 이완 정도를 주지하는 것 이외에도 안구건조증이 있는지의 여부를 검사하는 것도 중요한데 그 이유는 수술 후에 이러한 증상이 더 심해 질 수 있기 때문이다. 다른 중요한 점은 갑상선의 기능을 검사하는 것인데 눈이 나와 있는 경우 눈꺼풀이 바깥으로 뒤집혀 있을 경우가 많게 되기 때문이다.

눈 운동의 검사와 시력을 측정해 놓는 것도 중요하다. 눈꺼풀의 늘어짐도 아래눈꺼풀탄력검사(snap back test)와 당김 검사를 하여 정량적으로 검사하여 둔다. 많은 경우에 있어서 이미 눈꺼풀의 늘어짐이 존재하게 되고 이러한 검사들이 확인하는데 필요하다. 눈꺼풀을 앞으로 당겼을 때 적어도 10mm정도 당겨진다면 심한 눈꺼풀 늘어짐이 있다고 생각하여야 하고 수술후 외반증이 생기기 쉽다. 대부분의 의사들이 아래눈꺼풀탄력검사를 정량적으로 기록하지 않는데 아래 눈꺼풀이 눈꺼풀을 아래로 당겨 다시

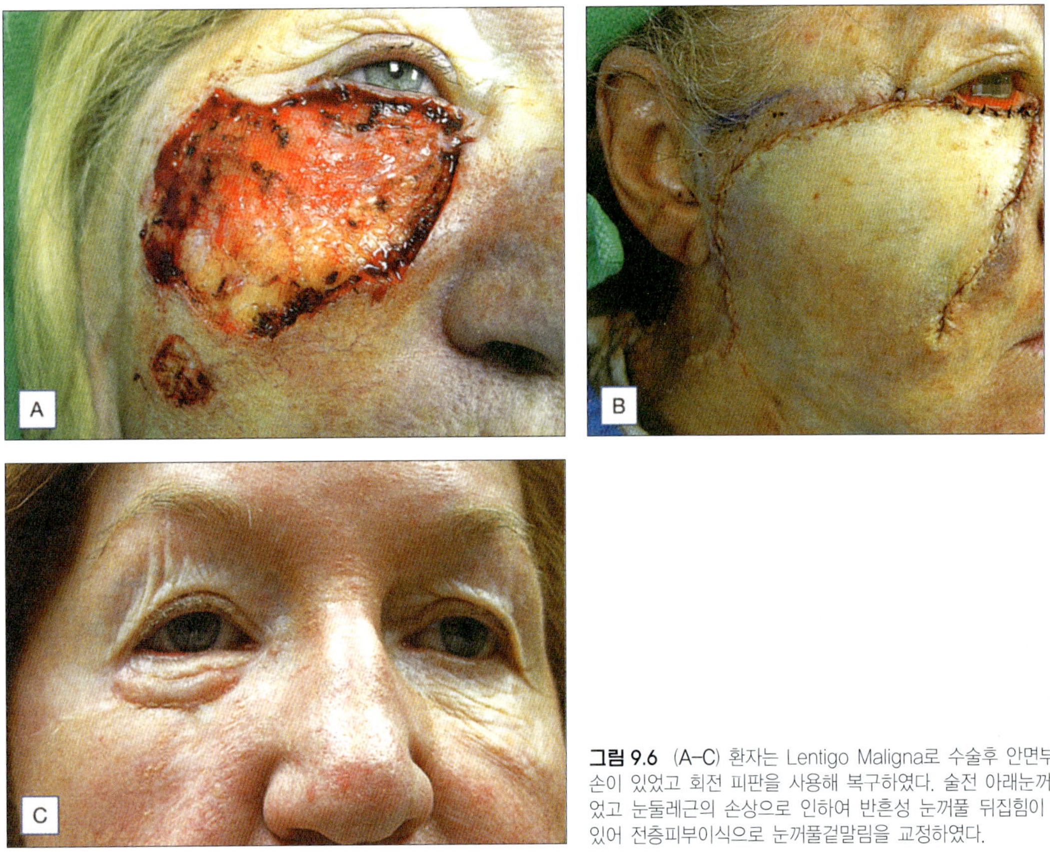

그림 9.6 (A–C) 환자는 Lentigo Maligna로 수술후 안면부에 24cm의 결손이 있었고 회전 피판을 사용해 복구하였다. 술전 아래눈꺼풀 늘어짐이 있었고 눈둘레근의 손상으로 인하여 반흔성 눈꺼풀 뒤집힘이 있었다. 증상이 있어 전층피부이식으로 눈꺼풀겉말림을 교정하였다.

놓았을 때 제 위치로 돌아가지 않는다면 이상이 있는 것으로 보아야 한다.

눈꺼풀 뒤집힘의 정도를 5가지로 나누어서 평가할 수 있는데 (Moe and Linder의 기술) 이것은 어떤 수술방법이 필요한 가를 결정하는데 도움이 된다(Box 9.1).

눈꺼풀을 당겨주는 수술은 세가지 정도로 나눌 수 있는데 (1) suspension canthopexy (2) canthoplasty with cantholysis and disinsertion of the canthal tendon (3) lid- shortening procedures such as the tarsal strip 등이다.

다른 방법으로 재건과정에서 흔히 쓰이는 진피pennant flap등의 방법이 있다. 의사들은(최근에는) 결막을 통해서 지방을 제거한 후 눈 아래 피부를 박피하는 방법을 많이 쓰고 있다. 이런 경우에는 suture suspension canthopexy 면 충분하다. 아래눈꺼풀 수술을 받는 모든 환자들이 흰자위가 보인다거나 눈꺼풀 겉말림 등의 문제를 예방하기 위해 canthopexy를 해 주어야 한다고 제안되어 왔다.

대개 40대 이후면 어느 정도의 아래 눈꺼풀의 수평지지가 떨어져 있음으로 약간의 수평강화술이 필요한 경우가 있을 수 있다. 그러나 이러한 수

눈꺼풀 겉말림의 5단계 grading, Moe와 Linder에 의해 기술

O	Normal eyelid appearance/function	*III	Ectropion without eversion of lacrimal punctum
*I	Normal appearance, but symptomatic	IV	Advanced ectropion
*II	Scleral show with eversion of lower eyelid	V	Advanced ectropion with complication

*A suspension suture canthopexy would correct grades I & II ectropion; in patients with Grade III where there is not a cicatricial component, this method may also be appropriate

Box 9.1 A five point grading scale for the degree of ectropion, developed by Moe and Linder

평강화술은 개인에 따라 이완의 정도가 틀릴 수 있음으로 케이스에 따라서 선택되면 된다. Suspension suture canthopexy는 쉽게 적용할 수 있는 장점이 있어 수술 후 또는 수술 중에도 사용할 수 있다.

이 방법은 cantholysis나 가쪽눈구석인대(lateral canthal tendon)의 탈락(disinsertion)이 필요치 않기 때문에 아래 눈꺼풀이 짧아지지 않는다. 그러므로 이 방법은 덜 침습적이고 수술 후에도 미용적으로 많이 모습이 바뀌지 않는다. 어떤 환자들에게서는 눈의 바깥이 약간 올라가 보이기도 하나 경증이나 중정도의 아래눈꺼풀 느슨함이 있을 경우나 Grade 3 눈꺼풀겉말림의 정도까지는 적절한 방법이다.

그러나 심한 처짐에는 교정이 되지 않고 아래눈꺼풀에 clotheslining을 가져 올 수 있다. 반흔성 눈꺼풀겉말림에는 효과가 없을 수 있다.

기술

Suture suspension canthopexy

눈 바깥구석 아래 2 mm에서 웃음라인으로 5 mm를 마킹한다. 11번 이나 15번 칼을 사용하여 절개를 한다. 힘줄절단(tenotomy)가위를 사용하여 가쪽눈구석인대 아래쪽으로 박리를 한다. 박리는 작은 포켓이 형성 될 수 있도록 위아래로 계속한다. 아주 조심스럽게 박리하도록 하고 특히 위쪽으로 포켓을 만들 때는 수술 후에 생기는 멍을 방지하기 위하여 더 조심하도록 한다. 포켓을 아래쪽으로 당겨서 인대를 노출시키고 가쪽눈구석인대의 아래쪽을 5.0 흡수사로 봉합한다. 대개 반원의 바늘(needle)형태가 깊은 곳을 꿰매기 용이해 PS-3가 눈구석인대를 봉합하기 좋다.

가쪽눈구석인대의 아래쪽을 위쪽으로 당겨서 바깥구석인대의 위쪽의 골막에 봉합하도록 한다. 눈의 바깥구석 인대의 봉합에는 대개 9 mm 반원의 5-0 P2 바늘을 미국에서는 많이 쓰고 있다. 불행히도 한국에는 이 봉합사가 들어 올 수 없어 필자도 미국 의사가 선물한 실을 쓰곤 했다. 안타

까운 일이다. 중요한 것은 이 봉합이 반드시 안와 안쪽의 골막을 통과하여야 제대로 된 지지를 얻을 수 있다. 눈의 모양을 생각해보면 눈은 둥글기 때문에 만약 안쪽의 골막에 지지가 되지 않는다면 눈의 바깥부위에서 틈새가 생기는 경우가 많기 때문이다. 그래서 골막을 정확히 걸어 줄 수 있는 튼튼하고 작은 바늘이 필요한데 한국에는 이러한 봉합사를 구하기가 힘들다. 최근에 저자는 5-0PDS 의 바늘을 구부려서 사용하고 있는데 다른 봉합사보다는 보다 용이 하게 사용할 수 있었다.

몇 번의 매듭 후에(대개 4-5번) 매몰봉합을 하도록 한다. 그런 다음 피부를 봉합한다. 주름이 잡혀 올라온 부분은 몇 주안에 좋아지게 된다(그림 9.7A). Fagien은 비슷한 비 침습적인 가쪽눈구석고정술(canthopexy)을 기술하였다(그림 9.8). 이 방법은 double arm 봉합사를 사용하며 눈의 바깥구석인대보다 좀더 바깥쪽의 지지띠(retinaculum) 박리를 한다.

위눈꺼풀 절개가 필요하기 때문에 위아래 눈꺼풀수술을 할 때 더 적절한 방법이다. Jelks등이 기술한 지지띠아래 가쪽눈구석고정술(inferior retinacular canthopexy)은 아래눈꺼풀을 상당히 이동 시킬 수 있다. 이러한 이동은 눈꺼풀을 수평방향으로 강화시킬 수 있다(그림 9.9).

더 침습적인 방법은 Flowers와 Moe에 의해 기술 되었는데 드릴을 사용해 골막이 아닌 뼈에 고정을 하는 방법이다. 반흔성이나 마비성 눈꺼풀겉말림이 있는 경우 공간이식(spacer graft)이나 Lateral Tarsal Strip이 필요할 수 있다. 이러한 공여이식은 경구개, conchal bowl, 혹은 무세포진피이식술(acellular dermal graft)을 사용할 수 있다.

추가로 시행할 수 있는 방법은 얼굴중앙올림법이며 이것이 아래눈꺼풀을 지지에 도움을 줄 수 있다. 실지로 얼굴중앙올림법을 사용하면 피부 부족으로 오는 눈꺼풀겉말림의 경우 피부이식 등을 피할 수 있어서 아주 유용한 방법이 될 수 있다.

수술 후 고려

수술 후 관리는 일반적으로 하는 창상봉합과 비슷하다. 최소 24시간 동안 창상은 건조하게 유지시킨다.

바깥구석의 절개창은 하루 한번 과산화수소수로 깨끗이 닦아내고 항생제 연고를 도포한다. 봉합사는 일주일 후에 풀도록 한다. 환자에게는 부기나 멍이 심하게 든다면 주의를 하도록 한다. 때로 안구건조증으로 인해 인공누액이 필요하기도 하고 결막의 자극으로 인해 소염제 안약이 필요하기도 한다. 환자는 일주일 후에 관찰하고 다시 6개월 후에 보면 된다.

환자가 여전히 아래눈꺼풀의 위치 이상이 있다면 다른 방법의 가쪽눈구석고정술 (canthopexy)이 고려되어야 한다.

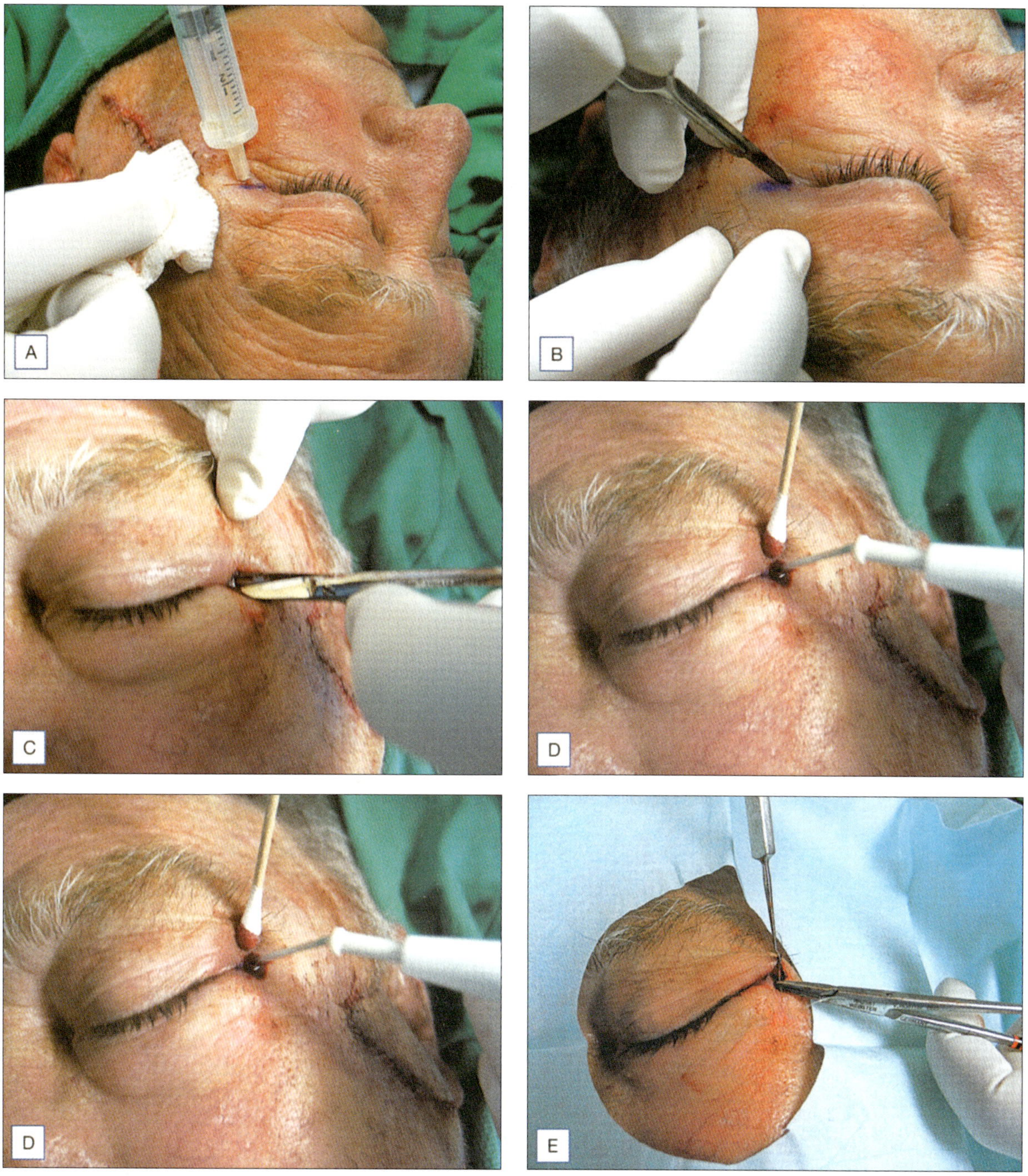

그림 9.7 (A) canthopexy가 골막에 시행되어야 함으로 적당한 마취가 중요하다. (B) 15번 칼로 1cm의 절개를 가한다. (C) tenotomy나 iris 가위를 사용하여 박리한다. (D) 눈바깥구석은 혈관이 풍부하므로 적당한 지혈이 중요하다. (E) 위로 깊은 봉합을 하는 것이 중요하다. 이때 반드시 안와연 안쪽의 골막에 봉합을 하여야 한다. (F) 피부봉합은 6.0 plain gut으로 한다.

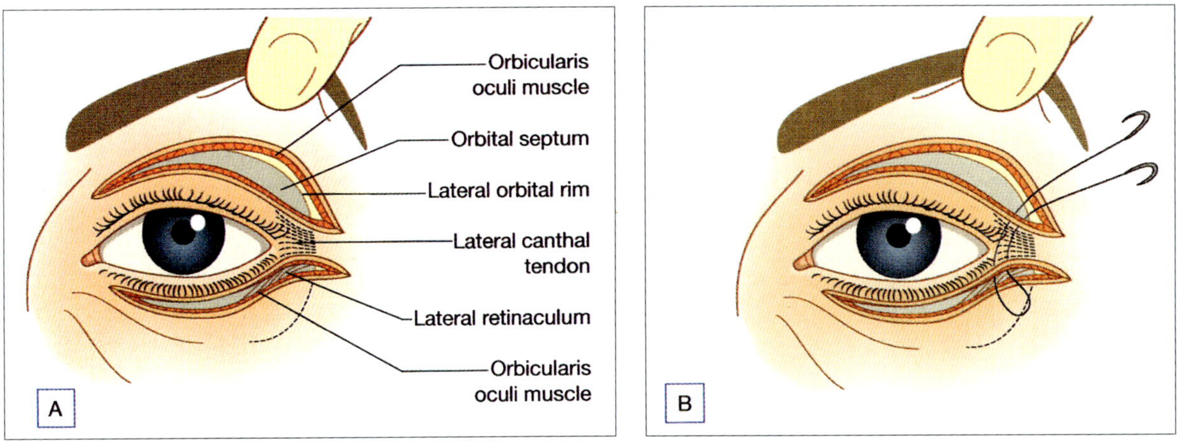

그림 9.8 Fagien's lateral retinacular suspension의 그림

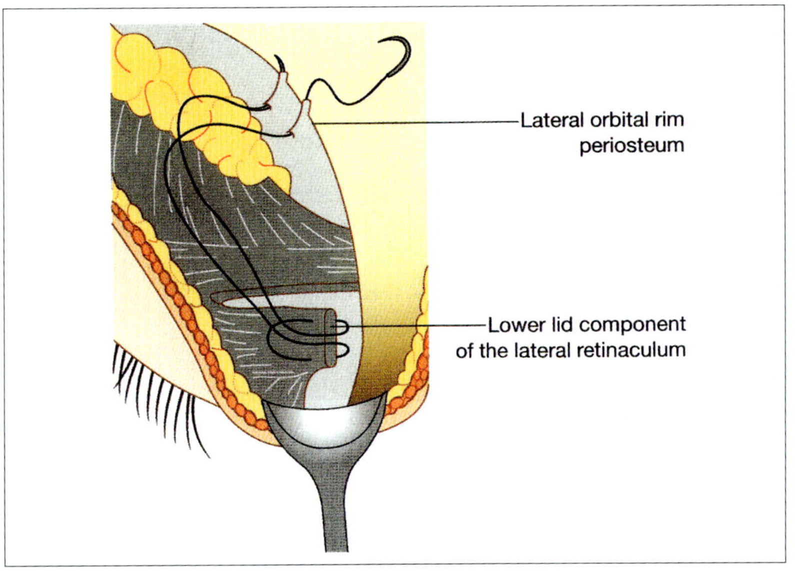

그림 9.9 Jelk's inferior retinacular lateral canthoplasty의 그림

합병증

합병증은 드물다. 아래눈꺼풀의 unforgiving로 가장 흔한 위험성은 교정(ancoring)이 효과적이지 않은 것이고 적절하게 시술되었어도 눈둘레근의 기능이 감소할 수 있다. 이런 부작용은 시술의 범위에 따라 다양하다. Suture suspension방법으로 봉합사가 바깥으로 나오거나 또한 봉합사의 화농이 생기는 경우도 볼 수 있다. 피부가 약간 튀어 나와 보일 수 있으나 이것은 시간이 감에 따라 대부분 좋아지게 된다(그림 9.10). 과교정이나 부족교정 등이 생길 수 있으며 일시적으로 눈바깥구석에 압통이 생길 수 있고 지속된 골막의 염증으로 자극감이 있을 수 있다.

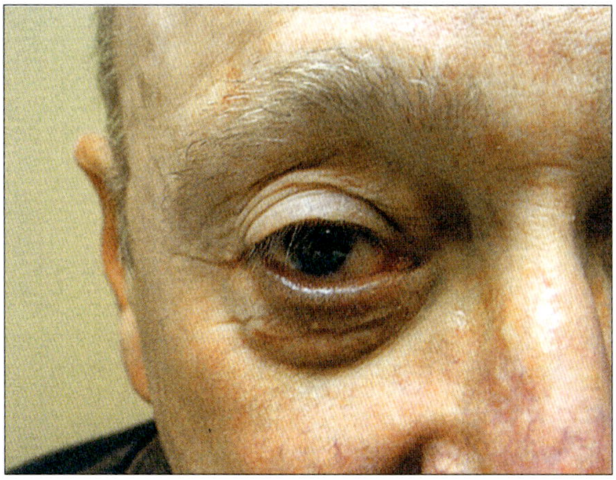

그림 9.10 suspension suture canthopexy후의 바깥 눈구석의 일시적인 두툼함. 이런 것들은 몇 달 안에 좋아지게 된다.

또 결막 부종 등이 생길 있다. Canthalysis가 필요한 보다 침습적인 canthoplasty에서 반흔형성이 바깥구석인대의 이상을 초래 할 수 있다. 눈구석인대의 강화를 위해 안와연에 드릴을 이용한 구멍을 뚫어야 하는 시술에서 수술후 출혈이나 감염의 위험을 높일 수 있다.

Lateral Tarsal Strip같은 강화술은 눈의 둥근 변형을 초래 할 수 있다. 봉합침이 눈을 찔러 실명을 초래하는 경우도 발생 할 수 있는 것으로 보고 되어 있다. 많은 이러한 문제점들은 fibrosis의 연관되어 있다면 저절로 좋아지거나 딱딱하게 굳어진 부분이 있다면 국소소염제(스테로이드) 주사 등으로 좋아지거나 간단한 시술만이 필요한 것이 대부분이다.

눈꺼풀의 기능에 영향을 주거나 지속적인 통증이 심각한 경우 눈구석 재건술과 같은 좀더 복잡한 교정이 필요할 수도 있다.

결론

아래눈꺼풀 수술과 관련해서 눈꺼풀 위치이상 등의 합병증이 생길 수 있고 결막을 통한 방법으로는 합병증의 빈도가 적다. 나이가 든 사람에게서 아래 눈꺼풀 지지하는 구조물 등이 약해져서 수술 후 눈의 흰자위가 보이거나 눈꺼풀이 바깥으로 뒤집히는 문제 등이 생길 수 있다.

이러한 수술후의 합병증은 레이저박피술등과 함께 증가 할 수 있다. 수술 전 눈꺼풀의 늘어짐의 정도를 충분히 평가하고 눈꺼풀 바깥말림의 원인을 이해하고 적당한 눈꺼풀강화술을 선택하는 것이 중요하다.

참고문헌

Anderson RL, Gordy DD 1979 The tarsal strip procedure. Archives of Ophthalmol 97:2192–2196
Fagien S 1999 Algorithm for canthoplasty: the lateral retinacular suspension: a simplified suture canthopexy. Plastic and Reconstructive Surgery 103:2042–2053
Flowers RF 1994 Canthopexy as a routine blepharoplasty component. Clinical Plastic Surgery 10:84–89
Glassman ML, Hornblass A 2002 The lateral canthus in cosmetic surgery. Facial Plastic Surgery Clinics 10:29–35
Goldberg RA 2003 Review of prophylactic lateral canthopexy in lower blepharoplasties. Archives of Facial Plastic Surgery 5:272–275
Jelks GW, Glat PM, Jelks EB, Longaker MT 1997 The inferior retinacular lateral canthoplasty: a new technique. Plastic and Reconstructive Surgery 100:1262–1070
Jelks GW, Jelks EB 1993 Repair of lower lid deformities. Clinical Plastic Surgery 20:417–425
Knize DM 2002 The superficial lateral canthal tendon: anatomic study and clinical application to lateral canthopexy. Plastic and Reconstructive Surgery 109:1149–1157
McCord CD, Boswell CB, Hester RT 2003 Lateral canthal anchoring. Plastic and Reconstructive Surgery 112:222–237
Moe KS, Linder T 2000 The lateral transorbital canthopexy for correction and prevention of ectropion. Archives of Facial Plastic Surgery 2:9–15
Muzaffar AR, Mendelson BC, Adams WP Jr 2002 Surgical anatomy of the ligamentous attachments of the lower lid and lateral canthus. Plastic and Reconstructive Surgery 110:873–884
Patipa M 2000 The evaluation and management of lower eyelid retraction following cosmetic surgery. Plastic and Reconstructive Surgery 106:438–453
Schubert W, Lokeh A, Kobienia B, Benjamin CI, Mann D 2001 An analysis of proper canthal positioning. Canadian Journal of Plastic Surgery 9:4a
Shorr N, Goldberg RA, Eshaghian B, Cook T 2003 Lateral canthoplasty. Ophthalmic Plastic and Reconstructive Surgery 19:345–352
Webster RC 1979 Suspending sutures in blepharoplasty. Archives of Otolaryngology 105:601–604

10 CO_2 레이저 박피술과 병행하는 눈꺼풀성형술

Blepharoplasty Combined With CO_2 Laser Resurfacing

Jean-Francois Tremblay, Ronald L. Moy

서론

레이저 박피술(laser resurfacing)은 단독으로 또는 위, 아래 눈꺼풀성형술과 함께 시행하여 피부결(skin texture)과 피부색(skin color), 피부이완(skin laxity) 등을 개선하고자 사용할 수 있다. 눈 주위(periorbital region)의 박피술의 경우 단독으로 시행할 수도 있고, 보다 광범위한 안면회춘(facial rejuvenation)을 위해 조금 더 시술 시간을 추가하여 입 주위나 안면 전체의 박피술과 병행할 수 있다. 침습적(ablative) 박피술에 가장 흔히 이용되는 두 가지 레이저는 ultrapulsed CO_2 레이저와 Er:YAG 레이저이며, 플라즈마 심부재생 박피술(plasma skin resurfacing)을 이용하기도 한다. 이번 장(chapter)에서는 눈 주위 레이저 박피술과 관련된 원칙과 적응증 뿐 아니라 수술 전, 수술 후 처치(procedure)에 대해 설명하고자 한다. IPL(intense pulsed light)과 LED(light-emitting diode)뿐 아니라, 1320 nm과 1450 nm 파장의 레이저 같은 비침습적(nonablative) 치료법들도 눈 주변 주름을 개선하는데 효과가 있지만, 상대적으로 효과가 훨씬 떨어져, 진행된 피부 노화에 대해서는 침습적 치료법들이 표준적인 치료(gold standard)로 알려져 있다. 최근에는 침습적인 방법과 비침습적인 방법의 장점을 결합한 형태의 프랙셔널(fractional) 레이저를 이용하여 눈 주위에 회춘 효과를 얻고 있다.

침습적 레이저의 특성

CO_2 레이저 박피술은 피부의 광범위한 광손상(photodamage) 및 중등도 내지 심한 주름의 치료와 고르지 못한 피부결 개선에 가장 효과적인 형태의 치료로 알려져 있다. 사용되는 기구에 따라 한 번 조사할 때 마다(each pass) 20~60 μm의 조직이 효과적으로 제거되고 30~50 μm의 주변 조직이 열손상을 입는다. 광열손상(photothermal damage)과 남은 괴사된 진피가 창상 회복을 조정하여 진피를 재형성(remodeling)하게 된다.

CO_2 레이저에 의해 발생된 열은 바로 조직 콜라겐을 15~25% 가량 수축시킨 후, 6~10개월간의 회복 기간을 통해 지속적으로 피부가 재형성되어 탱탱해지게 된다. 눈 주위에 대한 치료로서 레이저 박피술은 기계적 박피술(dermabrasion)이나 화학적 박피술(chemical peeling)에 비해 몇 가지 장점이 있다. 첫째로, 레이저 수술은 조직 절삭량(amount of tissue ablation)과 진피 조직 손상량을 보다 조절하기 쉬워 치료 효과의 재현성이 높고 회복 기간 예측이 더 용이하다. 게다가 레이저 박피술의 열효과는 화학적 박피술이나 기계적 박피술 보다 훨씬 더 피부를 탱탱하게 만드는 효과가 있다. Er:YAG 레이저는 2,940 nm 파장의 적외선 영역의 빛 에너지를 생성하여 10,600 nm의 CO_2 레이저보다 10배 이상 잘 흡수된다.

따라서 Er:YAG 레이저는 주변부의 열손상을 최소화하며 진정한 조직 절삭(true tissue ablation)을 하게 된다. Er:YAG 레이저를 한번 조사할 때마다 25~30 ㎛의 조직이 제거된다. Er:YAG 레이저 시 발생하는 주변부 열손상은 약 5 ㎛로서 30~50 ㎛인 CO_2 레이저에 비해 훨씬 적다.

Er:YAG 레이저는 젊은 환자의 경도에서 중등도의 주름에 적용할 수 있는 매우 좋은 치료 장비로, 열손상이 적어 회복 기간을 단축시킬 수 있다. 그러나, 짧은 상처치유 기간으로 인해 피부 노화가 심한 경우(특히 심한 광노화(photoaging)의 경우)에는 치료 효과가 떨어지는 단점이 있다.

Single-mode erbium 레이저의 또 다른 단점으로는 지혈이 잘 안되기 때문에 보다 심부 조직을 조사하는 동안 눈꺼풀 모세혈관얼기(plexus)의 자색반(purpura)을 보다 흔히 일으킬 수 있다.

반면 Dual-mode(combined short- and long-pulsed system) erbium이나 erbium과 CO_2가 합쳐진 레이저(combination erbium and CO_2 laser)는 적당한 열에너지를 제공하여 심부 조직에서도 지혈이 가능하여 single-mode erbium 레이저에 비해 상당한 장점을 갖고 있다.

환자 선택과 상담

눈 주위의 레이저 박피술을 시도하기 앞서 신중하게 환자를 평가하고 상담하는 것은 환자의 만족과 안전을 위해 필수적인 요소이다. 눈 주위의 눈가주름(crow' s feet), 국소적인 광선(actinic) 색소침착, 미세 주름, 고르지 못한 피부결(textural irregularity), 눈 주위 피부이완(skin laxity)을 개선하고자 하는 레이저 시술의 목적을 주지시켜야 할 것이다. 눈가주름(crow' s feet)은 레이저 치료 후 시간이 지나면 다시 돌아올 수 있다는 것을 강조하고, 이는 보툴리눔 독소 주사를 이용하여 줄일 수도 있음을 설명한다. 치료 후 재상피화가 이루어지는 7~10일간은 야외 활동을(social and professional activity) 제한하고 집중적인 상처 관리(intensive wound care)를 해야 하며, 또한 경도에서 중등도의 불편감이 있음을 안내한다. 홍반(erythema)이나 색소침착이 2~4개월, 길게는 6개월까지 지속될 수 있는데, 이는 재상피화가 이루어지는 대로 화장을 통해 가릴 수 있다고 설명한다. 진찰 시 철저한 내과적, 안과적 병력 조사와 검사를 실시해야 한다. 안과 질환이 있었다면 레이저 시술을 결정하기 전에 안과의사에게 진료 의뢰(consult)를 하는 것이 좋다. 또 눈꺼풀의 비대칭이나, 기존의 흉터, 색소 침착 부위, 눈썹이 있거나 없는 부위 등을 세심하게 관찰하여야 하고 이상 소견이 있다면 환자에게 미리 알려주어야 한다.

단순포진(herpes simplex)의 병력이 있었다면 예방적으로 acyclovir 등의 약제를 사용할 수 있다. 색조에 따라 분류한 6가지 피부타입 중 피부색이 어두운 Ⅳ~Ⅵ형의 피부타입(phototype)은 색소과다침착(hyperpigmentation) 또는 색소침착저하(hypopigmentation)의 위험성이 있어 CO_2 레이저의 좋은 적응증이 아닐 뿐더러, 이런 환자에서는 침습적 레이저 박피술을 하지 않는 것이 좋다.

시술 전 준비

레이저 박피술의 전처치에 대해서는 논란이 많다. 전처치로서 retinoic acid나 hydroquinone 함유 크림을 사용할 수 있는데, 효과가 명확히 검증되지는 않았으나 Ⅲ형과 Ⅳ형 피부타입(phototype)에서 특히 술 후 염증성 색소과다침착(hyperpigmentation)을 예방하는데 도움이 될 수 있다. 저자는 레이저 전 약물치료를 통상적으로는 사용하지 않고 있으며, 다만 최소한 치료 전 4~6주간은 자외선차단제(sunblock)를 철저하게 사용하고 가급적 햇빛을 피하도록 하고 있다.

또한 앞서 기술한 대로, 단순포진의 과거력이 있는 환자는 시술 하루 전부터 항바이러스제제를 예방적으로 사용하는 것이 좋다. 눈꺼풀의 비대칭이나 아래눈꺼풀 이완(laxity)에 대한 검사도 반드시 이루어져야 한다.

만약 아래눈꺼풀의 겉말림(ectropion)이 있다면 눈구석고정술(canthopexy)과 같은 눈꺼풀수평강화술(eyelid tightening procedure)이 고려되어야 한다(9장 참조).

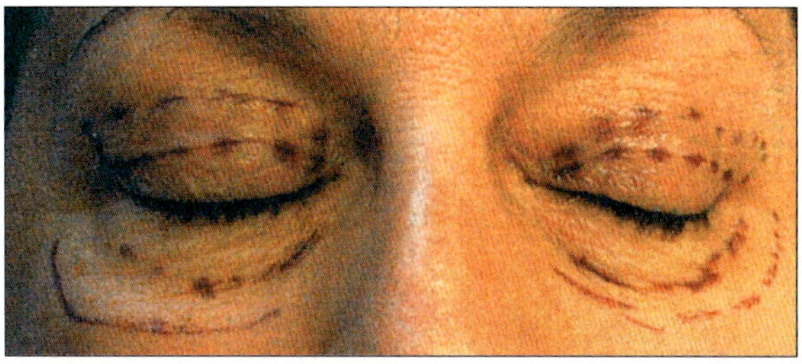

그림 10.1 위, 아래 눈꺼풀성형술과 함께 눈 주위 레이저 박피술을 병행하는 환자의 수술 전 사진. 수술용 도안펜으로 피부 도안을 한다. 위눈꺼풀에서 피부 절제량을 표시하고, 아래 눈꺼풀에서 지방탈출 부위와 함께 눈 주위 주름을 치료하기 위해 레이저 박피술을 시행할 경계를 표시한다.

마취

눈 주위 박피술만 단독으로 하는 경우 대부분 국소마취와 부위신경차단마취(regional nerve block)로 시행할 수 있고, 저자는 1:100,000 에피네프린이 섞인 1% 리도카인을 사용한다. 간혹 lorazepam과 같은 진정제(sedative)를 사용할 수 있으며, 일부 환자는 여기에 추가로 진통제(analgesia)를 사용하기도 한다.

CO_2 레이저 시술 절차

환자의 피부를 검사하고 치료할 부위를 수술용 도안펜으로 표시하고 깊은 주름을 기록한다(그림 10.1). 알코올이 없는 chlorhexidine 용액으로(nonalcohol-based chlorhexidine solution) 피부를 소독한다. 피부에 대한 모든 전처치(preparation)는 불연성이어야 하며, 산소나 다른 가연성 마취제의 사용은 레이저 시술 시 금기이다. Tetracaine 0.5% 점안제와 neosynephrine 점안제를 점안한 후 윤활제 역할을 할 안연고를 바른 눈보호구(eye shield)를 눈에 넣는다. 환자와 술자의 안전을 위해 흡인기(evacuator)로 연기와 파편을 빨아들인다.

사용하는 레이저 장비에 따라 지표(parameter)들의 설정은 달라진다. 저자는 computerized pattern generator의 ultrapulsed CO_2 레이저를 사용한다. 밀도 설정(density set)을 4로 맞춘 채 250~350 mJ/cm^{2}의 세기(power density)로 대개 한두번 조사하게(pass) 되는데, 저자는 대개 처음은 300 mJ로 한차례 조사한 후 두번째 주변부를 조사할 때에는 두드러진 주름과 피부이완 부위에만 시행한다. 박피술은 눈꺼풀테두리에서 1~2 mm 떨어진 부위까지와 가쪽으로는 안와가장자리까지 또는 수 mm 너머까지, 아래, 가쪽으로는 측두(temporal)와 광대(zygomatic) 부위에 주름이 뻗어나간 부위까지 시행한다(performed to within 1~2 mm from the lid margin and laterally up to or a few mm beyond the orbital rim inferiorly and laterally in the temporal and zygomatic area as far as mimetic winkles extend). 치료부위의 주변부는 깃털 형태(feathering pattern)을 사용하여 고르게 섞이도록(blend)한다.

한번 레이저를 조사할 때마다 생리식염수로 적신 거즈로 조직파편들(debris)을 닦아낸다. 아래 눈꺼풀의 바깥쪽 1/3을 치료할 때에는 더욱 각별한 주위가 필요로 한데, 이 부위는 구축(contracture)이 더 잘 일어나 시술 후 눈꺼풀겉말림(ectropion)이 쉽게 발생할 수 있다. 두 번째 조사는 열로 인한 콜라겐 수축을 유발하여 피부를 탱탱하게 강화시키고자 피부이완과 주름이 심한 부위에 추가로 시행한다. 안와아래고랑(infraorbital

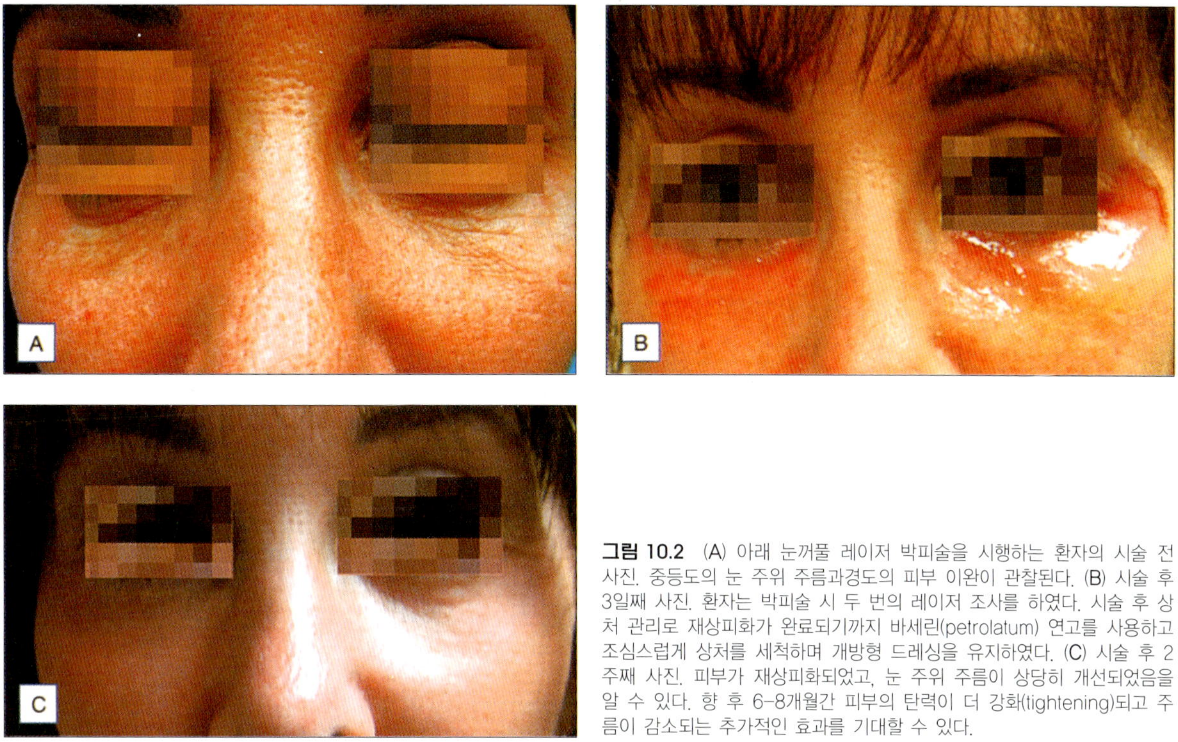

그림 10.2 (A) 아래 눈꺼풀 레이저 박피술을 시행하는 환자의 시술 전 사진. 중등도의 눈 주위 주름과경도의 피부 이완이 관찰된다. (B) 시술 후 3일째 사진. 환자는 박피술 시 두 번의 레이저 조사를 하였다. 시술 후 상처 관리로 재상피화가 완료되기까지 바세린(petrolatum) 연고를 사용하고 조심스럽게 상처를 세척하며 개방형 드레싱을 유지하였다. (C) 시술 후 2주째 사진. 피부가 재상피화되었고, 눈 주위 주름이 상당히 개선되었음을 알 수 있다. 향 후 6-8개월간 피부의 탄력이 더 강화(tightening)되고 주름이 감소되는 추가적인 효과를 기대할 수 있다.

groove) 부위를 조금 더 탱탱하게 하기 위해 세 번째 조사를 하기도 하지만 저자의 경우에는 거의 시행하지는 않는다. 아래눈꺼풀탄력검사(snap back test) 결과 눈꺼풀 이완(lid laxity)이 있었던 경우에는 더욱 조심스럽게(conservative) 시술하거나 아래눈꺼풀 수평강화술(eyelid tightening procedure)을 병행하는 것을 고려하여야 한다.

시술 후 회복과 상처 관리

박피술 후 초기 2~3일간의 관리에 있어 폐쇄형 상처 관리와 개방형 상처 관리 모두 안전하고 효과적인 것으로 보고되어왔는데, 둘 중 어느 방법이 더 나은가에 대한 명확한 연구는 아직까지 이루어지지 않고 있다.

폐쇄형 상처 관리 방법으로 홍반(erythema)의 지속 기간을 줄이고, 술 후 통증을 감소시켰다는 보고도 있지만, 밀봉드레싱 (occlusive dressing)은 술 후 감염의 위험을 증가시키며, 또한 이러한 감염의 조기 발견과 치료 자체를 지체시킬 수 있다. 저자는 개방형 상처 관리를 선호하며, 국소적인 항생제 연고를 첫 2~3일간 하루 수 차례 사용하고 바세린(petrolatum)이나 Aquaphor 연고를 재상피화가 끝날 때까지 사용하도록 한다(그림 10.2). 벗겨지는 조직파편(exfoliating debris)의 제거를 위해 Cetaphil과 같은 세정제가 없는(detergent-free) 순한 세안제을 사용하여 차가운 물로 하루 몇 차례 씻고 연고를 바르도록 교육한다.

통상적인 술 후 처방은 cephalexin 500 mg b.i.d. 5일치와 단순포진의 기왕력이 있는 경우 famcyclovir나 valacyclovir를 예방적 용법(500 mg b.i.d.을 시술 2일전 시작하여 술 후 7일째까지 사용)으로 사용한다. 재상피화가 완료된 후에는 외출이 가능하지만 이 때에도 커다란 색안경(sunglasses)을 반드시 착용하고 저자극성 자외선차단제(nonchemical sunscreen)를 치료 부위에 사용하도록 한다. 또한 최소 6개월간 썬탠은 하지 않도록 해야 한다.

병행 치료

눈 주위 박피술은 단독으로 시행하여 피부색과 피부결, 피부이완을 상당히 개선시킬 수 있다. 하지만, 심한 위눈꺼풀피부이완증(dermaotchalasis)이 있는 경우 피부를 절제하는 눈꺼풀성형술과 병행하여야 더 좋은 결과를 얻을 수 있다.

저자는 위눈꺼풀성형술과 CO_2 레이저를 흔히 함께 사용한다. 하지만, 레이저를 조사한 부위가 6개월동안 계속 피부가 당겨지는 효과가 진행되므로, 이를 감안하여 일반적인 수술 시보다 피부를 적게 절제하여야 하고, 이러한 원칙은 아래눈꺼풀 수술 시에도 마찬가지로 적용된다. 결막경유 아래눈꺼풀성형술로 아래눈꺼풀 지방탈출(fat herniation)과 코광대주름(nasojugal groove)을 교정하고, 동시에 레이저 박피술을 시행하여 남아있는 피부 이완을 줄일 수 있다.

이에 반해 레이저 박피술을 피부경유 아래눈꺼풀성형술과 병행하는 것은 피판(flap)의 괴사(necrosis)와 구축(contracture)의 위험이 있어 안전하지 못한 것으로 알려져 있다. 따라서, 수술 후 레이저 박피술이 필요하다 판단되더라도 상처 치유의 충분한 기간이 지난 뒤 시행하는 것이 바람직하다. 보툴리눔 독소는 시술 직후 회복의 측면이나 장기간 효과를 유지시키는 측면에서 모두 레이저 박피술의 매우 좋은 보조 요법이다.

저자는 보툴리눔 독소를 주사하여 눈 주위 근육의 수축(dynamic contraction)을 감소시키면 눈 주위 표정선(periorbital expression lines)에 대한 레이저 박피술의 효과도 증가시킬 수 있으며, 또 위눈꺼풀이 보다 바람직한 위치에서 다시 자리를 잡는데(redraping) 도움을 줄 수 있을 것이라고 생각한다.

결론

침습적 레이저 박피술은 진행된 피부 노화에 대해 여전히 가장 좋은 치료법(gold standard)으로 남아있지만, 시술 후 2~6개월 동안의 긴 회복기간 동안 홍반과 색소침착이 지속될 수 있다. 눈꺼풀성형술과 병행하여 광범위한 안면 회춘(facial juvenation)을 도모할 수 있지만, 합병증의 위험을 증가시킬 수 있는 상황들에 대해서는 주위를 기해야 한다.

참고문헌

Alster TS 2000 Cutaneous resurfacing with Er:YAG lasers. Dermatologic Surgery 26:73–75

Cotton J, Hood AF, Gonin R, et al 1996 Histologic evaluation of preauricular and postauricular human skin after high energy, short-pulse carbon dioxide laser. Archives of Dermatology 132:425–428

Fitzpatrick RE, Rostan EF, Marchell N 2000 Collagen tightening induced by carbon dioxide laser versus erbium:YAG laser. Lasers in Surgery and Medicine 27:232–241

Fitzpatrick RE, Smith SR, Sriprachya-anunt S 1999 Depth of vaporization and the effect of pulse stacking with high-energy, pulsed carbon dioxide laser. Journal of the American Academy of Dermatology 40:615–622

Khatri KA, Ross V, Gravelink JM, et al 1999 Comparison of Er:YAG and carbon dioxide resurfacing of facial rhytids. Archives of Dermatology 135:391–397

Kuo T, Speyer MT, Ries WR, et al 1998 Collagen thermal damage and collagen synthesis after cutaneous laser resurfacing. Laser in Surgery and Medicine 23:66–71

Millman AL, Mannor GE 1999 Histologic and clinical evaluation of combined eyelid Er:YAG and CO_2 laser resurfacing. American Journal of Ophthalmology 127:614–616

11 눈꺼풀 수술의 합병증

Complication of Blepharoplasty

Edgar F. Fincher, Ronald L. Moy

서론

눈꺼풀 성형술은 현재 가장 많이 시행되고 있는 성형수술이다.

그 이유는 과정이 단순하고 상대적으로 회복기간이 짧고 국소마취가 가능하며 환자에게도 위험성이 별로 없기 때문이다. 심각한 합병증은 드물다 하더라도 가볍게 보아서는 안 된다.

실명이라던가 복시가 생긴다거나 각막 궤양을 일으킬 수 있는 안구건조증 등은 수술 전에 반드시 환자에게 설명되어야 하는 사항들이다. 눈꺼풀 수술이 경험이 많은 의사들에게는 상대적으로 수술이 쉽게 느껴질 수도 있지만 좋은 결과를 얻기 위해 항상 주의를 기울여야 한다.

여기서는 위아래 눈꺼풀수술과 관련된 합병증을 다루며 합병증이 생겼을 때 처리하는 방법과 그것들을 피하는 방법에 대해 논의 할 것이다.

예상효과

대부분의 환자는 어리거나 아니면 위눈꺼풀이 처져서 아래눈꺼풀의 지방이 세월과 함께 튀어 나온 경우로 이러한 문제들을 해결하기 위해 병원을 찾게 된다. 중년의 환자들은 더 젊은 모습을 갖기 위해 병원을 찾는다.

눈꺼풀 수술은 정상적인 모습을 바뀌지 않고 더 젊은 모습을 찾기 위해 시행되어야 한다.

치료전략개요

Treatment approach

환자에 만족감을 주고 합병증을 피하기 위한 첫 번째 단계는 술 전 검사로부터 시작한다. 병력을 채취하여 출혈성 질환이 있는지 알아보고 항응고제를 사용하는지 고혈압이나 자가 면역성 질환이 있는지를 검사한다.

술 전 시력검사를 하여 알지 못하는 시력의 장해가 있는지를 알아내는 것도 중요하다. 술 전 평가에 대해서는 제 2장에서 자세히 다루었다.

환자들이 생길 수 있는 합병증에 대해서 알아야 합병증이 생겼을 때 당황하지 않게 되며 의사환자간의 신뢰가 무엇보다 중요함은 물론이다.

어떤 합병증이나 환자의 불만이 생겼을 시 환자를 평가하고 환자의 문제와 의사가 본 입장에서의 합병증이나 불만의 이학적 사인(sign)을 조사해야 한다. 의사는 미용목적으로 수술을 받은 환자가 다른 환자와 틀리게 특별한 기대치와 요구를 가질 수 있다는 것을 알아야 하고 그에 따라 대응해야 한다. 많은 환자들은 빠른 회복과 수술 후에 합병증이 없는 완벽한 결과를 기대하기 마련이다.

가능한 합병증의 설명과 warning sign, 그것을 어떻게 치료할 수 있는지 설명하는 것이 현실적인 기대치를 가질 수 있고 수술 후 걱정을 경감 시킬 수 있게 된다.

Treatment techniques

General consideration to avoid complications during eyelid surgery

출혈

가장 흔한 합병증이다. 눈꺼풀 수술 후에 어느 정도의 점상 출혈은 생길 수 있다. 눈꺼풀은 혈관이 풍부하기 때문에 어느 정도의 출혈은 가능하다고 보면 된다. 환자는 혈종이 생기는 사인(sign)을 미리 설명 받고 수술 후 생길 수 있는 부종과 색깔의 변화에 대해서 알아야 한다.

조절되지 않는 고혈압, 항혈전제의 사용, 비정상적인 응고시간 등은 수술 후 감염이나 창상열개, 비정상적인 반흔 등이 생길 수 있음으로 철저히 조사되어야 한다.

감염

눈꺼풀은 혈관이 풍부하기 때문에 수술 후 감염이 생기는 경우는 극히 드물다. 그러나 괴사성 근염, 안와 혹은 안와 주변의 봉와직염등이 보고되어 왔다(그림 11.1). 그래서 저자들은 수술 전 예방적으로 항생제를 투여 한다. 환자들은 감염의 사인과 생길 수 있는 위험에 대해 주의를 들어야 하며 이러한 문제가 발생하면 적극적으로 치료받아야 한다.

봉와직염 등이 생기면 항생제 주사를 투여해야 하며 회복될 때까지 철저히 모니터링 해야 한다. 농이 생기면 배출해 주어야 하고 가능한 한 빠른 시기에 균을 배양해서 적당한 항생제를 투여해야 한다.

각막 abrasion

눈 주위를 수술을 할 때 안구는 항상 외상의 위험이 있게 된다. 수술할 때 각막에 손상이 되지 않도록 주의하고 특히 눈을 뜨고 각막이 계속 노출되어 있는 경우는 연고를 발라놓으면 각막이 마르는 것을 예방하여 도움이 된다. 각막의 손상은 거어즈나 수술보조기구가 눈에 닿아 생기게 된다.

그래서 연고를 눈에다 넣거나 눈을 보호하기 위해 쉴드(Shield)를 하기도 한다. 또한 가끔 수술 중에 눈물약을 자주 점안하여 눈이 마르지 않도록 하는 것도 도움이 된다.

위눈꺼풀 수술의 합병증

미립종과 상피낭종 (Milia and epidermal inclusion cysts)

눈꺼풀의 피부는 얇고 분비선이 많아서 작은 낭종 등이 생길 가능성이 많고 수술 후에 미립종(milia) 등이 생길 가능성이 항상 있다. 이러한 작은 낭종 등은 대개 일시적이고 4~8주 정도가 지나면 사라지는 것이 보통이다.

만약 계속 없어지지 않고 있다면 주사기 바늘(18~20 gauge)로 절개하여 제거하면 된다. 처치 후 흉은 남지 않게 됨으로 환자가 불안해 하지 않도록 한다. 세밀히 봉합하였다 하더라도 드물게 상피낭종 등이 생길 수도 있다(그림 11.2). 상피낭종의 경우 절제하여 없애거나 절개하여 내용물을 빼주면 된다.

비대칭

가장 흔히 볼 수 있는 문제이다. 대개 한쪽은 마음에 드는데 다른 쪽은 그렇지 않다고 얘기 하는 경우가 많다. 이러한 문제는 피부의 절제나 아니면 피부와 근육, 지방제거 등의 차이에 의해 생길 수 있음을 알아야 한다.

우선 정말 짝눈이 되어 있는지 아니면 상처치유과정에서 생긴 것인지 알아야 한다. 수술초기(1~2주) 에는 대개 부종이나 출혈, 반흔 등에 의해

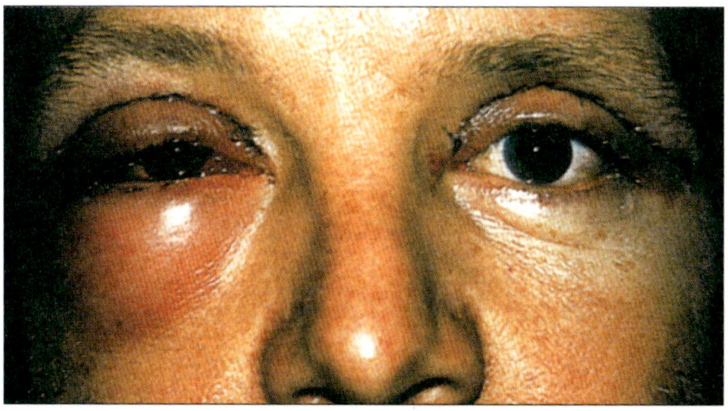

그림 11.1 눈 주위 봉와직염이 생긴 환자의 사진. 환자는 위눈꺼풀 성형술을 받은 직후 발적, 부종과 통증을 호소 하였다.

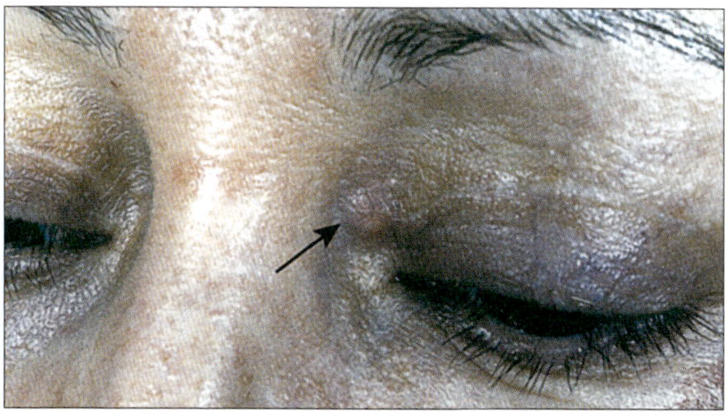

그림 11.2 좌측 위눈꺼풀의 epidermal inclusion cyst가 생긴 환자의 사진.

생길 수 있음으로 시간이 지나면 좋아질 수 있다고 환자에게 설명을 하도록 한다. 짝눈의 상태가 좋아지지 않고 계속 된다면 2차 수술을 고려해 봐야 한다.

대개 눈꺼풀은 완전한 대칭을 가진 사람이 없음으로 수술 후에 약간의 비대칭은 자연스럽다고 설명해 줘도 좋을 듯하다. 술 전에도 미리 약간의 비대칭이 있다면 기술을 해놓고 설명을 해두도록 한다.

비대칭이 피부만의 문제인지 지방의 비대칭으로 인한 것인지 아니면 눈둘레근의 차이에 의한 것인지 판단한다. 수술은 옷을 재단하듯 양쪽의 대칭을 맞추기 위해 불필요한 피부나 지방 근육 등을 잘라내도록 한다. 또 다른 시나리오는 바깥의 눈물샘이 처져서 바깥쪽 눈꺼풀이 불룩하게 보이는 경우이다. 이럴 경우 눈물샘을 노출시켜 5-0 prolene 실을 사용하여 안와의 안쪽 골막에 눈물샘을 재위치에 넣어주는 시술을 하면 모습이 좋아지게 된다. 눈물샘은 반드시 안와골막 안쪽으로 봉합하여 눈물샘이 안와뼈의 안쪽으로 들어가게 하는 것이 중요하다.

안검하수

가장 흔한 일시적 합병증 중의 하나이다. 부종이나 출혈 등이 있으면 적어도 1~2주 정도 눈꺼풀이 처져 보일 수 있다. 어떤 환자들은 위눈꺼풀의 피부를 잘라냈을 때 더 뚜렷하게 나타나는 안검하수를 가지고 있을 수도 있다. 그래서 수술 전 피부가 늘어져 있는 경우 살짝 피부를 위로 올려보아 눈꺼풀 테의 위치를 파악하는 것도 중요하며 아니면 눈꺼풀 주위의 눈썹의 위치를 보아 안검하수의 여부를 간접적으로 파악 할 수도 있다.

물론 수술 전에 미리 이러한 문제점이 있을 경우 반드시 기록하여 주고 사진을 찍어두고 환자와 충분히 상의 하도록 한다. 눈꺼풀의 처짐은 눈썹이 내려와서 생길 수도 있고 눈꺼풀올림근의 이상으로도 나타날 수 있다.

눈꺼풀 처짐의 원인이 분석되면 수술 중에 이를 교정 할 수 있도록 하여야 한다. 예를 들어 눈썹이 처져 있는 경우 눈꺼풀 수술하면서 동시에 눈썹을 올려주는 시술을 병행하도록 한다.

실제로 눈썹이 많이 처져 있는 경우 눈꺼풀절제술 만으로는 수술 후에 눈썹이 더 내려오게 되어 눈 위가 불룩하게 되면 좋은 수술 결과를 기대 할 수 없게 된다. 드물게 수술 중 눈꺼풀올림널힘줄에 손상을 가하게 되어 안검하수가 발생하는 경우도 있다. 이는 수술 중에 충분히 생길 수 있는 경우로 간혹 눈꺼풀판 위의 눈둘레근을 잘라내거나 박리를 할 때 눈꺼풀올림근 널힘줄의 손상이 생기기도 한다(그림 11.3). 이럴 때는 당황하지 말고 떨어진 널힘줄을 원래의 자리로 다시 봉합하면 문제는 없다. 피부만 잘라내는 간단한 수술에는 이러한 문제가 잘 생기지 않으나 눈둘레근과 지방등을 제거하는 경우 이러한 문제가 생길 가능성이 더 높다고 보면 된다.

안검하수가 생기면 2~3개월 지켜보다가 계속되는 경우 안과검사를 거쳐 수술적 교정을 고려하고 눈꺼풀올림근널힘줄의 이상을 바로 잡아주도록 한다. 일반적으로 수술 후 확연히 들어나는 안검하수의 경우 실지로 오래 기다릴 필요는 없다. 수술 후 3~6일 이내에 외래에서 실밥을 풀고 간단히 재교정이 가능하기 때문이다. 실제로 환자로 하여금 오래 기다리게 하는 것은 신뢰를 떨어뜨리게 되며 의사-환자간의 믿음에도 좋지 않으므로 되도록 빨리 해결하는 것이 답이다.

쌍꺼풀선 위치이상

수술 전 쌍꺼풀선이 될 자리를 주의 깊게 표시하는 것이 가장 중요하다고 할 수 있다. 대개 여자의 경우 남자보다 쌍꺼풀 선이 크게 보여도 문제가 되지 않으나 한국사람의 경우 대부분은 쌍꺼풀이 크게 되어 부자연스럽게 보이는 것을 좋아하지 않음으로 술 전 충분히 상의하도록 한다.

지나친 피부제거

지나치게 피부를 많이 제거하게 되면 눈을 뜨고 자게 되거나 눈썹이 지나치게 내려와서 부자연스럽게 보이게 된다. 물론 수술초기에는 어느 정도의 토끼눈증이 기대됨으로 환자에게 이러한 문제점에 대헤 설명을 하도록 한다. 토끼눈증은 눈꺼풀의 부기가 완전히 가라앉지 않을 경우 생기는 것으로 이시기 동안 눈물성분으로 된 안연고를 점안 하도록 하면 증상 완화에 도움이 된다. 특히 심할 경우 자기 전 반드시 안연고를 넣어서 각막의 궤양과 이로 인한 시력손상이 없도록 한다. 아주 심할 경우 일시적으로 테이프로 눈꺼풀을 닫아 놓는 것도 필요하기도 한다. 반흔으로 인한 경도의 토끼눈증은 반복된 마사지로 치료될 수 있다. 심할 경우 마사지로는 효과가 없으며 수술적 반흔박리와 함께 피부이식 등이 필요한 경우도 있다.

사시

극히 드물다. 부종, 출혈, 염증 등으로 인하여 일시적으로 올 수는 있다.

사시는 대개 안쪽의 지방을 제거하거나 접근할 때 상사근의 손상으로

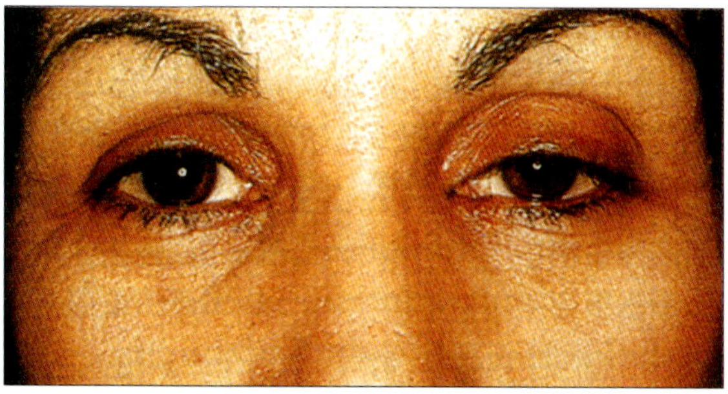

그림 11.3 양안 위눈꺼풀 성형술 후 좌측의 안검하수를 보인 환자의 사진. 교정을 위해 좌측의 눈꺼풀올림근 널힘줄을 복구해 주어야 한다.

올 수 있다. 반흔이 심한 경우 유착을 풀어주거나 아니면 손상된 근육을 다시 교정해야 하는 경우도 있다.

아래눈꺼풀 수술의 합병증

과도한 혹은 불충분한 지방의 제거

아래눈꺼풀 수술의 성공여부는 적절한 양의 지방을 제거하는데 달려있다. 수술의 목적은 건강하고 젊은 모습을 얻는 것인데 양안이 비슷해야 함은 물론이다. 불충분하게 지방이 제거 된다면 다시 일부분 교정해 주어야 하는 경우도 있다. 양안의 지방을 다르게 제거해도 같은 문제를 야기할 수 있다. 정확한 양의 지방의 제거를 위해 경험과 수술 전 검사에 주의를 기울이는 것이 필요하다. 양안이 비슷하게 지방이 불거져 나와 있는지 아래쪽 세 개의 지방층 가운데 어느 쪽이 많이 나와있는지 검사한다.

이러한 수술 전 자세한 검사가 수술의 성공에 중요함은 물론이다. 제거된 지방은 비교를 위해 젖은 거어즈에 보관하여 양쪽이 비슷하게 제거되었는지를 살펴본다. 이렇게 양을 측정하더라도 전기소작으로 인한 지방의 위축 등으로 오차가 생길 수도 있다. 지방을 과도하게 많이 제거한 경우는 치료하기 힘든 상황일 수 있다. 너무 지나친 지방이 제거된 경우 얼굴이 골격화 되어 보이고 수축되어 보이는 결과를 초래한다. 그래서 젊은 사람들도 수술 후 나이가 더 들어 보이는 결과를 초래 할 수 있다.

시간이 지남에 따라 자연적인 노화 현상과 함께 특히 안쪽부위의 지방 위축이 심해져 증상이 더 심화되기도 한다. 안쪽 지방의 위축은 아래 눈꺼풀 안쪽에 그림자가 드리워져 보이는 코광대주름을 만들어 낸다.

환자에게 이러한 정상적인 노화 과정을 설명하고 지방제거를 보존적으로 하는 것이 좋은지 상의 하도록 한다. 코광대주름이 심하게 있는 환자들은 지방을 제거하기 보다는 꺼져 보이는 코광대주름에 지방을 재분배하는 것이 효과적이다. 이러한 과정(제 8장에서 설명한)은 가운데 불룩나온 지방을 안쪽의 꺼져 보이는 곳에 재분배하는 것이다. 한번 많은 양의 지방에 제거되면 이것을 다시 재 보충하는 것은 쉽지가 않다.

일시적이거나 조금 오래 유지되는 필러(히알산, 칼슘 하이드록실아파타이트)를 사용하면 이러한 문제점을 해결하는데 도움이 된다. 필러들은 골막하 혹은 근육아래에 주사하여야 효과를 볼 수 있다. 자가지방 이식 등도 생각해 볼 수 있는데 효과 면에서 오래 지속되지 않음으로 일시적인 치료로 생각해 보아야 한다.

안구건조증과 눈물층 이상

안구를 적셔주는 눈물의 생성과 배출은 아주 섬세한 과정으로 안와의 바깥쪽에 위치한 눈물샘으로부터 대부분의 눈물이 생성된다. 흘러나온 눈물은 눈꺼풀테의 바깥부분에서 안쪽의 눈물점으로 흘러가게 된다.

눈물의 흐름은 눈꺼풀의 수축하는 힘에 의존하며 흐르는 방향은 눈꺼풀의 위치와 긴장도에 달려 있다. 이러한 기능에 문제가 생기게 되면 눈물의 흐름이 방해되고 안구건조증이나 유루증 등으로 이어 질 수 있다. 자가 면역질환이나 동반하는 Sicca 증후군이 있는 환자들은 수술 후에 심한 안구건조증이 올 수 있음으로 되도록 눈꺼풀 수술을 하지 않도록 한다.

아래 눈꺼풀 수술을 받고 나서 많은 환자들이 안구건조증이나 유루증을 호소하는 경우가 있다. 이런 증세는 일시적인 것이라 부기가 없어지면 좋아지게 되며 빈번한 인공누액의 사용으로 호전 될 수 있는 증상들이다. 증상이 지속된다면 다른 이유가 있는지 조사를 해보도록 한다.

만약 아래 눈꺼풀이 심하게 늘어져 있는 경우라면 아래눈꺼풀을 강화하는 수술(제2장 참조)이 필요한 경우도 있다.

사시

아래눈꺼풀 수술을 할 때 하사근이 손상을 받을 수 있는 근육이다.

하사근의 주행방향을 보면 안와의 안쪽에서 나와 안구를 싸면서 아래눈꺼풀의 안쪽과 중앙 지방을 나누고 있음을 알 수 있다. 수술 중에 쉽게 하사근을 구별할 수 있으며 지방을 겸자로 잡을 때나 지방을 조작할 때 하사근이 손상을 받지 않도록 주의하면 수술 후에 복시 등의 문제는 생기지 않는다. 다만 국소마취제로 인하여 수술 후 일시적으로 복시가 올 수 있음으로 복시가 있는 경우 안대를 착용하도록 하여 귀가 시키고 안대를 떼어 복시가 사라지면 안대는 더 이상 할 필요가 없다고 환자에게 알려주면 된다.

출혈

가벼운 반상출혈 등은 나타날 수 있다. 이러한 문제에 대하여 환자와 수술 전에 충분히 상의하도록 한다. 위눈꺼풀 수술에서도 설명했듯이 자세한 병력조사와 술 전 평가가 술 후 생길 수 있는 출혈을 막기 위해 필수적이다. 물론 수술 중에도 철저한 지혈조작(hemostasis)이 필요함은 물론이다. 수술직후 환자의 행동범위를 절제 함으로서 술 후 움직임으로 일어날 수 있는 혈압상승으로 인한 출혈 등의 문제가 생기지 않도록 한다.

대개 수술당일은 집에서 얼음찜질을 하면서 큰소리로 웃거나 힘을 주는 일을 하지 않도록 주의를 준다. 만약 출혈이 멈추지 않고 진행된다면 즉시 조치를 취해야 한다. 조절되지 않는 출혈은 가장 무서운 합병증으로 시력상실(그림 11.4)을 초래 할 수 있기 때문이다.

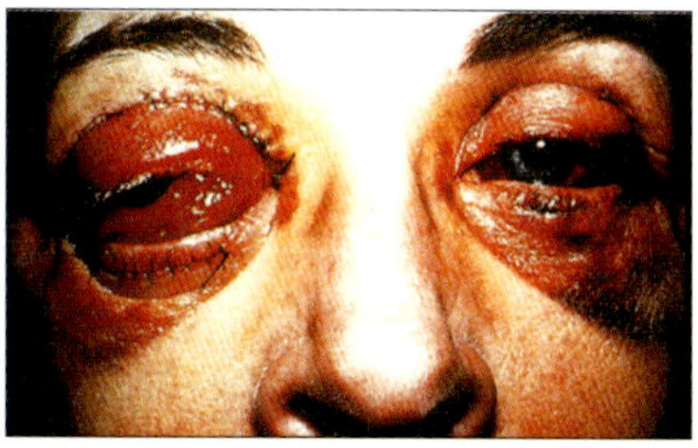

그림 11.4 구후 혈종. 위아래 눈꺼풀성형술 직후 급속한 부종, 종창, 안구통을 주소로 하였다. 절개창을 열고 출혈점을 찾는 것이 필요하다. 추가로 해주어야 할 사항은 눈바깥구석 절개와 mannitol을 주사하고 안압을 체크하여 실명이 되지 않도록 조치한다.

필자도 무허가 시술로 인한 양안의 실명사례를 본적이 있다. 한창 나이 때 양안이 실명 된다면 굉장한 불행이 아닐 수 없다. 극히 드물지만 약 0.04%에서 이러한 문제가 일어나는 것으로 보고 되어 있고 출혈로 인한

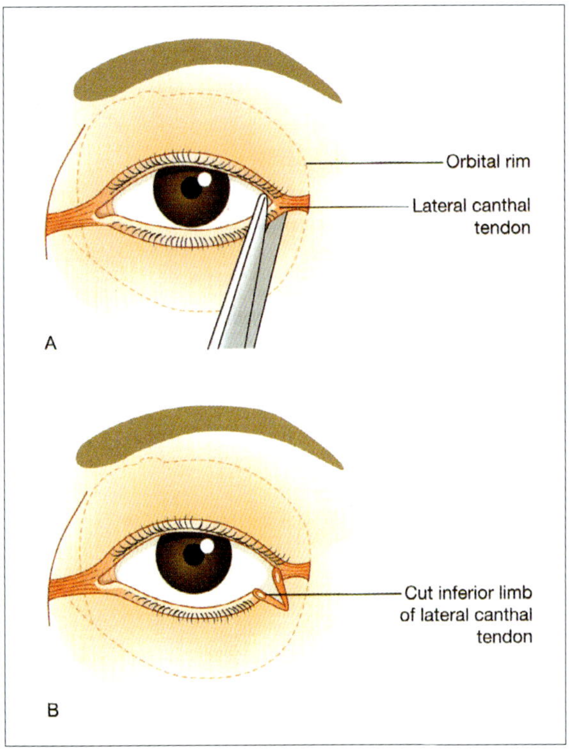

그림 11.5 눈구석 절개술을 보여주는 그림. 바깥 눈구석절개술로 아래 눈꺼풀의 바깥 부착을탈락시켜 안압을 감소시켜준다. (A) 안와연의 안쪽에 부착된 눈바깥구석인대의 아래부위를 가위로 잘라준다. (B) 바깥구석인대를 잘라낸 후 아래눈꺼풀이 늘어지게 되고 안와 구성물이 앞으로 나오게 되면 안압은 감소하게 된다.

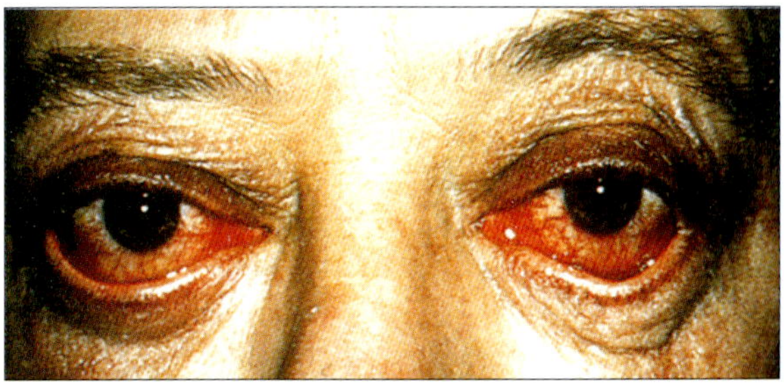

그림 11.6 양안의 아래눈꺼풀 늘어짐과 공막이 보이는 환자의 사진. 이 환자는 아래눈꺼풀 성형술을 받았으며 그 후 아래 눈꺼풀 늘어짐, 아래눈꺼풀 둥근 변형, 공막의 노출, 유루증과 결막의 충혈 등이 생겼다. 양쪽의 아래눈꺼풀 강화술이 필요한 상태다.

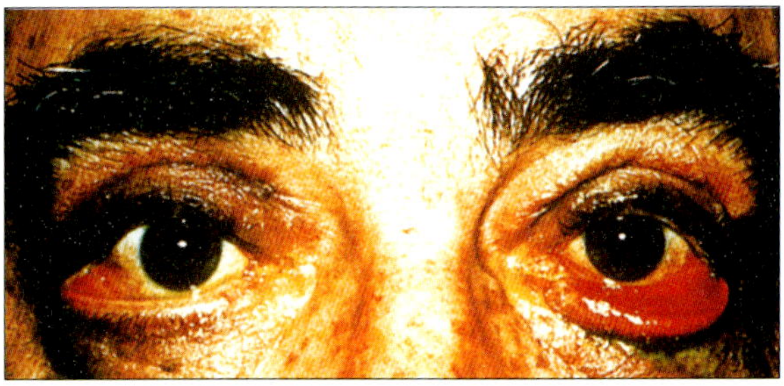

그림 11.7 양안의 피부절개 아래눈꺼풀 성형술을 받은 환자의 사진. 수술 후 환자는 양안의 눈꺼풀 늘어짐과 좌측의 반흔성 눈꺼풀 바깥말림이 생겼다. 반흔성 눈꺼풀 겉말림의 위험성은 피부절개법에서 많이 볼 수 있으며 술 전 나이가 많고 눈꺼풀이 늘어진 경우 위험성은 커진다.

시신경의 압박이 실명으로 이어지는 것으로 생각하고 있다.

눈이 아프며 압박되는 증상이 출혈과 시신경 압박의 초기증세일 수 있다(Box 11.1). 출혈이 감지되면 시력손상을 예방하기 위하여 여러 가지 조치가 취해져야 한다(Box 11.2). 출혈지점을 찾기 위한 검사와 수술적 처치가 필요할 수도 있다. Mannitol을 주사하고 acetazolamide를 안압을 떨어뜨리기 위해 주사한다.

안과로 의뢰하여 안압과 시력 등을 측정하도록 한다. 필요하면 컴퓨터 단층촬영이나 초음파 검사들을 시행하여 출혈부위를 찾도록 한다. 이런 검사들의 유용성은 생각해 볼 필요가 있다. 시간을 허비 할 수도 있기 때문이다.

안구에 가해지는 압력을 풀어주기 위해 Mayo나 Metzembaum 가위를 사용하여 안와연에 붙어 있는 가쪽눈구석인대를 잘라주면 된다(그림 11.5). 이렇게 하면 안와구성물들이 바깥으로 나오는 효과를 얻을 수 있게 된다. 여러조작들이 증상을 완화시키는데 도움이 되지 못하면 안와의 감압수술이 필요한 경우도 생기게 된다.

구후 혈종의 sign과 시력 소실의 위험이 있는 증상

- Decreased visual acuity
- Orbital pain
- Proptosis
- Decreased pupiliary reflexes
- Impaired extraocular muscle movement

Box 11.1 구후 혈종의 sign과 시력 소실의 위험이 있는 증상.

구후 혈종의 치료

Urgent evaluation
Elevate head of bed to 45 degrees
Ophthalmologic consultation to monitor orbital pressure
Surical exploration of wond
Ebacuation of clots
Identify source of hemorrhage
Obtain hemostasis
Irrigate with saline and continue monitoring for bleeding
Orbital decompression
- Lateral cantholysis
- Consult ophthalmology for lateral bony orbitotomy

Administer medications to decrease intraocular pressure
- Beta-blocker eye drops (timoptic)
- Mannitol (20% solution, 1.5~2.0 mg/kg IV over 30 minutes)
- Acetazolamide (500 mg IV)
- Dexamethasone (1.5~2.0 mg/kg IV)

Continued monitoring with repeat visual exams, fundoscopic exams and intraocular pressure monitoring

Box 11.2 구후 혈종의 치료.

눈꺼풀 변형

여러 가지 형태의 눈꺼풀 변형이 올 수 있는데 술 후 즉시 나타날 수도 있고 흉터로 인해 늦게 나타날 수 있다. 다른 합병증과 마찬가지로 부종이 가라앉을 때 까지는 잘 모를 수도 있다. 아래눈꺼풀의 지방의 감소로 눈꺼풀긴장이 느슨해 질 수 있고 눈의 흰자위가 보이는 문제로 나타날 수 있다(그림 11.6). 아래 눈꺼풀은 아몬드형으로 보이는 것이 정상적인 소견이나 둥근 변형이 생기게 되고 심하면 눈꺼풀이 뒤집히는 경우도 생기게 된다(그림 11.7). 정상적으로 아래눈꺼풀테는 아래각막윤부와 접해 있어야 하며 가쪽눈구석은 안쪽 구석보다 1~2 mm 정도 더 높게 위치하고 있다.

수술 전 아래 눈꺼풀의 긴장도를 검사하는 것이 중요하다(제2장 참조 on Pre-operative assessment). 아래눈꺼풀이 늘어져 있는 경우 눈꺼풀 수술을 할 때 합병증을 피하기 위해 아래 눈꺼풀을 옆으로 강화 시켜주는 수술을 병행하여 주어야 한다. 시간이 지나 눈꺼풀의 반흔으로 인하여 아래 눈꺼풀이 뒤집어 지는 경우도 있다.

아래눈꺼풀 지방제거를 할 때 눈썹아래 절개를 통해 수술을 하게 되는 경우가 대부분인데 수술 후에 가끔 눈꺼풀이 뒤집히는 경우를 볼 수 있다.

수평의 벡터로 생긴 바깥의 반흔은 아래눈꺼풀이 아래로 당겨지도록 한다. 그래서 수술 후에 마사지를 하거나 스테로이드 안연고를 발라 줌으로서 흉터가 많이 생기지 않도록 해준다. 피부로 접근했을 때 생기는 이러한 문제 때문에 술자가 결막을 통해서 수술하는 것을 선호하게 한다.

그러나 피부가 많이 늘어져 있는 경우는 피부로 접근해야 함은 물론이다. 나이가 있는 환자에 있어서 아래 눈꺼풀의 이완 정도를 검사하고 아래 눈꺼풀을 강화하는 시술을 고려해야 함은 강조해도 지나치지 않는다.

잘라야 할 피부의 양은 정확하게 하여 수술 후 눈이 뒤집히지 않도록 해야 한다. 심지어 정상적인 눈꺼풀긴장을 가진 경우도 과도한 양의 피부를 제거하면 눈꺼풀이 뒤집힐 수 있다. 피부의 양이 부족해서 생긴 눈꺼풀바깥말림의 경우 기다려 보았다가 좋아지지 않는다면 귀앞의 피부나 귀뒤의 피부를 전체층으로 이식해 주어야 한다.

참고문헌

Carter SR, Stewart JM, Khan J, Archer KF, Holds JB, Seiff SR, Dailey RA 2003 Infection after blepharoplasty with and without carbon dioxide laser resurfacing. Ophthalmology 110:1430–1432

Fulton JE 1999 The complications of blepharoplasty: their identification and management. Dermatologic Surgery 25:549–558

Gausas RE 1999 Complications of blepharoplasty. Facial Plastic Surgery 15:243–253

Goldberg RA, Li TG 2002 Postoperative infection with group A beta-hemolytic *Streptococcus* after blepharoplasty. American Journal of Ophthalmology 134:908–910

McCord CD Jr, Shore JW 1983 Avoidance of complications in lower lid blepharoplasty. Ophthalmology 90:1039–1046

Murakami CS, Plant RL 1994 Complications of blepharoplasty surgery. Facial Plastic Surgery 10:214–224

찾아보기

Index

S

T

W

Z

눈꺼풀성형술
Blepharoplasty

인　쇄　2010년 7월 10일
발　행　2010년 7월 30일
저　자　Ronald L. Moy and Edgar F. Fincher
역　자　대한미용외과학회 편찬위원회
발 행 인　김정찬
발 행 처　도서출판 정담
주　소　서울특별시 송파구 가락동 10-2 동원빌딩 4층
전　화　430-4734~5
팩　스　430-7370
홈페이지　www.jdb.co.kr
등　록　제 22-135호
정　가　90,000원

ISBN　978-89-8085-467-7　94510